Spegg / Erfurt

Ernährungslehre und Diätetik

Reihe **Paperback PTA**

Herausgegeben von Doris Grimm

und Vera Herbst, Braunschweig

Derendorf / Schulz / Wemhöner – **Arzneimittelkunde**, 7. Aufl., 2003

Emsbach – **Gefahrstoffkunde, Pflanzenschutz, Umweltschutz**, 2008

Fischer / Kaufmann / Kircher / Wunderer – **Apothekenpraxis für PTA**, 3. Aufl., 2007

Grimm – **Chemie**, 8. Aufl., 2008

Holm / Herbst – **Botanik und Drogenkunde**, 8. Aufl., 2005

Lawaczeck – **Physik**, 2. Aufl., 1997

Schöffling – **Arzneiformenlehre**, 5. Aufl., 2009

Schumann/Grillenberger – **PTA-Prüfung in Fragen und Antworten**, 5. Aufl., 2009

Seestädt / Prus – **Galenisches Praktikum für PTA**, 2007

Spegg/Erfurt – **Ernährungslehre und Diätetik**, 9. Aufl., 2009

Wilson / Kohm – **Verbandmittel, Krankenpflegeartikel, Medizinprodukte**, 9. Aufl., 2008

Spegg / Erfurt

Ernährungslehre und Diätetik

Begründet von Horst Spegg †

Fortgeführt von Dorothea Erfurt, Frankfurt/M.

9., völlig neu bearbeitete Auflage

Mit 29 Abbildungen und 41 Tabellen

DAV Deutscher Apotheker Verlag

Anfragen richten Sie bitte an:
info@deutscher-apotheker-verlag.de

Hinweise
Alle Angaben in diesem Werk wurden sorgfältig geprüft. Dennoch können Autorin und Verlag keine Gewähr für deren Richtigkeit übernehmen.

Bibliografische Information der Deutschen Nationalbibliothek:
Die Deutsche Nationalbibliothek verzeichnet diese Publikation in der Deutschen Nationalbibliografie; detaillierte bibliografische Daten sind im Internet unter http://dnb.d-nb.de abrufbar.

9., völlig neu bearbeitete Auflage
ISBN 978-3-7692-4791-6

Birkenwaldstr. 44, 70191 Stuttgart
www.deutscher-apotheker-verlag.de
Printed in Germany
Satz: primustype, Hurler GmbH, Notzingen
Druck und Bindung: Kösel, Krugzell
Umschlagabbildung: braindots
Umschlaggestaltung: deblik, Berlin

Vorwort

Nachdem der »Spegg« seit 2001 im Zuge der 7. und der 8. Auflage gänzlich überarbeitet wurde, erscheint er nun erstmalig – unter Wahrung des eingeführten Namens – in der Autorenschaft Spegg/Erfurt. Mit dieser Neuerung gehen neben der Beibehaltung bewährter und notwendiger Inhalte weitere Veränderungen einher. Augenfällig ist zunächst die grafische Neugestaltung der vorliegenden Auflage, bei der sich der Verlag an den veränderten Erfordernissen der Ausbildung orientiert: Stilelemente des neuen Layouts der Lehrbuchreihe für die PTA-Ausbildung wie »Merke-Kästen«, »Tipps für die Beratung«, Hervorhebungen sowie Kontrollfragen am Ende eines jeden Kapitels erleichtern die Orientierung im Text und das Lernen mit dem Buch. Zudem tragen sie auch dem Bedürfnis nach einem schnelleren Zugriff auf entsprechende Informationen Rechnung. Neben der Verwendung des Lehrbuches innerhalb der PTA-Ausbildung hat die »Ernährungslehre/Diätetik« einen festen Platz in der Beratungstätigkeit der Apotheken gefunden. Aus diesem Grund nehmen die Beratungstipps einen breiteren Raum ein.

Inhaltlich ist diese neue Auflage mit zahlreichen weiteren Veränderungen verbunden. Sie reagiert nicht zuletzt darauf, dass unzählige neue Lebensmittel und Gesundheitsprodukte auf den Markt gekommen sind. Gleichzeitig führten eine Reihe von Lebensmittelskandalen der Bevölkerung vor Augen, mit welchen Risiken Ernährung verbunden sein kann. Weiterhin ansteigend sind zudem ernährungsbedingte Krankheiten und Ess-Störungen. In diesem Kontext stellt sich die Frage, was von *Smoothies*, *Convenience-*, *Novel-*, oder *Functional-Food* sowie von immer neuen Diäten oder neuen Entwicklungen bei Ess-Störungen zu halten ist.

Immer mehr Menschen achten auf ernährungsbewusstes Verhalten, und informierte Verbraucher prüfen aufmerksam das Angebot und die Qualität von Nahrungsmitteln. Bio-Produkte sind inzwischen in jedem Supermarkt zu finden. Zugleich boomt auch der Markt für Nahrungsergänzungsmittel, die dem Konsumenten eine effiziente Zufuhr aller wichtigen Nahrungsinhaltsstoffe suggerieren. Diesen Tendenzen geht die vorliegende Auflage nach, wobei sie auch berücksichtigt, dass neue therapeutische Standards und neue rechtliche Regelungen in Kraft getreten sind; so zum Beispiel veränderte Leitlinien zur Diabetesbehandlung oder die neuen Vorschriften zur Kennzeichnung von Lebensmitteln.

Mein Dank gilt den Lektorinnen des Verlages, Frau Dr. Reiber, Frau Dr. Zwicker und Frau Keller, die die Weiterentwicklung des Buches unterstützt haben.

Frankfurt/M., im Frühjahr 2009 — Dorothea Erfurt

Inhaltsverzeichnis

Anhang

1 Ernährung als Einflussfaktor auf die Gesundheit

1.1 Essen und Trinken in unserem Leben

Essen als Ausdruck der Lebensweise

Essen und Trinken hält Leib und Seele zusammen – wer kennt nicht diese Volksweisheit, deren Gültigkeit nach wie vor unbestritten ist. Für viele Menschen sind Essen und Trinken eine der wichtigsten Quellen von Lebensfreude. Im Laufe eines Lebens konsumieren wir etwa 100 000 Mahlzeiten. Der Körper verarbeitet dabei mehr als 50 Tonnen Nahrung. Im Gegensatz zu anderen Sinnesreizen des täglichen Lebens findet hier keinerlei Abstumpfung oder Ermüdung statt. Zugleich dient die Aufnahme von Nahrung dem Menschen – wie allen Lebewesen – zur Energiegewinnung, zum Aufbau und Ersatz von Zellen und Gewebe, zur Energiegewinnung für die Muskelarbeit und zur Aufrechterhaltung der Körpertemperatur. Die Synthese körpereigener Stoffe wie Hormone und Enzyme ermöglicht das Funktionieren der Organe.

Jeden Tag kann zum Beispiel etwas mehr Körperfett gebildet werden, wenn wir mehr Energie aufnehmen, als wir verbrauchen. Wir verlieren ebenso an Körpermasse, wenn wir weniger essen, als erforderlich ist. Die Art und Weise der aktuellen Ernährung spielt eine entscheidende Rolle, inwieweit wir spätere Erkrankungen beeinflussen. Vorlieben für bestimmte Lebensmittel, aber auch längere Phasen unangepasster Ernährung bewirken physische und physiologische Veränderungen und zeigen auf lange Sicht kumulative Effekte. In vielen Fällen entwickeln sich so über Jahrzehnte hinweg ernährungsabhängige Krankheiten wie z. B. Übergewicht, Diabetes mellitus oder Fettstoffwechselstörungen.

■ MERKE

Ernährungsbedingte Krankheiten machen mit jährlich ca. 75 Milliarden Euro etwa 30 % der Krankheitskosten aus, was in Zeiten von Gesundheitsreformen und Budgetierungen eine ernsthafte Größe darstellt.

Essen und Trinken sind Ausdruck einer Lebensweise und im hohen Maß soziale Tätigkeiten. Menschen müssen essen. Wie sie essen variiert von Gesellschaft zu Gesellschaft und der Umwelt, in der sie leben. Es sind Moden, Verbote, Gewohnheiten bei der Erziehung von Kindern, Ökonomie, Industrie, Klima und Umwelt, die unsere Ernährung bestimmen. Der Saugreflex sichert zunächst Neugeborenen nach der Geburt das Überleben. Später bestimmen mehr oder weniger von unserer Kultur, Lebensweise und unserer biologischen Uhr abhängige Essenszeiten den Tagesablauf. Nahrung aufzunehmen ist aber mehr als das Ermöglichen menschlichen Funktionierens.

Gemeinsames Essen in der Familie oder mit Freunden ist ein wichtiger Bestandteil des sozialen Lebens. Was wäre eine Feier, ein Fest ohne besondere Speisen und Getränke? Gemeinsames Essen dokumentiert Zusammengehörigkeit, Nähe und spielt für die Kommunikation eine große Rolle. Was wäre ein »Arbeitsessen« ohne »Essen«? In vielen Kulturen ist die Teilnahme am gemeinsamen Essen ein Zeichen des Dazugehörens. Wer nicht eingeladen wird, ist ausgeschlossen; wenn bei Tischordnungen »falsch« platziert wird, kann dies zu erheblichen Missstimmungen führen.

Als Teil unseres Lebensstils symbolisiert das, was wir essen, wie und mit wem wir essen, die Zugehörigkeit zu einer bestimmten sozialen Gruppe, zugleich aber auch die Ablehnung jener Ess-Stile, die unserem Habitus nicht entsprechen.

Auch die Zugehörigkeit und der Einfluss von Religionen beeinflussen die Nahrungsmittelauswahl. Der Verzicht auf Schweinefleisch und Alkohol von Moslems, Fastenzeiten und das Essen von koscheren Speisen durch Juden sind einige Beispiele.

In einer Welt, in der immer mehr Menschen ihre Lebensorte wechseln – oder wechseln müssen – entstehen »gemixte« Kulturen. Globalisierung und Flexibilität bewirken, dass man nicht nur im eigenen Land umzieht und »lokale Küchen« wechselt, sondern dass häufig auch Länder- und kontinentale Grenzen überschritten werden. Diese Menschen wollen auch in einer für sie neuen und ungewohnten Lebensumwelt die Art und Weise ihrer Esskultur leben und damit ihre eigene Geschichte und ihre Herkunft reflektieren. Sie haben eigene Ernährungstraditionen, sie essen andere und für Fremde häufig ungewohnte Speisen. Die Art und Weise ihrer Ernährung, bestimmte Nahrungsmittel und gewohnte Essensrituale sind für sie oftmals wichtige Teile der Erinnerung und vermitteln das Gefühl, die eigenen Wurzeln, die eigene Identität nicht zu verlieren. Der Geruch von Speisen, ihr Aussehen oder ihre Konsistenz sind im Gedächtnis tief verankert und können noch Jahrzehnte später in Verbindung gebracht werden mit bestimmten Situationen. Wie schwer es ist, bekannte Nahrungsmittel und gewohnte Speisen zu bekommen, merkt man oftmals erst selbst, wenn man sich längere Zeit weit weg vom heimischen Herd aufhält. Dann können gewohnte Nahrungsmittel immens an Bedeutung gewinnen – zum Beispiel das dunkle Brot, diverse Brötchen- und Käsesorten oder auch eine bestimmte Zutat – und der Gang durch fremde (Super-)Märkte kann neben dem Entdecken neuer Möglichkeiten der Ernährung auch Gefühle des Frusts, des sich Fremdfühlens und des Vermissens bestimmter Produkte bedeuten. Dies schließt nicht die Bereitschaft aus, andere Ernährungsweisen zu akzeptieren, sie zu reflektieren und vielleicht auch selbst anzunehmen. Es ermöglicht jeder Kultur, von anderen Kulturen Neues kennen zu lernen und die eigene Ernährung zu bereichern. Die Verfügbarkeit und der Zugang zu multi-ethnischem Essen gehört in großen Städten zum äußeren Zeichen des Zusammenlebens verschiedener Kulturen und ermöglicht zumindest in Ansätzen das Praktizieren eigenständiger Esskulturen. Zum anderen bietet es auch die Möglichkeit für Menschen aus anderen Kulturkreisen an der Vielfalt teilzuhaben und sich damit wohltuend von der »Mc Donaldisierung« in großen Teilen der Welt abzuheben.

Menschliche Vorstellungen über Schönheitsideale wechseln mit dem Vorhandensein von Nahrungsmitteln, bzw. dem Wohlstand einer Gesellschaft. Während in Zeiten des Mangels das Ideal insbesondere für Frauen darin bestand, einige Pfunde mehr auf die Waage zu bringen und dadurch auch einigen Wohlstand darzustellen, bedeutet Schönsein in der Wohlstandsgesellschaft, möglichst Model-Körpermaße aufzuweisen. Zeitlich versetzt vollzieht sich diese Entwicklung auch bei den Männern. Während früher ein wohlsituierter Herr einen stattlichen Bauch unter dem Anzug aufweisen musste, wird von heutigen Erfolgsmännern erwartet, dass sie schlank sind. Schlanksein wird in Verbindung mit Gesundheit, Vitalität und Jugend betrachtet und spielt – natürlich unausgesprochen – selbst bei Personalentscheidungen eine nicht unwesentlich

Rolle. »Dicksein« wird nicht selten von der Gesellschaft in Verbindung mit Willensschwäche gesehen und ist Teil von Diskriminierung.

Diese (scheinbaren) gesellschaftlichen Vorstellungen zwingen nicht wenige Frauen und Männer zu einem abnormen Verhalten gegenüber einer biologisch notwendigen und sinnvollen Nahrungsaufnahme und dem, was sie sich oft zwanghaft auferlegen. Wer sich dauerhaft unachtsam ernährt, bringt seinen Körper sehr schnell aus seinem natürlichen Gleichgewicht. Besonders bei psychisch labilen Menschen ist die Regulation der Nahrungsaufnahme besonders störanfällig (s. Kap. 5.3).

Nahrungsverweigerung kann ein stummes Zeichen und ein Druckmittel (Hungerstreik) an die Umgebung sein, dass ein Weiterleben nicht mehr gewollt ist, oder die Bedingungen dafür aus den verschiedensten Gründen nicht (mehr) erstrebenswert sind. Sterbende oder unheilbar Kranke signalisieren darüber auch ihren Wunsch, von weiteren Therapien verschont zu bleiben. Damit schließt sich der Kreis der menschlichen Existenz: Die Aufnahme von Nahrung als Grundlage der Erhaltung des Lebens ist nicht mehr erforderlich.

Regulation der Nahrungsaufnahme

Hunger und Sättigung stellen beim Menschen eine komplexe psycho-physiologische Wahrnehmung dar, die durch zahlreiche äußere und innere Mechanismen des Körpers gesteuert wird. Die derzeitigen Kenntnisse sind bei weitem nicht vollständig und lassen noch viele Fragen offen. So zum Beispiel die, wie der Mensch trotz erheblicher Schwankungen im Energieverbrauch sein Körpergewicht relativ lange konstant halten kann oder auch die Frage, inwieweit es Menschen gibt, die bei gleicher Energiezufuhr bessere »Futterverwerter« sind als andere, also an Körpergewicht zunehmen. Wie gelingt es, dass der Organismus über Mechanismen verfügt, die die Kontrolle des Appetits und die Auswirkungen auf das individuelle Körpergewicht ermöglichen? Es sind neurale, hormonelle und psychosoziale Signale und Faktoren, die in bestimmten Hirnregionen, vor allem aber im Hypothalamus, verarbeitet und umgesetzt werden (○ s. Abb. 1.1). Im Hypothalamus wird jedoch nicht nur entschieden, ob Nahrung überhaupt aufgenommen wird oder nicht, sondern dieser steuert auch ein differenziertes Nahrungsaufnahmeverhalten im Hinblick auf Nahrungsvolumen, Mahlzeitenfrequenz und Nährstoff- bzw. Nahrungsmittelauswahl, also auch den Appetit auf bestimmte Dinge. Zu den psychosozialen Faktoren gehören u. a. die Ernährungsgewohnheiten der Eltern und der eigenen Familie sowie der soziale Status, die konkrete Ernährungsgewohnheiten oft über Generationen hinweg beeinflussen. Bedeutsam ist auch, wie viel Zeit und Bedeutung dem Essen eingeräumt werden und schließlich der damit verbundene Effekt des Wohlfühlens und Belohnens, bzw. des Bestrafens bei Enthaltung von Nahrung. Aufkommender Appetit drängt auf baldige Befriedigung. Hungergefühle lassen die Laune rapide sinken und rufen schnell ein physisches und psychisches Ungleichgewicht hervor, was sich wiederum auf die Regulations- und Kontrollmechanismen des Hypothalamus auswirkt. Ist dieses Ungleichgewicht von Dauer, werden Hunger und Sättigung nicht mehr (ausreichend) wahrgenommen und/oder unterdrückt kann man, wenn andere krankheitsbedingte Ursachen ausgeschlossen sind, von einer Ess-Störung ausgehen (s. Kap. 5.2.4 u. 5.3).

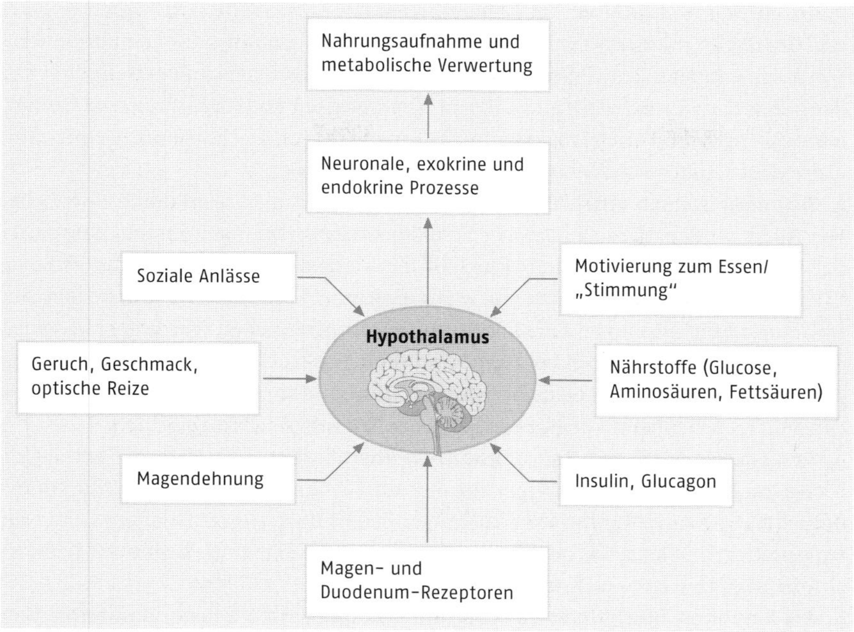

Abb. 1.1: Einflussfaktoren auf die Nahrungsaufnahme. Nach Hahn, Ströhle, Wolters, 2006

1.2 Prinzipien der Ernährung

Die Vielfalt und Beschaffenheit von Nahrungsmitteln hat sich in den letzten 100 Jahren dramatisch verändert. Während unsere Vorfahren sich vor allem von saisonal und lokal verfügbaren Nahrungsmitteln ernährten und auch Hungerperioden überstehen mussten, haben wir heute in unserem Teil der Erde eine reichliche Auswahl von Nahrungsmitteln aus der ganzen Welt, unabhängig von Jahreszeiten. Es ist nicht mehr der Hunger, der problematisch ist, sondern in den meisten Fällen ist es das Problem der Über- oder Fehlernährung. Die Lebensmittelindustrie bietet den Verbrauchern Tausende von Nahrungsmitteln an, ständig werden neue Lebensmittel kreiert und sollen Käuferschaften anziehen. Viele der Lebensmittel sind eine Mischung aus Grundnahrungsmitteln, die vorgefertigt die Nahrungszubereitung erleichtern sollen. Andere Lebensmittel bestehen aus vorwiegend künstlichen oder stark veränderten Inhaltsstoffen. Die Zutatenlisten auf Verpackungen enthalten oft eine Reihe von Zusätzen, die aus lebensmitteltechnologischen Gründen wie Haltbarkeit, Aussehen oder Verarbeitungszwecken scheinbar notwendig sind. Dies macht es den Verbrauchern nicht einfach, eine angemessene und vollwertige Ernährung umzusetzen. Was aber zeichnet eine angemessene und vollwertige Ernährung aus?

1. Sich angemessen ernähren: Die Ernährung soll ausreichend von jedem lebensnotwendigen Nahrungsinhaltsstoff, von Ballaststoffen und Energie bieten. Jeder Nahrungsinhaltsstoff könnte genutzt werden, um die Bedeutung von einer angemessenen Ernährung zu demonstrieren. Eisen bietet als Mineralstoff ein gutes Beispiel. Es ist ein lebensnotwendiger Stoff für das Funktionieren des Körpers, den wir täglich verlieren und der täglich mit der Nahrung wieder zugeführt werden muss. Wenn man zu wenig von Eisen enthaltenden Nahrungsmitteln aufnimmt, gelangt man in ein Eisendefizit, das sich u. a. durch Schwäche, Müdigkeit, Kraftlosigkeit und Kopfschmerzen bemerkbar machen kann. Durch eine eisenreiche Ernährung mit Fisch, Fleisch, Gemüse und Getreideprodukten kann man den Eisenbedarf decken.

2. **Sich ausgeglichen ernähren:** Die Ernährung ist charakterisiert durch eine Vielfalt von Inhaltsstoffen, die sich in ihrem Verhältnis zueinander ergänzen und eine einseitige Ernährung vermeiden. Ein Beispiel soll dies verdeutlichen: Nahrungsmittel die viel Eisen enthalten, enthalten aber oft wenig Calcium. Ergiebige Calciumquellen sind Milch und Milchprodukte. Eine Ernährung mit wenig Calcium würde aber bedeuten, dass das Knochenwachstum bei Heranwachsenden gestört wird und Osteoporose im Alter entstehen kann. Auf beide Nahrungsinhaltsstoffe kann also nicht verzichtet werden. Ausgeglichenheit bedeutet hier, auf eine Nahrungsvielfalt zu achten.

3. **Den Energiegehalt von Nahrungsmitteln überblicken:** Die Nahrung enthält die Menge an Energie, die der Körper für die Aufrechterhaltung der Körperfunktionen braucht. Die Energiezufuhr sollte nicht den Bedarf übersteigen, kalorienreiche Nahrungsmittel sollten als solche bekannt sein. Energiezufuhr und -verbrauch befinden sich in Balance wenn das Körpergewicht stabil bleibt.

4. **Die Aufnahme bestimmter Nahrungsinhaltsstoffe einschränken:** Bestimmte Nahrungsinhaltsstoffe wie Fett, Cholesterol, Zucker und Salz sowie Alkohol sollen nur in begrenzten Mengen aufgenommen werden.

Das bedeutet nicht, dass man zum Beispiel generell auf eine Portion Eiscreme oder ein Steak verzichten muss. Es bedeutet nicht völlige Abstinenz, sondern nur Mäßigung. Es heißt, dass Limits gesetzt werden, auch für normalerweise wünschenswerte Nahrungsinhaltsstoffe wie zum Beispiel Ballaststoffe. Hier könnte ein deutliches Zuviel Verdauungsprobleme mit sich bringen und die Resorption der Nahrung beeinflussen.

5. **Die Ernährung abwechslungsreich gestalten:** Die Ernährung soll sich durch eine große Vielfalt auszeichnen. Selbst eine vollwertige Ernährung kann – wenn sie sich ständig und in kurzen Abständen wiederholt – einseitig werden und Defizite in der Versorgung mit essenziellen Nährstoffen aufweisen.

Genauere Ausführungen zu den hier genannten Prinzipien der Ernährungen werden im Kapitel 4.1, Empfehlungen der Deutschen Gesellschaft für Ernährung (DGE), gemacht.

1.3 Körperliche Auswirkungen

Ernährung als Risikofaktor

Wir wissen, dass etwa 30 % der Krankheiten ernährungsbedingt sind und sich zugleich eine gesunde und ausgewogene Ernährung positiv auf die Gesundheit auswirkt. Im gesellschaftlichen Bewusstsein viel zu wenig bekannt ist die Tatsache, dass das Fehlen von Nahrung, Mangel- und Überernährung zu den von der Weltgesundheitsorganisation aufgestellten Hauptrisiken für Todesfälle gehören. Trotzdem klaffen noch in großen

Teilen der Bevölkerung riesige Lücken zwischen dem was aus der Sicht der Ernährungsmedizin sinnvoll wäre und dem tatsächlichen Ernährungsverhalten. Die Art der Ernährung beeinflusst nachhaltig den Gesundheitszustand. Nur zwei Lebensgewohnheiten prägen ihn mehr: Rauchen und reichliche Mengen von Alkohol. Viele ältere Menschen leiden unter Krankheiten, die sie weitestgehend hätten vermeiden können, wenn sie über Ernährungsgrundwissen verfügen würden und dieses Wissen in ihrem Leben genutzt und umgesetzt hätten.

Die häufigsten Krankheitsfälle und Beschwerden werden von einer kleinen Anzahl chronischer Krankheiten verursacht, die alle im Zusammenhang mit ungünstigen Ernährungsgewohnheiten und einer unkritischen Auswahl von Lebensmitteln stehen. Beziehungen zwischen bestimmten Kostformen und dem Auftreten von Herz-Kreislauf-Krankheiten, häufigen Krebsformen, Diabetes mellitus, chronischen Erkrankungen der Leber und anderer Verdauungsorgane sind in epidemiologischen Studien weltweit immer wieder belegt worden. Dabei konnte die positive Beeinflussung dieser Krankheiten und ihrer Risikofaktoren durch Umstellung der Ernährung nachgewiesen werden.

Ungeachtet dessen, dass die Ernährung bestimmte Erkrankungen beeinflusst, ist es schwierig, exakt zu trennen zwischen dem realen Einfluss von Ernährung und dem Vorhandensein bestimmter genetischer Voraussetzungen. Einige Erkrankungen wie zum Beispiel das Morbus Down Syndrom sind rein genetisch, andere Erkrankungen können zum Teil genetisch bedingt sein, werden jedoch durch Ernährung beeinflusst wie bei Osteoporose, Krebserkrankungen, Diabetes oder Bluthochdruck. Mangelerkrankungen wie durch Eisen- und Iod- sowie durch Vitamindefizite sind hingegen rein ernährungsbedingt. Das exakte Zusammenspiel zwischen der Rolle von genetischen Voraussetzungen und individuellem Ernährungsverhalten zu erforschen bleibt weiterhin eine wichtige Aufgabe der Ernährungswissenschaftler.

Inwieweit sich Ernährung ganz konkret auf die Vermeidung von Krankheiten auswirkt, zeigt die Übersicht (s. Kasten).

Eine ausreichende Aufnahme von Nährstoffen sowie Vitaminen und Mineralstoffen vermeidet

- *in der Schwangerschaft*
  - ein zu niedriges Geburtsgewicht,
  - eine hohe Krankheitsanfälligkeit,
  - einige Formen von mentalen und physischen Entwicklungsverzögerungen des Feten.
- *im Säuglings- und Kleinkindalter*
  - Wachstumsdefizite,
  - eine hohe Krankheitsanfälligkeit.
- *im Erwachsenenalter*
  - eine hohe Krankheitsanfälligkeit,
  - die Anfälligkeit für bestimmte Krebsarten.

Eine moderate Aufnahme von Nahrungsenergie bedeutet
Übergewicht und damit verbundene Krankheiten wie Diabetes und Bluthochdruck zu vermeiden.

Eine moderate Fettzufuhr hilft
Übergewicht, Arteriosklerose und bestimmte Krebsarten zu vermeiden.

Eine ausreichende Aufnahme von Ballaststoffen hilft
Verdauungsstörungen wie Verstopfung und die Ausbildung einer Divertikulose zu verhindern.

Eine moderate Aufnahme von Zucker hilft
Karies und Übergewicht zu vermeiden.

Eine moderate Aufnahme von Alkohol hilft

- Leberschäden,
- Mangelernährung sowie
- plötzlichen Tod durch Herzversagen zu vermeiden.

Eine ausreichende Aufnahme von Mineralstoffen hilft
Mangelzustände wie eine Eisenmangelanämie und Karies zu verhindern.

Eine ausreichende Aufnahme von Vitaminen hilft
die Anfälligkeit gegenüber Infektionskrankheiten (durch Vitamin-C-Mangel), Geburtsdefekte beim Neugeborenen (durch Folsäuremangel) oder für bestimmte Herzerkrankungen zu senken.

Wenn man die Lebenserwartung betrachtet, steht die Bundesrepublik trotz ihres ausgebauten und hochspezialisierten Gesundheitswesens in der internationalen Rangfolge nur auf einem mittleren Platz mit 81,5 Jahren für Frauen und 75,9 Jahren für Männer (Statistisches Bundesamt, 2005). Obwohl diese Zahlen im Vergleich zur Generation unserer Ururgroßeltern auf das Doppelte angewachsen sind und die Säuglingssterblichkeit drastisch gesenkt werden konnte, liegen erhebliche Reserven in einer gesünderen Ernährungsweise und anderen gesundheitsfördernden Maßnahmen. Bezüglich weiterer Einzelheiten wird auf die Ursachen und Behandlung ernährungspathologischer Zusammenhänge im Kapitel 5 verwiesen.

Ernährung als Schutzfaktor

Wer möchte nicht ein langes Leben in Gesundheit verbringen? Und: Kann man Krankheiten durch eine gesunde Ernährung vermeiden?

Was »gesund« ist, darüber streiten auf dem Gebiet der Ernährung zahllose Experten und Pseudoexperten. Wohl zu keinem anderen Thema ist so viel Widersprüchliches zu hören und zu lesen wie zu Fragen der Ernährung. Obwohl sich offizielle Ernährungsinstitutionen wie vor allem die Deutsche Gesellschaft für Ernährung e. V. um wissenschaftlich fundierte Empfehlungen für eine gesundheitsbewusste Ernährung bemühen

(s. Kap. 4.1 und 4.2), ist die Unwissenheit und Sorglosigkeit trotz gestiegenen Ernährungsbewusstseins in weiten Teilen der Bevölkerung noch groß und Vertreter äußerst fragwürdiger Ernährungsformen haben ein leichtes Spiel und ein gesichertes Einkommen. Die Medien sind hungrig, neue und vermeintlich unbekannte Erkenntnisse der Ernährungsforschung einem geneigten Publikum zu vermitteln. Oftmals sind es Erkenntnisse, die jeder wissenschaftlichen Grundlage entbehren oder noch nicht umfassend genug getestet wurden. Manchmal sind es auch Wissenschaftler selbst, die erste viel versprechende Testergebnisse weitergeben, ohne auf deren eingehendere Prüfung zu warten. Nicht selten zerplatzen später Vorhersagen wie Seifenblasen. Wenn man Ernährung als Schutzfaktor verstehen will, so sind es nicht einzelne »Vorkehrungen« oder »sporadisch gesundes Essverhalten«, sondern es ist die Summe einer praktizierten lebenslangen positiven Ernährungsweise.

Das Wissen um positive Effekte der Ernährung auf die Gesundheit machten sich schon die Naturvölker zunutze. Sie verfügten durch Überlieferung und genaue Beobachtung über Kenntnisse von Wirkungen von Pflanzen und Pflanzenteilen, die sie in ihrer unmittelbaren Umgebung fanden. Ihre Erfahrungen existieren heute noch durch Überlieferung in einer Vielzahl regionaler Küchen und erfreuen sich zunehmenden Interesses. Im asiatischen Raum, wie zum Beispiel in China, gibt es Restaurants, in denen Speisen auf Wunsch nach der momentanen gesundheitlichen Situation des Gastes zubereitet werden. Die chinesische Küche verwendet eine Vielzahl von Zutaten, die gesundheitsfördernde Wirkungen besitzen. Japaner haben weltweit die höchste Lebenserwartung, was sicher auf ihre Ernährungsweise mit reichlich Fisch/Meeresfrüchten, Gemüse und Reis zurückzuführen ist.

Auch die mediterrane Küche ist durch den hohen Einsatz von Pflanzenölen bekannt für ihre gesundheitsfördernde Wirkung, vor allem durch die Verwendung von Olivenöl und dem reichlichen Verzehr von Fisch und Gemüse. Die Erklärung für die beschriebenen Ernährungsweisen scheint im Zusammenhang zu stehen mit dem immer häufiger auftauchenden Begriff der »sekundären Pflanzenstoffe«. Darunter fällt eine große Anzahl von Stoffen, die aufgrund ihrer chemischen bzw. funktionellen Eigenschaften eine gesundheitsfördernde Rolle im menschlichen Organismus haben können. Schätzungen gehen davon aus, dass bei einer gemischten Kost täglich 1 bis 1,5 g an sekundären Pflanzeninhaltsstoffen aufgenommen werden. Untersuchungen bei Vegetariern, die insgesamt über eine bessere Gesundheit verfügen, zeigen, dass bei ihnen die Aufnahme an diesen Stoffen deutlich höher liegt.

■ MERKE

Sekundäre Pflanzenstoffe der Nahrung wirken nach den heutigen Erkenntnissen unter anderem antimikrobiell, antioxidativ, entzündungshemmend, verdauungsfördernd und bei bestimmten Krebsarten hemmend auf das Wachstum (s. Kap. 3.2.3).

Auch zahlreiche Mikroorganismen, die heute als so genannte »Probiotika« Nahrungsmitteln zugesetzt werden, nehmen für sich in Anspruch, bei verschiedenen Erkrankungen Heilung zu bringen bzw. eine gesundheitsfördernde Wirkung zu haben. Die postulierten Wirkungen sind jedoch häufig wissenschaftlich nur unzureichend belegt. Im Kapitel 4.5.2 wird darauf näher eingegangen.

Wiederholungsfragen

1. Worauf ist der einschneidende Wandel im Ernährungsverhalten der Menschen im letzten Jahrhundert zurückzuführen und zu welchen Veränderungen der Ernährungsgewohnheiten führte dies?
2. Durch welche Einflüsse und Mechanismen wird das Ernährungsverhalten bestimmt? Skizzieren Sie die häufigsten negativen Auswirkungen. Überlegen Sie, welche Faktoren Ihr eigenes Ernährungsverhalten beeinflussen.
3. Welche Möglichkeiten existieren, um das Ernährungsverhalten im positiven Sinne zu beeinflussen?

2 Grundlagen der Ernährungslehre

2.1 Grundbegriffe

Als **Nahrung** bezeichnet man die Gesamtheit der Stoffe, die Mensch und Tier aufnehmen, um ihre Existenz zu sichern.

Die Nahrung des Menschen besteht aus einer Vielzahl von **Lebensmitteln,** unter denen das Lebensmittelgesetz Stoffe versteht, die »in unverändertem, zubereitetem oder verarbeitetem Zustand vom Menschen verzehrt werden«. Lebensmittel sind aus Ballaststoffen, Farb-, Duft- und Geschmacksstoffen sowie **Nährstoffen** aufgebaut (○ s. Abb. 2.1). Nährstoffe entstehen bei der Aufspaltung der Nahrung während der Verdauung und werden in verwertbare und unverwertbare Bestandteile eingeteilt. Die verwertbaren Bestandteile werden unterschieden nach:

- energieliefernden Grundnährstoffen (Kohlenhydrate, Fette und Eiweiße),
- nicht energieliefernden Nährstoffen (Wasser, Mineralstoffe und Vitamine).

Genussmittel enthalten keine oder fast keine Nährstoffe, üben aber eine anregende Wirkung aus. Dazu gehören Tee und Kaffee. Auch Alkohol gehört dazu, er hat jedoch einen hohen Energiegehalt (s. Kap. 3.3.4).

Diätetische Lebensmittel werden von der Diätverordnung besonders definiert und grenzen sich sowohl von Lebensmitteln als auch von Arzneimitteln ab. Sie müssen einen »besonderen Ernährungszweck« erfüllen. Man verwendet sie therapieunterstützend bei bestimmten Krankheiten, Mangelerscheinungen, Überempfindlichkeiten und bei erhöhtem Bedarf.

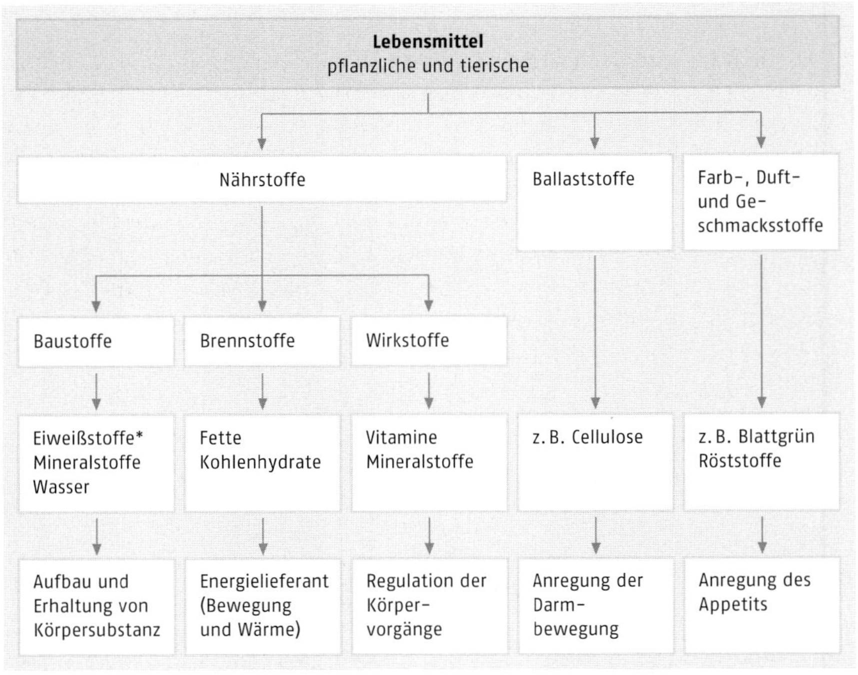

○ **Abb. 2.1:** Zusammensetzung der Lebensmittel. Eiweiße sind in erster Linie »Baustoffe« im Organismus (s. Kap. 3.1.3) und erst in zweiter Linie Energielieferanten.

2.2 Energiegehalt der Nahrung

Kohlenhydrate und Fette benötigt der Körper hauptsächlich um seinen Energiebedarf zu decken. Dazu gehören: Aufrechterhaltung des Stoffwechsels, der Körpertemperatur und der Muskeltätigkeit.

Eiweiße, Mineralstoffe und Wasser werden als Bau- und Funktionsstoffe benötigt. Sie sind unmittelbar an der Zellneubildung des Organismus beteiligt. Eiweiße haben zudem noch die Funktion eines Energiespenders für Hungerzeiten, wenn die Energiegewinnung nicht mit Kohlenhydraten und Fetten gedeckt werden kann.

Der Energiegehalt von Nährstoffen wird ausgedrückt in Joule (J) bzw. Kilojoule (kJ). Obwohl in der Bundesrepublik Deutschland schon 1978 diese Maßeinheit als offizielle Bezeichnung für den Energiegehalt der Nahrung eingeführt wurde, wird ebenso noch die alte Einheit Kalorie (cal) bzw. Kilokalorie (kcal) verwendet. Um Missverständnissen vorzubeugen, erscheinen zur Deklaration des Energiegehaltes von Nahrungsmitteln meistens beide Maßeinheiten.

■ MERKE

Umrechnung von Kalorien und Nährstoffen in Joule
1 cal = 4,184 Joule; 1 Joule = 0,239 cal
1 g Kohlenhydrat liefert 4,1 kcal = 17,2 kJ
1 g Eiweiß liefert 4,1 kcal = 17,2 kJ
1 g Fett liefert 9,3 kcal = 38,9 kJ

Nicht unerheblich ist Alkohol an der Energiezufuhr beteiligt und soll deshalb an dieser Stelle erwähnt werden. Ein Gramm Alkohol liefert 7,1 kcal = 29,7 kJ. Die einzelnen Nährstoffe können sich in der Energiebereitstellung gegenseitig entsprechend ihres physiologischen Brennwertes ergänzen. Die Quelle der Energie ist dem Organismus gleichgültig (Isodynamiegesetz von Rubner 1902). Dieses Gesetz hat jedoch dort seine Grenzen, wo der Organismus essenzielle Nährstoffe (z. B. essenzielle Fettsäuren, essenzielle Aminosäuren) für spezielle Stoffwechselvorgänge über die Aufnahme von Nahrung benötigt, oder ein Austausch mit anderen Energiequellen nicht möglich ist. Keine Energielieferanten der Nahrung sind:

- Mineralstoffe,
- Vitamine,
- Ballaststoffe,
- Sekundärstoffe,
- Aromastoffe, Farbstoffe,
- Wasser.

2.3 Energiebedarf und Energiezufuhr

Ohne Zufuhr von Energie, die der Mensch über die energieliefernden Nahrungsbestandteile aufnimmt, kann der Körper seine biologischen Funktionen nicht erfüllen, vorhandene Strukturen weder erhalten noch neu aufbauen und die Körpertemperatur nicht aufrechterhalten. Der dafür notwendige Energiebedarf wird durch den unterschiedlichen Energiegehalt der Nährstoffe gedeckt. Der **Energiebedarf des Menschen** setzt sich zusammen aus:

- Grundumsatz,
- Bedarf für die nahrungsabhängige Thermogenese,
- Leistungsumsatz für körperliche Aktivitäten,
- Thermoregulation.

Grundumsatz

MERKE

Als Grundumsatz bezeichnet man den Energieverbrauch unter strikten Ruhebedingungen mindestens zwölf Stunden nach der letzten Nahrungsaufnahme. Gemessen wird er morgens, nüchtern bei einer Raumtemperatur von 20 °C.

Der Grundumsatz ist die Energiemenge, die bei den genannten Bedingungen notwendig ist zur Aufrechterhaltung von:

- Synthesevorgängen, chemischen Reaktionen (für Wachstum, Umbau, Neubildung, Erhaltung und Speicherung von Körpersubstanz),
- Transportprozessen,
- unwillkürlicher mechanischer Arbeit (z. B. des Herz-Kreislauf-Systems, der Atmung und der Erhaltung des Muskeltonus).

Bei Erwachsenen mit leichter körperlicher Arbeits- und Freizeitbelastung macht der Grundumsatz bereits 60–70 % des gesamten Tagesenergieumsatzes aus. Die Höhe des Grundumsatzes korreliert mit der Muskelmasse und wird von folgenden Faktoren beeinflusst:

- **Alter:** Stoffwechselvorgänge verlangsamen sich mit zunehmenden Alter. Ältere Menschen haben deshalb einen geringeren Grundumsatz als Jüngere.
- **Geschlecht:** Der Grundumsatz ist bei Männern, bezogen auf gleiches Alter und Körpermasse, um etwa sechs bis neun Prozent höher als bei Frauen. Der Grund dafür ist ein im Vergleich zu Frauen höherer Anteil von stoffwechselaktiver Muskelmasse bei Männern.
- **Größe und Gewicht (Körperoberfläche):** Die zu versorgende Gewebsmasse steigt mit zunehmender Größe und Gewicht. Außerdem nimmt die Wärmeabgabe mit der Größe der Körperoberfläche zu. Der Grundumsatz steigt aber nicht parallel zum Übergewicht, da dabei vorwiegend stoffwechselinaktives Fettgewebe aufgebaut wird.
- **Genetische Veranlagung.**

Der Grundumsatz wird durch weitere individuelle Faktoren beeinflusst: durch Hormone, insbesondere durch die Schilddrüsenhormone. Eine Schilddrüsenüberfunktion steigert den Grundumsatz, eine Unterfunktion senkt ihn. Dies erklärt auch mögliche Gewichtsveränderungen bei Schilddrüsenfunktionsstörungen. Auch Stress und Fieber erhöhen den Grundumsatz; Schwangerschaft und Sport lassen den Grundumsatz ebenfalls ansteigen. Bestimmte Krankheiten, z. B. Depression erniedrigen den Grundumsatz. Fasten kann den Grundumsatz um 16–40 % erniedrigen, da es zur Anpassung des Energieverbrauchs an die Energiezufuhr kommt. Auch das Klima hat durch eine veränderte Wärmeproduktion Einfluss auf den Grundumsatz: In kalten Gebieten liegt die dafür notwendige Energiemenge um 10–20 % über dem Wert im gemäßigten Klima.

Individuelle Faktoren nicht berücksichtigend kann der Grundumsatz durch eine vereinfachte Methode annäherungsweise bestimmt werden (s. Kasten).

■ MERKE

Grundumsatz: 1 kcal/kg Körpergewicht/Stunde × 24 h

Für eine Person mit 70 kg Körpergewicht ergibt sich daher:
1 × 70 × 24 = 1680 kcal (ca. Grundumsatz an einem Tag)

Nahrungsabhängige Thermogenese

Für Resorption, Verdauung, Transport und Speicherung der Nährstoffe wird Energie benötigt. Dadurch steigt der Energieumsatz nach der Nahrungsaufnahme. Erkennbar ist dies an der Zunahme der Körpertemperatur und der Energieabgabe in Abhängigkeit von Art und Menge der aufgenommenen Nahrung. Bei gemischter Kost beträgt der tägliche Energieumsatz dafür etwa 10 %.

Leistungsumsatz

■ MERKE

Unter dem Leistungsumsatz ist die Energiemenge zu verstehen, die für die körperliche Aktivität, also für aktive Muskelarbeit (während Arbeit und Freizeit) benötigt wird.

Der Anteil der Energiemenge des Leistungsumsatzes am Gesamtenergiebedarf ist sehr unterschiedlich und wird meist überschätzt (□ s. Tab. 2.1). Die körperliche Aktivität ist messbar und wird als PAL (physical activity level) bezeichnet. Für die Berechnung des Leistungsumsatzes bedient man sich häufig des Grundumsatzes (GU). In Abhängigkeit von der Arbeitsschwere bzw. dem jeweiligen Freizeitverhalten wird dieser mit den entsprechenden Multiplikatoren versehen (□ s. Tab. 2.1), woraus sich die Höhe des Leistungsumsatzes berechnen lässt.

□ **Tab. 2.1:** Höhe des Leistungsumsatzes in Abhängigkeit der Arbeitsschwere bzw. des Freizeitverhaltens. Nach DGE, 2000

Arbeitsschwere bzw. Freizeitverhalten	PAL (Multiplikator des GU)	Beispiele
Ausschließlich sitzende oder liegende Lebensweise	1,2	Alte, gebrechliche Menschen
Ausschließlich sitzende Tätigkeit mit wenig oder keiner anstrengenden Freizeitaktivität	1,4–1,5	Büroangestellte, Feinmechaniker
Sitzende Tätigkeit, zeitweilig auch zusätzlicher Energieaufwand für gehende und stehende Tätigkeiten	1,6–1,7	Laboranten, Kraftfahrer, Studierende, Fließbandarbeiter
Überwiegend gehende und stehende Arbeit	1,8–1,9	Hausfrauen, Verkäufer, Kellner, Mechaniker, Handwerker
Körperlich anstrengende berufliche Arbeit	2,0–2,4	Bauarbeiter, Landwirte, Waldarbeiter, Bergarbeiter, Leistungssportler

Thermoregulation

Der Energieumsatz unterliegt Veränderungen, wenn sich die Umgebungstemperatur des Menschen (man spricht von einer thermoneutralen Zone von 27–31 °C nahe der Körperoberfläche) verändert. Bei Temperaturen oberhalb dieses Wertes erhöht sich der Umsatz durch Wärmeabgabe/Transpiration. Unterhalb dieses Wertes nimmt der Energieumsatz zu: Zunächst wird vermehrt Nahrungsenergie in Wärme umgesetzt, um die Körpertemperatur annähernd konstant zu halten. Bei weiterem Absinken der Körpertemperatur kommt es zum (unwillkürlichen) Muskelzittern, was eine Erhöhung des Grundumsatzes um bis zu 100 % bedeuten kann. Unter gemäßigten klimatischen Bedingungen beträgt der Anteil der Thermoregulation etwa 5 bis maximal 10 % des Tagesenergieumsatzes.

Energiebilanz

Bei einer ausgeglichenen Energiebilanz halten sich Energiebedarf und Energieaufnahme die Waage. Wie groß der individuelle Energiebedarf ist, lässt sich entsprechend des Alters aus Tabelle 2.2 entnehmen.

Inwieweit diese Werte auch wirklich mit dem Energieverbrauch übereinstimmen, lässt sich letztlich am Körpergewicht feststellen: Schwankt es, stimmen Energiebedarf und Energieaufnahme nicht überein und müssten korrigiert werden. Die Entscheidung, inwieweit das vorhandene Körpergewicht überhaupt wünschenswert ist, lässt sich mit Hilfe des Body Mass Indexes (BMI) leichter fällen. Dieser Index hat sich als internationales Gewichtskriterium durchgesetzt und stellt ein geschlechtsunabhängiges Gewichtskriterium für Erwachsene dar. Für Kinder und Jugendliche findet der BMI

□ **Tab. 2.2:** Richtwerte für die Energiezufuhr. DGE, 2000

Altersgruppe	Energiezufuhr (kcal/Tag)	
	Männl.	Weibl.
Säuglinge		
0– 3 Monate	550	550
4–11 Monate	800	800
Kinder		
1– 3 Jahre	1300	1300
4– 6 Jahre	1800	1800
7– 9 Jahre	2000	2000
10–12 Jahre	2250	2150
13–14 Jahre	2500	2300
Jugendliche		
15–18 Jahre	3000	2400
Erwachsene		
19–25 Jahre	3000	2400
25–51 Jahre	2900	2300
51–65 Jahre	2500	2000
Über 65 Jahre	2000	1800
Schwangere		+ 300
Stillende		bis + 650

keine Anwendung. Er errechnet sich aus dem Quotienten von Körpergewicht (kg) und dem Quadrat der Körperhöhe (m^2) (s. Kap. 5.2.1).

2.4 Verdauung und Stoffwechsel

2.4.1 Weg der Nahrung durch den Verdauungstrakt

Die Verdauung erfolgt in dem etwa 6 m langen Verdauungstrakt. Dieser besteht aus Mund, Speiseröhre, Magen sowie Dünndarm und Dickdarm. Weitere an der Verdauung beteiligte Organe sind die Bauchspeicheldrüse (Pankreas) und die Leber mit der Gallenblase (○ **s. Abb. 2.2**).

Leber, Gallenblase und Bauchspeicheldrüse liefern die notwendigen Verdauungssäfte, die für die Zerlegung der Nährstoffe in kleine, lösliche Bestandteile notwendig sind. So werden Kohlenhydrate in Einfachzucker (Monosaccharide), Eiweiße in Aminosäuren und Fette in Glycerol und Fettsäuren zerlegt. Über die Darmzotten in der Dünndarmschleimhaut werden die Endprodukte resorbiert und über das Blut oder die Lymphe zur weiteren Verarbeitung zu den Organen und Geweben transportiert. Alle weiteren Nahrungsinhaltsstoffe mit Ausnahme der Ballaststoffe gelangen ohne Verän-

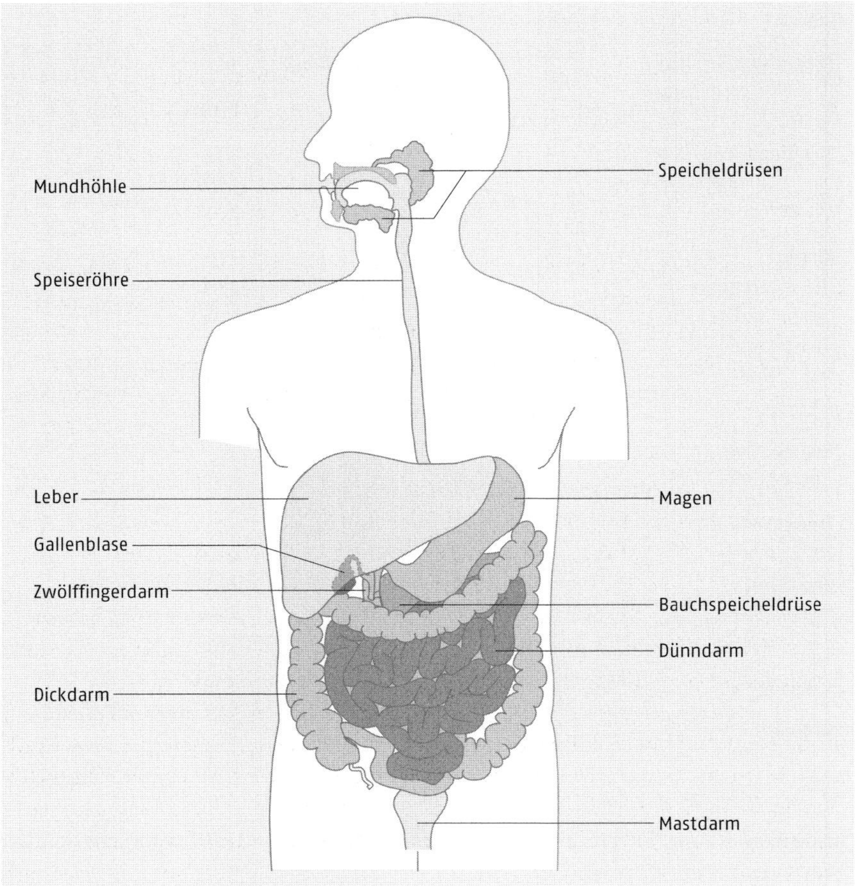

○ **Abb. 2.2:** Die Verdauungsorgane

derungen in die Blutbahn und stehen verschiedensten Körpervorgängen zur Verfügung.

Mundhöhle

Die Verdauung beginnt bereits in der Mundhöhle (Os). Durch den Anblick und den Geruch, oft auch allein durch die Vorstellung von Speisen, werden die Verdauungsdrüsen zur Abgabe von Verdauungssäften angeregt. In die Mundhöhle münden die Ausführungsgänge der Speicheldrüsen, die pro Tag etwa 1,5 Liter Speichel produzieren. Beim Kauen wird dieser der Nahrung beigemengt und der Speisebrei gleitfähig gemacht. Der Speichel enthält das kohlenhydratspaltende Enzym Amylase, welches in Abhängigkeit von der Kaudauer die in der Nahrung vorhandenen Mehrfachzucker (Polysaccharide) in kürzere Einheiten zerlegt.

Speiseröhre

Die Speiseröhre (Oesophagus) ist ein ca. 25 cm langer Muskelschlauch, der durch wellenartige, einschnürende Bewegungen die Nahrung in jeder Körperposition in den Magen befördert.

Magen

Der Magen (Ventriculus oder Gaster) ist ein relativ dickwandiges, mit Schleimhaut ausgekleidetes Hohlorgan mit einer durchschnittlichen Speicherkapazität von zwei Litern. In den Mageneingang mündet die Speiseröhre unmittelbar nach ihrem Durchtritt durch das Zwerchfell. Im Magen wird die aufgenommene Nahrung mit Hilfe des Magensaftes und gründlicher Vermengung durch die Magenmuskulatur soweit vorbereitet, dass sie als Speisebrei über den Magenpförtner (Pylorus) schubweise in den Dünndarm weitergeleitet werden kann.

In der Magenschleimhaut befinden sich zahlreiche Drüsen. Die in den Drüsen enthaltenen **Belegzellen** sind auf die Produktion von Salzsäure spezialisiert. Diese tötet Bakterien ab und schafft ein für die Wirkung von Pepsin bei der Eiweißverdauung optimales Milieu (pH 1,5–2,0). Pepsin entsteht als Reaktionsprodukt der Salzsäure mit dem in den **Hauptzellen** der Magendrüsen produzierten Pepsinogen. Die **Nebenzellen** in der Magenschleimhaut produzieren den Magenschleim. Seine Konsistenz und Haftfähigkeit schützt den Magen vor dem Angriff von Salzsäure und Pepsin.

In den Magen gelangen mit der Nahrung Eiweiße, Kohlenhydrate und Fette. Durch die Salzsäure beginnt die Verdauung der Eiweiße (Proteine), indem die Eiweißstoffe zunächst in ihrer räumlichen Struktur verändert werden. Dieser Vorgang wird auch als Denaturierung bezeichnet. Pepsin beginnt nun mit der Spaltung der denaturierten Eiweißmoleküle in kürzere Einheiten. Kohlenhydrate werden im Magen nicht verdaut; durch die vorhandene Salzsäure wird die aus dem Speichel vorhandene Amylase inaktiviert. Die meisten Fette durchlaufen den Magen unverändert, nur Fette mit kurzkettigen Fettsäuren, wie sie in der Milch vorkommen, werden durch gering vorhandene Mengen von Lipase, ein fettspaltendes Enzym, gespalten.

Die Magenschleimhaut enthält außerdem den Intrinsic-Faktor. Dieser Faktor ist ein spezieller Eiweißstoff (Glykoprotein), der von den Belegzellen produziert wird und für die im Darm aus der Nahrung erfolgende Resorption von Vitamin B_{12} (Extrinsic-Faktor) wichtig ist. Fehlt der Intrinsic-Faktor, so kommt es zu einer schweren Störung im blutbildenden System.

Auch in Ruhe sondert der Magen geringe Mengen von Verdauungssäften ab. Er kann deren Produktion aber auch erheblich steigern – je nachdem wieviel gegessen wurde, wie die Nahrung zusammengesetzt war, und wie stark das Nervensystem z. B. durch Stress erregt wurde oder wird.

Die Verweildauer der Nahrung im Magen ist auch von der Zusammensetzung und dem Zerkleinerungsgrad sowie von der Zubereitung der Speisen abhängig (○ s. Abb. 2.3).

1–2 Stunden	2–3 Stunden	3–4 Stunden	4–5 Stunden	5–7 Stunden	8–9 Stunden
▸ Gekochter Fisch ▸ Reis ▸ Gekochte Milch ▸ Weiches Ei	▸ Brötchen ▸ Rührei ▸ Sahne ▸ Kartoffeln	▸ Geflügel (gekocht) ▸ Schinken ▸ Beefsteak ▸ Spinat ▸ Vollkornbrot ▸ Bratkartoffeln	▸ Kalbsbraten ▸ Rindfleisch ▸ Rauchfleisch ▸ Erbsen ▸ Linsen ▸ Schnittbohnen	▸ Geflügel (gebraten) ▸ Schweinebraten	▸ Ölsardinen

○ **Abb. 2.3:** Verweildauer verschiedener Speisen im Magen

Dünndarm

Der Dünndarm verläuft mit einer Länge von 3–4 m in der Mitte des Bauchraums. Hier setzt sich die im Magen begonnene Verdauung fort. Durch etwa 4 Millionen Darmzotten und Falten wird die Oberfläche des Dünndarms sehr stark vergrößert. Sie weist eine Fläche von ca. 180 m^2 auf. Dadurch entstehen beste Bedingungen für die Aufnahme der Endprodukte des Abbaus von Kohlenhydraten, Eiweißen und Fetten, die sich vor allem im oberen Dünndarmabschnitt vollzieht. Der Dünndarm gliedert sich in drei Abschnitte:

- Zwölffingerdarm (Duodenum),
- Leerdarm (Jejunum),
- Krummdarm (Ileum).

In den Zwölffingerdarm münden die Ausführungsgänge von Leber und Bauchspeicheldrüse. Damit gelangen die für die Verdauung notwendigen Verdauungssäfte in den Darm: Die Gallenflüssigkeit aus der Leber (täglich etwa ein Liter), die das Fett emulgiert. Emulgierte Fette sind wasserlöslich und haben eine größere Oberfläche, die die Verdauungssäfte und -enzyme besser einwirken lässt.

Aus der Bauchspeicheldrüse gelangen verschiedene Enzyme die Kohlenhydrate, Eiweiße und Fette in ihre kleinsten Bestandteile aufspalten:

- Das kohlenhydratspaltende Enzym **Amylase** baut mit weiteren von der Darmwand abgegebenen Enzymen komplexe Kohlenhydrate (Polysaccharide) und Doppelzucker (Disaccharide) zu resorbierbaren Einfachzuckern (Monosacchariden) ab (s. Kap. 3.1.1).
- Die Eiweißverdauung, die im Magen begonnen hat, wird durch die Enzyme **Trypsin** und **Chymotrypsin** fortgesetzt, die als sogenannte Endopeptidasen die Eiweißmoleküle an bestimmten Stellen in der Mitte der Aminosäureketten in Polypeptide bzw. Peptide zerlegen. Exopeptidasen (Carboxypeptidasen, Aminopeptidasen und Dipeptidasen) spalten die entstandenen Peptide vollständig in Aminosäuren auf (s. Kap. 3.1.3).

- Die **Lipase** als fettspaltendes Enzym der Bauchspeicheldrüse spaltet, von den Gallensäuren unterstützt, Fette (Lipide) hauptsächlich in Monoglyceride (Glycerolrest und ein Fettsäurerest) bzw. in Glycerol und Fettsäuren (s. Kap. 3.1.2).

Die Resorption in die Darmwand verläuft nach folgendem Muster: Kurzkettige und mittelkettige Fettsäuren sind wasserlöslich. Sie werden direkt durch die Darmzotten ins Blut aufgenommen und gelangen wie die Monosaccharide über die Pfortader zur weiteren Verstoffwechslung in die Leber. Langkettige Fettsäuren, z. B. Ölsäure, Stearinsäure und Linolsäure sind hauptsächlich Endprodukte in der Fettverdauung. Sie sind nicht wasserlöslich und nehmen einen etwas komplizierteren Weg. In der Darmwand werden sie wieder zu Triglyceriden zusammengebaut (reverestert). Zusammen mit Cholesterol, Phospholipiden und Proteinen werden in der Darmwand Chylomikronen aufgebaut. Chylomikronen sind großmolekulare, wasserlösliche Transportgebilde, die die Triglyceride über Lymphe und Blut zum Fettgewebe bringen. Dort werden die Chylomikronen durch Enzyme angegriffen, die Triglyceride gespalten und die freien Fettsäuren zum Zweck der Energiegewinnung und -speicherung benutzt.

Der eigentliche Verdauungsvorgang ist im Dünndarm abgeschlossen. Alle resorbierbaren Spaltprodukte der Nahrung wurden über die Darmzotten in die Blutbahn aufgenommen. Innerhalb von etwa acht Stunden wird der Speisebrei zum Dickdarm befördert.

Dickdarm und Mastdarm

Der Dickdarm produziert keine Verdauungssäfte. Er ist etwa 1,5 m lang und hat einen aufsteigenden, einen querlaufenden und einen absteigenden Teil. Dem Speisebrei werden Wasser und Elektrolyte entzogen und in den Blutkreislauf zurückgeführt. Schleimstoffe erhöhen die Gleitfähigkeit der unverdaulichen Nahrungsbestandteile.

Beim gesunden Menschen ist der Dickdarm dicht mit Darmbakterien (Darmflora) besiedelt, die alle unverdaulichen Nahrungsmittel (Ballaststoffe) durch Gärungs- und Fäulnisvorgänge abbauen. Die dabei entstehenden Gase Methan, Kohlendioxid, Wasserstoff u. a. können zu unerwünschten Blähungen führen. Der positive Effekt der Ballaststoffe besteht unter anderem darin, dass sie den Darm füllen und die Darmbewegung (Peristaltik) anregen. Sie schaffen günstige Bedingungen für die Bakterienflora, die für die Synthese von Vitamin K und Biotin von Bedeutung ist und die Vermehrung von pathogenen Keimen hemmt. Eine Antibiotikabehandlung kann die Darmflora zerstören und zu Durchfall (Diarrhö) führen. Die Bewegungen des Dickdarms sind träge und fördern den stattfindenden Flüssigkeitsentzug. Zwei- bis dreimal am Tage wird der Inhalt durch größere peristaltische Wellen weiterbefördert, die den Darminhalt in den Mastdarm verschieben. Dort sammelt er sich – eingedickt und bakterienreich – und löst bei ausreichender Füllung einen Entleerungsreiz (Defäkationsreiz) aus (○ s. Abb. 2.4).

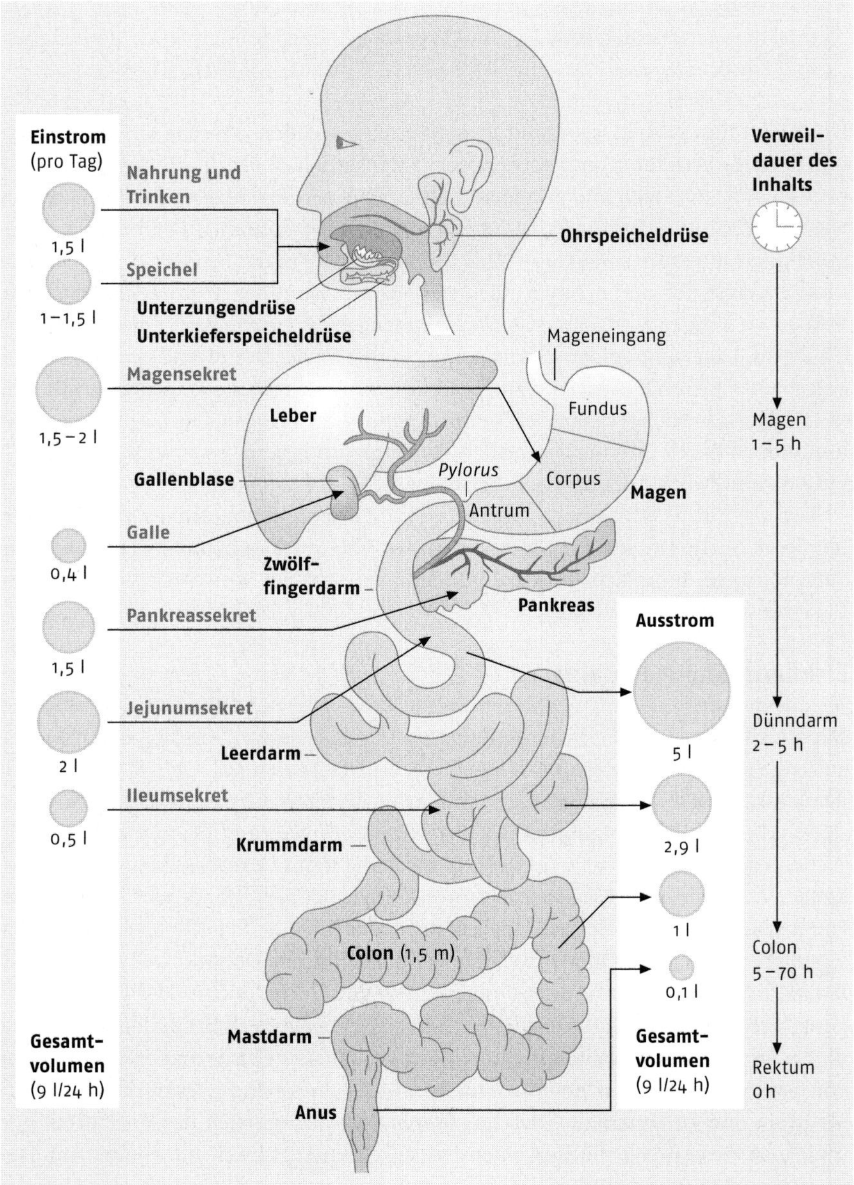

○ **Abb. 2.4:** Funktionen der Verdauungsorgane

Tab. 2.3: Gesamtübersicht: Zur Verdauung der Grundnährstoffe. Nach Berg, König, 2008

Verdauungsorgane **Verdauungssäfte**	**Abbau der Grundnährstoffe** **Kohlenhydrate**	**Fette**	**Eiweißstoffe**
Mund **Mundspeichel** (1 l)	Vorbereitung durch Zerkleinerung; **Amylasen** (∇) spalten verdauliche Vielfachzucker → Dextrine → Malzzucker 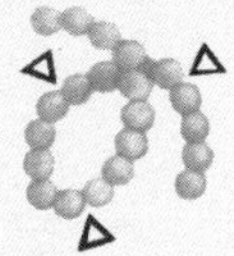	Vorbereitung durch Zerkleinerung 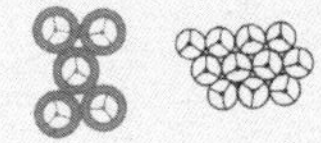	Vorbereitung durch Zerkleinerung 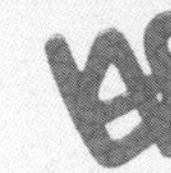
Magen **Magensaft** (2 l)	Amylasen wirken bis zur Durchsäuerung des Speisenbreies weiter	Fettgehalt bestimmt die Verweildauer im Magen; Lipasen (▲) spalten Milchfette in Glycerin und Fettsäuren 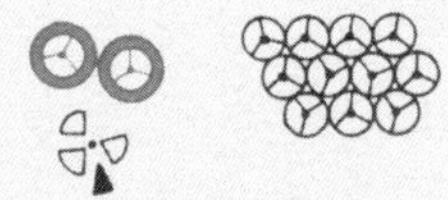	**Salzsäure** (⇩) denaturiert Eiweißstoffe; Endopeptidasen (▲) spalten Eiweißstoffe → Polypeptide 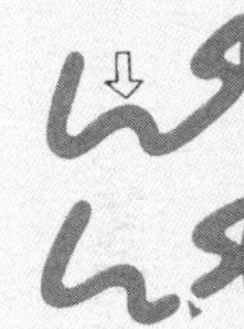
Zwölffingerdarm **Gallensaft** (1 l)		**Gallensaft** wirkt emulgierend auf die Fette 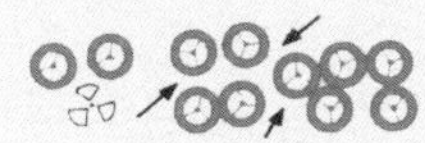	
Bauchspeichel (1 l)	**Amylasen** (∇) spalten verdauliche Vielfachzucker → Dextrine → Malzzucker; **Glucosidasen** (▼) spalten die Verzweigungsstellen der Vielfachzucker 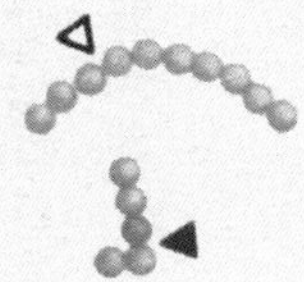	**Lipasen** (▲) spalten Fette → Glycerin und Fettsäuren 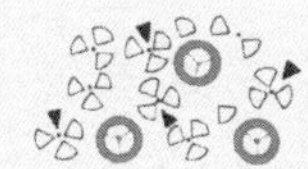	**Endopeptidasen** (▲) spalten Eiweißstoffe → Polypeptide; **Exopeptidasen** (△) spalten Polypeptide → Aminosäuren 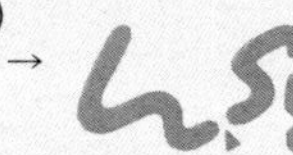
Dünndarm (3 l) **Dünndarmsaft**	Die Enzyme des Bauchspeichels wirken weiter, die verdaulichen Vielfachzucker werden vollständig zu Malzzucker abgebaut; **Maltasen, Saccharasen, Lactasen** (∇) spalten an der Darmwand Doppelzucker in Einfachzucker 	Lipasen (▲) des Bauchspeichels spalten Fette vollständig in Glycerin und Fettsäuren 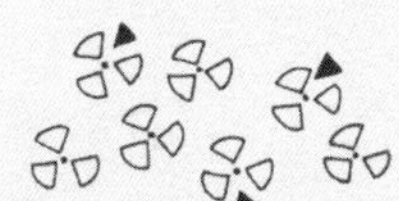	**Exopeptidasen** (△) spalten Polypeptide vollständig in Aminosäuren 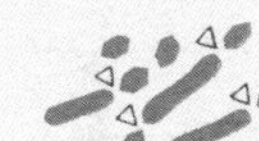
Dem Körper werden zugeführt	Einfachzucker 	Glycerin und Fettsäuren 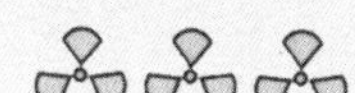	Aminosäuren 

2.4.2 Intermediärer Stoffwechsel

Als intermediären Stoffwechsel oder Zwischenstoffwechsel bezeichnet man die Gesamtheit aller chemischen Umsetzungen, die sich in den Zellen und Zellverbänden nach der Resorption von Monosacchariden, Fettsäuren, Glycerol und Aminosäuren vollziehen. Diese Umsetzungen werden von Hormonen gesteuert und durch Enzyme katalysiert. Hier unterscheidet man generell zwei Phasen, die bei gesunder Stoffwechsellage im Gleichgewicht stehen: Katabolismus und Anabolismus.

Katabolismus ist die abbauende Phase im Stoffwechsel. Körpereigene Stoffe unterliegen einem ständigen Abbau, Umbau oder Neuaufbau. Kohlenhydrate, Fette und Eiweiße werden stufenweise zu kleineren Endprodukten, wie Lactat, Wasser, Ammoniak und Kohlendioxid abgebaut. Bei diesem Abbau wird Energie frei, die zu 40 % in Form von ATP (Adenosintriphosphat) gespeichert wird. Sie wird für die Biosynthese von Körpersubstanzen und für die Muskelarbeit benötigt. Die restlichen 60 % werden als Wärmeenergie frei. Unter **Anabolismus** versteht man die Aufbau- oder Synthesephase. Aus den Endprodukten der Verdauung der Kohlenhydrate, Fette und Eiweiße werden körpereigene Proteine, Lipide, Polysaccharide und Nukleinsäuren aufgebaut. Hormone, Enzyme, Gallensäuren, u.s.w. werden in spezifischen Zellen gebildet und beeinflussen den Stoffwechsel. Für diese Synthesen wird Energie benötigt, die meist durch die Spaltung von ATP zu ADP (Adenosindiphosphat) und Phosphat bereitgestellt wird.

■ MERKE

Leber und Niere haben bei der Entgiftung, Inaktivierung und Ausscheidung eine zentrale Funktion zu erfüllen. Sie entfernen Stoffwechselendprodukte und körperfremde Stoffe aus dem Blut.

2.4.3 Hungerstoffwechsel

Für gewollte und ungewollte Hungerperioden besitzt der Organismus Mechanismen, die ihm selbst bei längeren Fastenperioden das Überleben sichern. Dabei werden aber große Anforderungen an den Stoffwechsel gestellt, der eine tiefgreifende Umstellung erfährt. Er muss sich nun seinen Energiebedarf aus körpereigenen Energiereserven erschließen. Diese ist vor allem das Depotfett des Körpers, in dem Triglyceride gespeichert sind. Bei einem 70 kg schweren Menschen betragen diese Reserven etwa 15 kg und entsprechen einem Energiewert von ca. 141 000 kcal. Dies würde reichen, um 75 Tage lang täglich 1800 kcal freizusetzen. Die Proteinreserve beträgt etwa 6 kg und besitzt einen Energiewert von ca. 24 000 kcal.

Bei Nahrungskarenz wird zunächst das Protein der Leber verbraucht, es folgt dann das Protein der Muskulatur. Später wird in den Hämoglobinbestand eingegriffen und die Immunkörperbildung reduziert. Die Folge sind eine erhöhte Infektionsgefahr und psychische Veränderungen. Ein Abbau, der über die Hälfte der Proteinreserve hinausgeht, ist nicht mehr zu kompensieren und führt zum Tod.

Kohlenhydrate werden in Form von Glykogen in den Zellen der Leber und der Muskulatur gespeichert. Frei verfügbare Glucose befindet sich im Blut, wo sie in einem relativ engen Bereich konstant gehalten wird (4–6,6 mmol/l). Hierauf ist besonders das Zentralnervensystem angewiesen, das einen Glucosebedarf von etwa 140 g/Tag hat. Ein Absinken dieses Wertes setzt die im Folgenden beschriebenen Ausgleichsmechanismen in Gang.

Kurzfristige Energiereserven

In den ersten 24 Stunden einer Hungerperiode werden kurzfristige Energiereserven mobilisiert. Dabei kommt die Energie in Form von Glucose zunächst aus der Leber, die Glykogen zu Glucose umbaut.

Mittelfristige Energiereserven

In den etwa 15 darauffolgenden Tagen ist der Organismus zur Deckung seines Kohlenhydratbedarfs auf die Neubildung von Glucose aus anderen Energiereserven angewiesen, wie z. B. auf Aminosäuren aus dem katabolen Stoffwechsel. In dieser Ausnahmesituation ist das Zentralnervensystem fähig, seinen Stoffwechsel als Sparmaßnahme wieder umzustellen. Energie wird vermehrt aus den Ketonkörpern bezogen, die beim Abbau der Fette aus den Fettsäuren entstehen und im Zentralnervensystem Glucose ersetzen können (s. Kap. 3.1.2). Das Gehirn verbraucht schließlich am Ende der Umstellungsperiode pro Tag nur noch 40 g Glucose und etwa 50 g Ketonkörper.

Langfristige Energiereserven

Der Körper funktioniert auf »Sparflamme«, bei der lebenserhaltende Organe geschont werden. Bei völligem Nahrungsentzug greift der Körper auf seine langfristigen Energiereserven zurück, die er angelegt hat: Energie wird aus dem Körperfett und dem Körpereiweiß bereitgestellt. Beispiele belegen, dass der Mensch eine mehr als zweimonatige Fastenperiode in Abhängigkeit vom vorhandenen Körperfett überstehen kann. Negative Folgen: Bei starkem Fettabbau erfolgt der Anstieg der Ketonkörper und damit ein Eingriff in den Säuren-Basen-Haushalt des Organismus. Dies führt zur metabolischen Azidose, die sich in Kopfschmerzen und Übelkeit äußert. Der Proteinabbau stellt u. a. eine Gefahr für den Herzmuskel dar und kann daher bei einem mehr als vierwöchigen völligem Nahrungsentzug lebensgefährlich sein.

Wiederholungsfragen

1. Definieren Sie die Begriffe Nahrung, Lebensmittel, Genussmittel und Diätetische Lebensmittel.
2. Was versteht man unter Grundumsatz und Leistungsumsatz? Erläutern Sie die Faktoren, die die Höhe beider Energieumsätze beeinflussen.
3. Über welche Mechanismen verfügt der Organismus, um kürzere oder längere Hungerperioden auszugleichen?

3 Zusammensetzung der Nahrung

3.1 Energieliefernde Bestandteile

3.1.1 Kohlenhydrate

Aufgaben

Kohlenhydrate sind die wichtigsten Energiequellen für den Organismus. Ein Gramm liefert 4,2 kcal Energie. Alle Zellen nutzen Kohlenhydrate in Form von Glucose als Energielieferanten. Gehirnzellen und rote Blutkörperchen (Erythrozyten) sind ausschließlich auf Glucose als Energielieferant angewiesen. Bei einem Überangebot von Energie aus Kohlenhydraten wird der Überschuss in Fett umgewandelt und im Körper gespeichert. Eine weitere Aufgabe der Kohlenhydrate ist die eines Reservestoffes. In Form des körpereigenen Glykogens stellen Kohlenhydrate eine relativ schnell verfügbare Energiereserve dar, die zu ca. einem Drittel in der Leber und zu ca. zwei Dritteln in der Muskulatur gespeichert wird.

Bildung durch Photosynthese

Die Photosynthese ist jener Vorgang in den grünen Pflanzen, bei dem aus Kohlendioxid und Wasser Glucose entsteht; die dazu notwendige Energie liefert das Sonnenlicht. Der Vorgang besteht aus folgenden Teilschritten:

1. Die Pflanze nimmt durch die Spaltöffnungen ihrer Blätter Kohlendioxid aus der Luft auf.
2. Sie nimmt mit Hilfe ihrer Wurzeln Wasser aus dem Boden auf und leitet dieses in die Blätter.
3. In den Chloroplasten wird mit Hilfe des Sonnenlichtes aus Kohlendioxid und Wasser Glucose synthetisiert.

Photosynthese-Gleichung

$6\ CO_2 + 6\ H_2O + 2826\ kJ \rightarrow C_6H_{12}O_6 + 6\ O_2$

4. Der als Nebenprodukt anfallende Sauerstoff entweicht durch die Spaltöffnungen der Blätter und wird an die Luft abgegeben.
5. Die in den Chloroplasten synthetisierte Glucose wird aus den Blättern abtransportiert und – sofern die Energie nicht sofort verbraucht wird – in den Speicherorganen der Pflanze als Mono-, Di- oder Polysaccharid abgelagert.

Die Kohlenhydrate unserer Nahrung stammen vornehmlich aus pflanzlichen Speicherorganen. Tierische Nahrungsmittel enthalten kaum Kohlenhydrate, abgesehen von der Kuhmilch, die den Zweifachzucker Lactose enthält. Tabelle 3.1 zeigt den Gehalt an verwertbaren Kohlenhydraten verschiedener Lebensmittel auf.

□ **Tab. 3.1:** Prozentualer Gehalt an verwertbaren Kohlenhydraten

Lebensmittel	Gehalt verwertbarer Kohlenhydrate (%)
Zucker	100
Honig	75
Reis	75
Mehl	60–70
Marmelade	60
Schokolade	45–60
Brötchen	50
Hülsenfrüchte	50
Vollkornbrot	43
Trauben	15
Kartoffeln	15
Äpfel, Birnen	10

Einteilung und Beschreibung

Je nach Molekülgröße unterscheidet man Monosaccharide, Disaccharide und Polysaccharide. Die Namen der verschiedenen Zucker tragen meistens die Endung »-ose«, z. B. Lactose, Fructose. Anhand der Wortbildung lässt sich erkennen, dass es sich um einen Zucker handelt. Die sie abbauenden Enzyme haben die Endung »-ase«, z. B. Lactase.

Monosaccharide

Monosaccharide sind Einfachzucker, die sich nicht weiter in andere Zucker zerlegen lassen. Ihre Summenformel ist $C_6H_{12}O_6$. Sie sind isomer, d. h. sie besitzen die gleiche Summenformel, aber unterschiedliche Strukturen.

Glucose (Dextrose, Traubenzucker). Glucose ist ein Bestandteil der Disaccharide Saccharose, Maltose und Lactose. Auch in den Polysacchariden Stärke, Glykogen und Cellulose ist Glucose einer der Bausteine. Glucose kommt in vielen Früchten vor, vor allem in Weintrauben. Außerdem ist sie Bestandteil des Honigs.

Eine wichtige Bedeutung von Glucose liegt darin, dass sie sofort, ohne Umwege, Energie liefert. Mit 65–100 mg pro/100 ml ist die Glucose ein physiologischer Bestandteil des Blutes und sichert eine ständige Energieversorgung der Körperzellen. Insbesondere das Gehirn ist auf Glucose als Energiespender angewiesen.

Fructose (Lävulose, Fruchtzucker). Fructose kommt in zahlreichen Obstarten und im Honig vor. Sie hat von allen Zuckern die höchste Süßkraft und ist mit Hefepilzen zu Alkohol vergärbar. Fructose wird nur langsam in die Blutbahn aufgenommen.

Galactose. Galactose ist Bestandteil des Disaccharids Lactose, des Milchzuckers und vieler pflanzlicher Polysaccharide. In freiem Zustand kommt sie selten vor. Die Süßkraft ist gering.

Disaccharide

Haben sich zwei Monosaccharide unter Abspaltung von Wasser verbunden, so entsteht ein Disaccharid, ein Zweifachzucker.

Maltose (Malzzucker). Maltose besteht aus zwei Glucosemolekülen und kommt in keimenden Getreidekörnern, besonders in keimender Gerste vor.

Lactose (Milchzucker). Lactose kann in den Milchdrüsen gebildet werden. Frauenmilch enthält 4–7 % Lactose, Kuhmilch 4–5 %. Die Lactose in der Milch ist für den Säugling in den ersten Monaten das einzige Nahrungskohlenhydrat. Lactose schafft im Darm ein physiologisches Milieu, in dem erwünschte Darmbakterien am besten gedeihen und damit die Verdauung gefördert wird. Gleichzeitig wird die Vitaminsynthese durch die Darmbakterien (Vitamin K und Biotin) angeregt.

Lactose-Intoleranz tritt bei 15 % der Erwachsenen auf. Diesen Menschen fehlt jenes Enzym, das Lactose spaltet. So gelangt die Lactose in den Dickdarm, wo sie von den Darmbakterien zu Säuren und Darmgasen abgebaut wird, es kommt zu Blähungen und Durchfall. Sauermilchprodukte werden dagegen gut vertragen, da die Lactose bei der Milchsäuregärung bereits teilweise abgebaut wird. Lactose wird therapeutisch als mildes Laxans, besonders bei Säuglingen und in der Schwangerschaft, eingesetzt.

Saccharose (Rübenzucker oder Rohrzucker/Haushaltszucker). Saccharose besteht aus je einem Molekül Glucose und Fructose und wird aus Zuckerrüben oder Zuckerrohr gewonnen. Während die Herstellung von Zucker aus Zuckerrohr schon 700 Jahre vor der Zeitrechnung bekannt war, gelang es erst im Jahre 1747 dem Berliner Apotheker Marggraf, aus Rüben Zucker zu isolieren. Erst seit Beginn des 19. Jahrhunderts wird Zucker großtechnisch in reiner Form hergestellt. In Deutschland wird Saccharose in großen Mengen verwendet und konsumiert. Der Verbrauch stieg in den vergangenen Jahrzehnten kontinuierlich und verharrt in den letzten Jahren bei etwa 90 g pro Kopf am Tag. Das entspricht einer Energiemenge von 1550 kJ bzw. 370 kcal. Von dieser Menge entfallen lediglich 20 % auf reinen Kristallzucker, die restlichen 80 % werden größtenteils in Gestalt zuckerhaltiger Getränke und Süßigkeiten aufgenommen.

Saccharose wird im Darm schnell gespalten und rasch resorbiert. Damit ist sie für den Körper ein schneller Energielieferant. In der Pharmazie wird Saccharose in Sirupen als Konservierungsmittel sowie teilweise zur Geschmackskorrektur eingesetzt. Allerdings geht der Trend eher zu zuckerfreien Alternativen. Saccharose schmilzt bei 160 °C. Bei weiterem Erwärmen entsteht unter Braunfärbung und Verlust an Süßkraft Karamell. Löst man Karamell in Wasser, so entsteht Zuckercouleur, eine Zubereitung, die als Lebensmittelfarbstoff verwendet wird.

Polysaccharide

Polysaccharide entstehen bei der Verbindung zahlreicher Moleküle von Monosacchariden unter Abspaltung von jeweils einem Molekül Wasser. Polysaccharide werden im Körper über die Zwischenstufe der Disaccharide zu Monosacchariden abgebaut. Eine

Ausnahme bildet lediglich die Cellulose, für die es im menschlichen Körper kein sie spaltendes Enzym gibt.

Amylum (Stärke). Die Stärke ist das wichtigste Speicher-Polysaccharid in pflanzlichen Zellen. Sie ist besonders in Kartoffeln, Wurzeln, Früchten (Bananen) und Samen (Getreide, Hülsenfrüchte) zu finden. Stärke ist kein einheitlich zusammengesetztes Polysaccharid. Sie besteht aus Amylose (kettenförmige, unverzweigte Moleküle aus 300–1000 Glucoseeinheiten) und Amylopektin (stark verzweigte, größere Moleküle aus ca. 10 000 Glucoseeinheiten). Beide Anteile unterscheiden sich hinsichtlich ihres Löslichkeits- und Quellvermögens. Rohe Stärke wird vom Menschen nicht immer gut verdaut. So ist rohe Kartoffelstärke kaum, die rohe Stärke in Getreidekörnern und Bananen hingegen gut verdaulich. Die unterschiedliche Verdaulichkeit hängt von der Größe der Stärkekörner ab.

Erwärmt man Stärke mit Wasser, so entsteht ein sogenannter Kleister, beim Abkühlen eine steife Gallerte. Dieser Umwandlungsprozess wird bei der Verwendung von Stärke als Dickungsmittel bei der Zubereitung von Speisen ausgenutzt.

Verkleisterte Stärke ist für den menschlichen Organismus leicht verdaulich. Erstes Abbauprodukt der Stärke ist **Dextrin**, ein uneinheitliches Gemisch aus Polysaccharid-Bruchstücken, die bis zu 35 Glucosereste im Molekül enthalten. Dextrin entsteht zum Beispiel beim trockenen Erhitzen von Stärke und findet sich – leicht verdaulich – nach dem Backen in der Brotkruste. Von besonderer Bedeutung ist Dextrin aufgrund seiner leichten Verdaulichkeit bei Ernährungsstörungen in der Kinderheilkunde.

Inulin. Dieses Polysaccharid ist ebenfalls ein pflanzliches Reservekohlenhydrat, das aber, im Gegensatz zur Stärke, aus Fructosemolekülen aufgebaut ist. Inulin findet sich in nennenswerter Menge in Artischocken und im Spargel. Es wird im Dünndarm nur wenig abgebaut und ist Bestandteil von Produkten, die zur Gewichtsreduktion eingesetzt werden. Größere Mengen werden jedoch schlecht vertragen (Blähungen, Durchfall), da der Körper keine Enzyme hat, die Inulin spalten. So wird es von den Darmbakterien vergoren, wobei Darmgase entstehen.

Cellulose. Sie ist die Gerüstsubstanz der Pflanzen und damit Hauptbestandteil pflanzlicher Zellmembranen. Cellulose ist eine faserige, feste, wasserunlösliche Substanz aus mindestens 1000 Glucosemolekülen, die miteinander in sehr langen Ketten verknüpft sind. Mit Gemüse, Obst und Getreideprodukten wird dem menschlichen Organismus stets Cellulose zugeführt. Da der menschliche Körper keine cellulosespaltenden Enzyme hat, ist sie ein wichtiger Ballaststoff (s. Kap. 3.2.4) mit einem geringen Quellvermögen. Zu den Polysacchariden mit unterschiedlichen chemischen Bausteinen gehören u. a. auch die Hemicellulose und das Pektin.

Hemicellulose. Sie findet sich mit Cellulose vergesellschaftet als Gerüstsubstanz in Zellwänden. In Wasser ist sie nur schwer bis gar nicht löslich, quillt aber auf. Bei der Ernährung hat sie ausschließlich eine Bedeutung als Ballaststoff, da der Mensch keine cellulosespaltenden Enzyme hat.

Pektine. Sie bestehen hauptsächlich aus Galacturonsäuren (Oxidationsprodukt der Galactose), die mit Methanol verestert sind. Pektine sind besonders in Kernen und Schalen verschiedener Obstsorten enthalten: Äpfel, Quitten, Beerenobst und Citrusfrüchte. In heißem Wasser lösen sie sich kolloidal und bilden beim Erkalten Gele. Aus diesem Grund werden sie bei Gelierprozessen oder als Verdickungsmittel in der Lebensmittelindustrie eingesetzt. Pektine dienen in der menschlichen Ernährung als Ballaststoff. Außerdem können sie im Darm Stoffe binden, die dann ausgeschieden werden (s. Kap. 3.2.4).

Glykogen. Im menschlichen und tierischen Körper können Polysaccharide in Form von Glykogen gespeichert werden. Dieses ist ein stark verzweigtes Polysaccharid, das aus 5000–7000 Glucoseeinheiten besteht. Glykogen wird in der Leber und Muskulatur gespeichert.

Resorption und Stoffwechsel

Monosaccharide können auf unterschiedliche Weise in die Darmzellen aufgenommen werden (Resorption). Der einfachste Mechanismus ist ein Durchsickern, was den Gesetzen der Diffusion entspricht (bei Fructose). Glucose und Galactose werden dagegen durch aktive Transportmechanismen in die Dünndarmzellen eingeschleust. Darunter ist die besondere Eigenschaft von Membranen zu verstehen, bestimmte Stoffe zu erkennen und sie entgegen einem Konzentrationsgefälle weiter zu transportieren.

Bei einer normalen gemischten Kost werden täglich etwa 200–250 g Glucose, 30–60 g Fructose und 10–15 g Galactose aus dem Darm in die Blutbahn aufgenommen. Diese Endprodukte der Kohlenhydratverdauung werden in das Pfortaderblut aufgenommen und gelangen mit diesem in die Leber, wo sie dem Glucosestoffwechsel zur Verfügung stehen (○ s. Abb. 3.1).

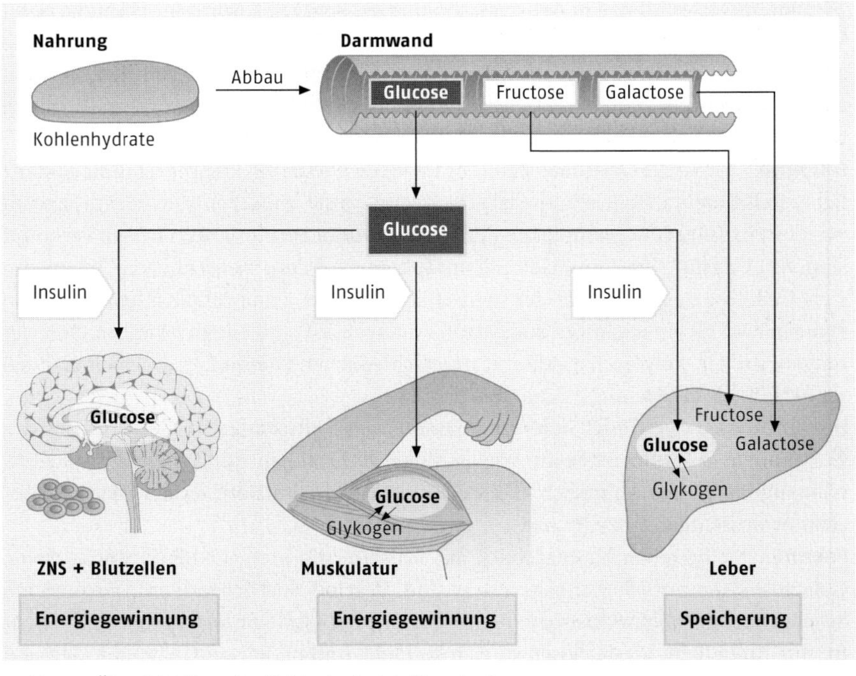

○ **Abb. 3.1:** Übersicht über den Kohlenhydratstoffwechsel

Auf dem Blutweg gelangt die Glucose zu den Körperzellen, in denen sie unter Energiegewinnung zu Kohlendioxid und Wasser abgebaut wird. Ein Gramm Glucose liefert 17,2 kJ (= 4,1 kcal). Das Einströmen in die Zellen wird durch das Bauchspeicheldrüsenhormon Insulin gesteuert. Lediglich für das Eindringen von Glucose in die roten Blutkörperchen und die Zellen des Zentralnervensystems ist kein Insulin notwendig. Hier wirken aktive Transportmechanismen. Für den Abbau von Zucker wird Vitamin B_1 benötigt.

Werden mehr verdauliche Kohlenhydrate aufgenommen, als zur sofortigen Energiegewinnung nötig, werden sie zu Glykogen umgebaut. Die Leber und die Muskulatur speichern Glykogen (150 bzw. 200 g). Diese Menge reicht aus, um zwischen den Mahlzeiten aus dem Glykogen wieder Glucose zu gewinnen, die die Energieversorgung der Zellen kontinuierlich sichert. Das Muskelglykogen dient hingegen nur den Muskelzellen zur Energiegewinnung. Die Glykogenspeicher sind spätestens 18–24 Stunden nach der letzten Nahrungsaufnahme aufgebraucht.

Der Mensch kann nur eine begrenzte Menge Kohlenhydrate speichern. Wenn der physiologische Blutglucosespiegel erreicht ist und die Glykogenspeicher gefüllt sind, werden überschüssige Kohlenhydrate in der Leber zu Fett umgebaut.
Der Körper braucht geringe Mengen Glucose, um Substanzen aufzubauen, die spezielle Aufgaben erfüllen. Zu diesen Substanzen gehören z. B. die in Knochen und Knorpel enthaltenen Mucopolysaccharide, weiterhin Schleimstoffe und das Polysaccharid Heparin, das die Blutgerinnung hemmt.

Empfehlungen zur Deckung des Bedarfs an Kohlenhydraten

Polysaccharide zur Deckung des Kohlenhydratbedarfs

Zwei Drittel des Kohlenhydratbedarfs sollten durch Polysaccharide gedeckt werden.

Dazu eignen sich besonders folgende Lebensmittel: Vollkornprodukte, Kartoffeln, Obst, Gemüse und Hülsenfrüchte. Obst und Gemüse sollten außerdem möglichst oft roh verzehrt werden. In dieser Form gelangen neben Stärke und Ballaststoffen auch reichlich Vitamine und Mineralstoffe in den Körper. Diese Lebensmittel regen aufgrund ihres Ballaststoffgehaltes die Darmbewegung an, die Kohlenhydrate werden nur langsam ins Blut resorbiert, und das Sättigungsgefühl hält lange an.

Einschränkung der Di- und Monosaccharide

Nur maximal ein Drittel des Kohlenhydratbedarfs sollte durch Di- und Monosaccharide gedeckt werden.

Dazu gehören vor allem Saccharose und Traubenzucker. Die Ernährungsgewohnheiten sehen jedoch meist anders aus. Der Zuckerverbrauch ist mit ca. 90 g/Kopf/Tag relativ hoch. Dadurch verringert sich das Empfinden für den Geschmack »süß« und wird durch immer stärker gesüßte Speisen und Getränke kompensiert. Vielen energiereichen Lebensmitteln werden bei der Herstellung und Verarbeitung die Ballaststoffe entzogen; damit haben sie nur einen geringen Sättigungswert. Außerdem verarmen sie an Vitaminen und Mineralstoffen. Zu einer ausgewogenen Ernährung können solche Produkte kaum etwas beitragen.

Mindestmenge an Kohlenhydraten

Die Kohlenhydratzufuhr darf nicht unter 10 % der Gesamtenergiezufuhr absinken. Bestimmte Zellen sind auf die Zufuhr von Kohlenhydraten angewiesen. Dazu gehören die roten Blutkörperchen, die Zellen des Zentralnervensystems und das Nierenmark. Außerdem ist diese Mindestmenge für den normalen Fettabbau nötig.

Glykämischer Index und glykämische Last

Obwohl die Rolle des **glykämischen Index** (GI) bei der Entstehung ernährungsmitbedingter Erkrankungen noch nicht hinreichend geklärt ist, hat er mittlerweile Eingang in verschiedene Ernährungsempfehlungen gefunden. Der GI beschreibt die Wirkung bestimmter Kohlenhydrate oder eines kohlenhydrathaltigen Lebensmittels auf den Blutzuckerspiegel. Der glykämische Index wird in Prozent ausgedrückt. Zu seiner Ermittlung werden Dauer und Höhe des Blutzuckeranstieges nach Verzehr von 50 g Kohlenhydraten aus einem Lebensmittel gemessen. Der Bezugswert ist dabei Glucose, die mit einem glykämischen Index von 100 angesetzt wird. Ein GI bis 55 wird als niedrig und ein solcher über 70 als hoch angesehen. Werte zwischen 56 und 69 gelten als mittel. Kohlenhydrathaltige Lebensmittel, die einen schnellen und/oder hohen Blutzuckeranstieg auslösen, haben also einen hohen glykämischen Index (○ s. Abb. 3.2). Lebensmittel ohne oder mit extrem wenigen Kohlenhydraten wie Fleisch, Fisch, Fette und Öle beeinflussen den Blutzucker höchstens indirekt und haben daher – anders als manchmal behauptet – keinen GI, auch keinen niedrigen. Da der glykämische Index in der Praxis ein theoretischer Wert ist und nicht die übliche Menge eines verzehrten kohlenhydrathaltigen Lebensmittels berücksichtigt wird, wurde in den letzten Jahren außerdem der Begriff »**glykämische Last**« (GL) eingeführt. Die GL bezieht sich auf die glykämische Gesamtbelastung einer tatsächlich verzehrten Portion eines Lebensmittels, also zum Beispiel auf eine Scheibe Weißbrot (30 g) oder eine Portion Reis (50 g). Bei Tabellenwerten basiert die GL somit auf einer festgelegten Standardportion. Sie ist definiert als das Produkt aus dem GI (%) eines Lebensmittels und dem Kohlenhydratgehalt (g) der Portion.

Weil aber diese Werte von der Zusammensetzung des Lebensmittels, vom Grad der Verarbeitung, der Zubereitung und der Zusammensetzung einer Mahlzeit beeinflusst

Lebensmittel mit einem hohen, mittleren und niedrigen glykämischen Index (GI)		
Hoch: GI > 70	**Mittel: GI 55–70**	**Niedrig: GI < 55**
Baguette, Cornflakes, gebackene Kartoffeln, Kartoffelpüree, Geleefrüchte, Kartoffelbrei, Pommes frites, Minutenreis	Vollkornbrot, Haushaltszucker, Pizza mit Käse und Tomaten, Rosinen, Ananas, Basmatireis, Müsli, Haferflocken, brauner Reis	Äpfel, Apfelsinen, Erdbeeren, Kirschen, Linsen, Erbsen, Spaghetti, Parboiled Reis, Vollkornbrot mit ganzen Körnern, Pumpernickel, Joghurt natur, Milch

○ **Abb. 3.2:** Glykämischer Index (GI) verschiedener Lebensmittel

werden, ist das Konzept, den GI in bestehende Ernährungsempfehlungen zu integrieren und beispielsweise vom Verzehr von Kartoffeln oder bestimmten Getreideprodukten mit hohem GI bzw. hoher GL abzuraten, derzeit wissenschaftlich nicht begründbar. Eine Ausnahme könnte das Vorliegen von Diabetes mellitus sein. Die Datenlage dazu ist aber widersprüchlich.

MERKE

Empfehlungen zur Deckung des Kohlenhydratbedarfs:
1. Zwei Drittel des Kohlenhydratbedarfs sollte durch Polysaccharide gedeckt werden.
2. Nur maximal ein Drittel des Kohlenhydratbedarfs sollte durch Di- und Monosaccharide gedeckt werden.
3. Die Kohlenhydratzufuhr darf nicht unter 10 % der Gesamtenergiezufuhr absinken.
4. Lebensmittel mit mittlerem und hohem glykämischen Index bevorzugen.

3.1.2 Fette

Aufgaben

Fette erfüllen im Körper eine Vielzahl von wichtigen Aufgaben. Sie sind:
- Energielieferant. Durch die Verbrennung von einem Gramm Fett werden dem Körper 9,3 kcal zugeführt.
- Ausgangssubstanzen für die Bildung wichtiger Verbindungen wie der Prostaglandine (s. Abschnitt: Essenzielle Fettsäuren).
- Ein Schutz für empfindliche innere Organe wie die Nieren und die Leber. Diese Organe liegen in einem Bett aus Depotfett, um sie vor Kälte oder Stößen von außen zu schützen. Außerdem bildet das Unterhautfett einen Schutz vor Kälte und Hitze und dient damit als Isolierschicht.
- Trägersubstanz für die Aufnahme der fettlöslichen Vitamine (Vitamine A, D, E und K), die nur dann aus der Nahrung aufgenommen und verwertet werden können, wenn gleichzeitig Fett in der Nahrung enthalten ist.
- Geschmacksträger und verlängern nach dem Essen das Sättigungsgefühl.

Überschüssiges, nicht als Energie verwertetes Fett wird in den Fettzellen als Depotfett gespeichert und kann dort bei Bedarf mobilisiert werden.

Vorkommen, Eigenschaften und chemischer Aufbau

Fette finden sich als Reservematerial in vielen Früchten und Samen (u. a. in Olive, Kokosnuss, Leinsamen, Erdnuss, Mandel, Ricinus) sowie in tierischen Geweben. Man kann sie durch Auspressen oder Extraktion mit organischen Lösungsmitteln gewinnen. Durch Kaltpressung von Früchten und Samen erhält man hochwertige Fette, die auch den Anforderungen des Arzneibuches entsprechen. Durch Warmpressung wird mehr, aber minderwertigere Ausbeute erzielt. Tierische Fette werden durch Ausschmelzen von fetthaltigem Gewebe gewonnen.

Alle Fette lösen sich nicht oder nur schwer in Wasser, jedoch gut in organischen Lösungsmitteln. Sie haben Siedepunkte zwischen 200 und 300 °C. Fette und fettreiche Lebensmittel verderben relativ leicht, d. h. sie zersetzen sich durch Einwirkung von Licht, Sauerstoff, Metall, Enzymen und Mikroorganismen. Fette sind die energiereichsten Nahrungsstoffe. Ein Gramm Fett liefert 38,9 kJ (= 9,3 kcal). Mit den Fetten gelangen auch die fettlöslichen Vitamine A, D, E und K sowie essenzielle Fettsäuren, die der Organismus nicht selbst bilden kann, in den Körper.

Fette werden entsprechend ihres chemischen Aufbaus als Triglyceride bezeichnet (echte Fette). Es handelt sich hierbei um Ester des Glycerols mit drei Fettsäuren unterschiedlicher Kettenlänge (□ Tab. 3.2).

Von den ca. 40 in der Natur vorkommenden Fettsäuren sind in der Regel nur 5–12 am Aufbau eines Fettes beteiligt. Fettsäuren mit einer Kettenlänge von 4–6 C-Atomen werden als kurzkettige, solche mit bis zu 12 C-Atomen als mittelkettige und mit mehr als 12 C-Atomen als langkettige Fettsäuren bezeichnet. Die Glycerolmoleküle können mit gleichen oder verschiedenen Fettsäuren verestert sein, die keine, eine oder mehrere Doppelbindungen besitzen.

Fette enthalten fettähnliche Begleitstoffe, Lipoide. Dies sind Verbindungen, in denen ein oder mehrere Fettsäurereste durch andere Moleküle ersetzt sind. Sie sind chemisch keine Triglyceride mehr, besitzen aber ähnliche physikalische Eigenschaften wie die echten Fette. Sie kommen nur in sehr geringer Menge (1–2 %) als Begleitsubstanzen der Fette in der Natur vor und haben eine große physiologische Bedeutung (s. Kap. 5.8.2).

Einteilung

Fette kann man nach folgenden Kriterien einteilen:

- Herkunft: pflanzliche oder tierische Fette,
- Konsistenz: fest (z. B. Butter, Kokosfett) und flüssig (z. B. Fischöle, Pflanzenöle),
- chemische Zusammensetzung (Gehalt an gesättigten und ungesättigten Fettsäuren).

Eine weitere Unterscheidung ergibt sich aus der **Anzahl und der Position von Doppelbindungen** in:

- gesättigte,
- einfach ungesättigte,
- mehrfach ungesättigte Fettsäuren.

Fettsäuren

Fette mit einem hohen Gehalt an gesättigten Fettsäuren

Sie sind keine essenziellen Nahrungsbestandteile, da der Körper gesättigte und einfach ungesättigte Fettsäuren selbst herstellen kann wenn er mit der Nahrung die nötigen Baustoffe bekommt. Hauptlieferanten sind tierische Fette.

□ **Tab. 3.2:** Wichtigste Bestandteile der Fette

Gruppe	C-Atome	Name	Formel	Vorkommen
Alkohol	3	Glycerol	CH_2OH │ $CHOH$ │ CH_2OH	
Fettsäuren, gesättigt	4	Buttersäure	$CH_3-(CH_2)_2-COOH$	Milchfett
	12	Laurinsäure	$CH_3-(CH_2)_{10}-COOH$	Kokosfett
	14	Myristinsäure	$CH_3-(CH_2)_{12}-COOH$	Tierische Fette
	16	Palmitinsäure	$CH_3-(CH_2)_{14}-COOH$	Tierische Fette
	18	Stearinsäure	$CH_3-(CH_2)16-COOH$	Tierische Fette
Fettsäuren, einfach ungesättigt, Monoensäuren	16	Palmitoleinsäure	$CH_3-(CH_2)_6-CH$ ‖ $HOOC-(CH_2)_6-CH$	Tierische Fette, Fischöle
	18	Ölsäure (Oleinsäure)	$CH_3-(CH_2)_7-CH$ ‖ $HOOC-(CH_2)_7-CH$	In fast allen Fetten u. Ölen
Fettsäuren, zwei- und mehrfach ungesättigt, Polyensäuren	18	Linolsäure (ω6-Fettsäure)	$CH_3-(CH_2)_4-CH$ ‖ $CH-CH_2-CH$ ‖ $CH-(CH_2)_7-COOH$	Samenöle
	18	α-Linolensäure (ω3-Fettsäure)	CH_3-CH_2-CH ‖ $CH-CH_2-CH$ ‖ $CH-CH_2-CH$ ‖ $HOOC-(CH_2)_7-CH$	Leinöl Sojaöl
	20	Arachidonsäure (ω6-Fettsäure)	$CH_3-(CH_2)_4-CH$ ‖ $CH-CH_2-CH$ ‖ $CH-CH_2-CH$ ‖ $CH-CH_2-CH$ ‖ $CH-(CH_2)_3-COOH$	Aus Linolsäure im tierischen Organismus gebildet

Fette mit einfach und mehrfach ungesättigten Fettsäuren. Bei den Fetten mit einfach und mehrfach ungesättigte Fettsäuren fehlen einige Wasserstoffatome, d. h. nicht alle Kohlenstoffatome sind ausreichend mit Wasserstoff gesättigt. Dies führt dazu, dass einzelne Kohlenstoffatome Doppelbindungen eingehen. In einfach ungesättigten Fettsäuren findet man eine Doppelbindung. Dazu gehört z. B. die Ölsäure, die im Olivenöl stark vertreten ist und eine stark cholesterolsenkende Wirkung aufweist. Bei den zwei- und mehrfach ungesättigten Fettsäuren unterscheidet man je nach Stellung der ersten Doppelbindung im Molekül zwei voneinander unabhängige Gruppen: die **Omega-3- und Omega-6-Fettsäuren.**

▪ MERKE

Omega-3-Fettsäuren haben ihre erste Doppelbindung am dritten Kohlenstoffatom – beginnend am Methylende des Fettmoleküls, die Omega-6-Fettsäure entsprechend am sechsten Kohlenstoffatom. An diesen Doppelbindungen sind sie sehr reaktionsfreudig, d. h. durch Sauerstoff leicht angreifbar. Daher sind ungesättigte Fettsäuren besonders anfällig für Fettverderb.

Zwei der mehrfach ungesättigten Fettsäuren, die **Linolsäure** und die **Alpha-Linolensäure**, sind **essenziell**, d. h. lebensnotwendig. Beide Fettsäuren können vom Körper nicht synthetisiert werden und müssen deshalb mit der Nahrung zugeführt werden. Linolsäure kommt als Omega-6-Fettsäure in größeren Mengen in Ölen aus Distel, Sonnenblumen, Soja, Nachtkerzen, Maiskeimen, Kürbiskernen und Weizenkeimen vor. Alpha-Linolensäure als Omega-3-Fettsäure ist in Pflanzen und Pflanzenölen wie Leinöl, Rapsöl und Walnussöl sowie in Fettfischen enthalten.

Linolsäure. Als Omega-6-Fettsäure kann sie im Körper gespeichert, zur Energiegewinnung herangezogen oder aber zu Gamma-Linolensäure und Arachidonsäure aus der Gruppe der Omega-6-Fettsäuren umgewandelt werden. Diese Fettsäuren haben im menschlichen Körper wichtige physiologische Funktionen.

Alpha-Linolensäure. Als Omega-3-Fettsäure kann sie in einem gewissen Umfang zu Eicosapentaensäure (EPA) und Docosahexaensäure (DHA), ebenfalls aus der Gruppe der Omega-3-Fettsäuren, umgewandelt werden. Obwohl beide in geringen Mengen vom Körper selbst hergestellt werden können, zählen auch sie zu den essenziellen Fettsäuren und müssen hauptsächlich mit der Nahrung zugeführt werden. Sie kommen vor allem in Seefisch und Seefischölen vor (□ s. Tab. 3.3). Bei Menschen, die keinen Fisch essen, kann Alpha-Linolensäure jedoch zu einem gewissen Grad (etwa zehn Prozent) durch die Eigensynthese mit Eicosapentaensäure und Docosahexaensäure versorgen. Entscheidend ist jedoch nicht allein eine ausreichende Zufuhr, sondern das Verhältnis der Fettsäuren zueinander. Als optimal gilt ein Verhältnis der Omega-6- zu Omega-3-Fettsäuren von 5 : 1. Heute nehmen die Menschen mit der Nahrung jedoch zu große Mengen an Omega-6-Fettsäuren auf, während sie mit Omega-3-Fettsäuren unterversorgt sind (s. Kap. 5.8.2).

TIPPS FÜR DIE BERATUNG

- Essenzielle Fettsäuren nehmen eine Schlüsselfunktion im Fettstoffwechsel ein.
- Essenzielle Fettsäuren werden vom Organismus in Phospholipide (z. B. in Lecithin) umgewandelt, die Bestandteile der Zellmembranen sind und als Lösungsvermittler für Stoffe dienen, die sich mit Wasser eigentlich nicht mischen. Auch beim Transport von Fetten auf dem Blutweg werden Phospholipide benötigt (s. Kap. 5.8.2).
- Essenzielle Fettsäuren sind die Ausgangssubstanz für die Bildung von Prostaglandinen, die ein wichtiges Gewebshormon darstellen. Ein Mangel an Prostaglandinen führt vor allem zu schweren Störungen im Fettstoffwechsel und zu Veränderungen an den Gefäßwänden.
- Essenzielle Fettsäuren sind geeignet zur Vorbeugung und zur Ernährungstherapie von Fettstoffwechselstörungen und senken das Risiko für koronare Herzerkrankungen (s. Kap. 5.8.2).
- Der Bedarf an essenziellen Fettsäuren beträgt beim gesunden Erwachsenen mindestens 10 g pro Tag. Schwangeren und stillenden Müttern wird eine wesentlich höhere Zufuhr empfohlen. Besonders reich an Linolsäure sind bestimmte pflanzliche Öle und die entsprechenden Samen oder Früchte (□ **s. Tab. 3.3**). Die Alpha-Linolensäure kommt ebenfalls vorwiegend in Pflanzenölen vor, besonders reich vertreten ist sie in Leinöl (□ **s. Tab. 3.3**).
- Der menschliche Organismus kann essenzielle Fettsäuren speichern, so dass Mangelerscheinungen erst nach mehreren Monaten auftreten.

MCT-Fette

Zu den Fetten mit gesättigten Fettsäuren gehören auch die MCT-Fette. Diese sind mittelfettige Triglyceride (medium chain triglycerides) mit einer Kettenlänge von 8–12 C-Atomen. MCT-Fette unterscheiden sich von den üblichen Nahrungsfetten in ihren physikalischen, chemischen und physiologischen Eigenschaften und machen sie wertvoll für die Ernährungstherapie verschiedener Erkrankungen, die mit Fettresorptionsstörungen einhergehen. MCT-Fette können selbst dann rasch und vollständig gespalten und in die Darmwand aufgenommen werden, wenn die Gallenflüssigkeit fehlt, die notwendig ist, um Fette zu emulgieren. Die mittelkettigen Triglyceride gelangen über die Pfortader zur Leber und können hier für die Energiegewinnung genutzt werden.

Werden MCT-Fette in der Ernährung eingesetzt, muss sich der Organismus jedoch erst langsam an die Verwertung von MCT-Fetten gewöhnen. Deshalb sollte man mit geringen Mengen beginnen (10–20 g Fett pro Tag) und dann die tägliche Zufuhr allmählich auf die gewünschte Gesamtmenge steigern. Mengen von 50–70 g MCT-Margarine und 20–30 g MCT-Öl pro Tag werden gut vertragen. Zum Braten und Kochen sind aber beide nicht geeignet, da sie nicht hitzestabil sind. Sie sollten den Speisen erst nach dem Erhitzen zugesetzt werden. Bei längerem Warmhalten oder Aufbewahren entwickeln sie bittere Geschmacksstoffe.

MCT-Fette sind als Öl oder Margarine (Ceres®-MCT Diät-Margarine und -Öl), aber auch in speziellen Heilnahrungen erhältlich. Bei längerer Verwendung von MCT-Fetten muss auf die Deckung des Bedarfs an essenziellen Fettsäuren geachtet werden.

□ **Tab. 3.3:** Fettsäurezusammensetzung einiger Öle und Fette. Angaben in Prozent (Durchschnittswerte)

Fett	**Gesättigte Fettsäuren**	**Einfach ungesättigte Fettsäuren** hauptsächlich Ölsäure	**Zweifach ungesättigte Fettsäuren** hauptsächlich Linolsäure	**Mehrfach ungesättigte Fettsäuren** Linolensäure-reihe
Rindertalg	**47**	42	4	1
Butter	**49**	22	2	1
Kokosfett	**85**	7	2	0
Schweineschmalz	37	**45**	9	3
Erdnussöl	17	**53**	25	0
Olivenöl	14	**74**	8	1
Rapsöl	8	55	20	10
Baumwollsamenöl	28	20	**48**	1
Maiskeimöl	13	32	**50**	1
Sojabohnenöl	13	21	**55**	7
Weizenkeimöl	17	15	**57**	9
Sonnenblumenöl	12	22	**60**	1
Safloröl (Distelöl)	12	22	**75**	0
Leinöl	10	17	14	**56**
Fischöl	39	25	0	**25**

Trans-Fettsäuren

Die ungesättigten Fettsäuren kommen in zwei Formen vor, die sich in ihrer räumlichen Struktur unterscheiden: der Cis- und der Trans-Form. In der menschlichen Ernährung hat die Cis-Form wichtige Funktionen, z. B. als Bestandteil von Zellmembranen.

Zwischen dem Gehalt der Nahrung an Fettsäuren, die in der Trans-Form vorliegen, und gesundheitlichen Störungen beim Menschen existieren zum Teil widersprüchliche Meinungen. Von Trans-Fettsäuren wird angenommen, dass sie stärker cholesterolerhöhend wirken als die ungesättigten Fettsäuren, die in Cis-Form vorliegen. Bisher konnten aber keine kausalen Beziehungen nachgewiesen werden. Trans-Fettsäuren entstehen durch bakterielle Hydrierungsreaktionen im Pansenmagen von Wiederkäuern und sind deshalb natürliche Bestandteile im Milchfett. Als Hauptquelle von Trans-Fettsäuren gelten industriell gehärtete bzw. teilgehärtete Fette in Margarine, Back- und Bratfetten. Die Fetthärtung wird unter hohem Druck und unter Anwesenheit von Nickel als Katalysator durchgeführt, um ungesättigte Fettsäuren in gesättigte zu überführen. Mit dem Grad der Fetthärtung lässt sich die Konsistenz des Fettes beeinflussen (flüssig zu streichfähig). Viele Margarinehersteller haben jedoch aufgrund der möglichen gesundheitlichen Risiken inzwischen ihre Produktion umgestellt und stellen Margarine, Koch- und Bratfette ohne Fetthärtung her. Trans-Fettsäuren finden sich auch in typischen Fastfood-Produkten, wie gegrillten Hähnchen, Snacks, Blätterteig, Pommes frites und vielen mit Fertigsoßen kombinierten Produkten.

Die mit der üblichen Ernährung täglich aufgenommenen Mengen von zwei bis drei Gramm werden für unbedenklich gehalten, gefährlich sollen Mengen zwischen 20 und 25 g pro Tag sein. Sie steigern das Risiko koronarer Herzerkrankungen. Produkte mit z. T. erheblichen Mengen von Trans-Fettsäuren sollten deshalb nicht regelmäßig auf dem Speiseplan stehen. Der Verbraucher sollte sich auf der Zutatenliste der Verpackung informieren, inwieweit die enthaltenen Fette gehärtet sind. Zu bevorzugen sind Produkte mit nicht gehärteten Fetten.

Fettähnliche Stoffe – Lipoide

Die echten Fette (Triglyceride) bilden zusammen mit den fettähnlichen Stoffen (Lipoide) die Lipide. Damit sind alle sich in einem Gewebe oder Organ befindenden echten Fette und fettähnlichen Stoffe gemeint. Zu den Lipoiden gehören Phospholipide, Carotinoide und Steroide.

Phospholipide. Von den natürlichen Phospholipiden kommt das Lecithin am häufigsten vor. Es ist Bestandteil der Zellwände und des Nervengewebes. Das Molekül hat einen hydrophilen und einen hydrophoben Teil. Dies erklärt die Wirkung des Lecithins als Lösungsvermittler zwischen fettlöslichen und wasserlöslichen Stoffen. Es wird deshalb als Emulgator eingesetzt. Der Körper kann selbst Lecithin aufbauen, und es ist in der Nahrung vorhanden. Es muss also nicht mit Präparaten zugeführt werden, z. B. mit sogenannten Nervenstärkungsmitteln. Auch für die noch häufig empfohlene Anwendung von Lecithin zur Vorbeugung von Arteriosklerose gibt es keine hinreichende Begründung.

Carotinoide. Carotinoide sind immer pflanzlichen Ursprungs, sie bewirken die gelbe oder rote Färbung von Früchten. Betacarotin ist der bekannteste Vertreter, der in der Darmwand des Menschen zu Vitamin A umgewandelt wird. Deshalb wird es auch oft Pro-Vitamin A genannt (s. Kap. 3.2.2). Der Körper kann weder Betacarotin noch Vitamin A bilden, sondern ist auf eine carotinhaltige Ernährung angewiesen. Die Resorption von Carotin im Darm ist an die gleichzeitige Anwesenheit von Fett gebunden.

Die besondere Bedeutung des Betacarotins liegt darin, dass es Gewebezellen vor der zerstörerischen Wirkung von freien Radikalen schützen kann. Diese entstehen im Organismus als Produkte oxidativer Prozesse. Da man vermutet, dass freie Radikale an der Entstehung bestimmter Krebsarten beteiligt sind, könnten sie ein Schutzfaktor vor Krebs sein (s. Kap. 3.2.2). In der Lebensmittelindustrie wird Betacarotin als Farbstoff verwendet.

Steroide. Das bedeutendste Steroid im Ernährungsbereich ist das Cholesterol. Es ist ein Stoffwechselprodukt des menschlichen und tierischen Organismus. Pflanzen bilden kein Cholesterol. Es ist Bestandteil von Zellmembranen und wird für die Synthese von Gallensäuren, Vitamin D und einigen Hormonen benötigt. Der Körper produziert täglich 1–1,5 g Cholesterol. Mit der Nahrung werden zwischen 300 und 800 mg pro Tag zugeführt.

Bei einem gesunden Menschen wird die Cholesterolbildung reduziert, wenn mit der Nahrung deutlich zu viel zugeführt wird. Cholesterol wird in der Leber zu Gallensäure umgebaut und dann über den Darm ausgeschieden. Bei älteren Menschen, Übergewichtigen und Menschen mit Fettstoffwechselstörungen ist der Cholesterolspiegel oft erhöht. Die Auswirkungen und die Ernährungstherapie werden in den Kapiteln 3.2.4 und 5.8.2 erläutert.

Verdauung, Resorption und Stoffwechsel

Verdauung. Die Verdauung der Fette wurde im Zusammenhang mit den anderen Nahrungsinhaltsstoffen im Kapitel 2.4.1 dargestellt.

Da Nahrungsfette wasserunlöslich sind, müssen sie im Darm emulgiert werden. Dies geschieht durch die Gallensäuren des Gallensafts, die die großen Fetttropfen umschließen und sie in kleinste Tröpfchen zerteilen. Auf diese Weise bekommen die Fette eine sehr große Oberfläche, an der die fettspaltenden Enzyme, die Lipasen, angreifen können. Nur das Milchfett in Milch, Sahne und Butter sowie das Fett in der Margarine liegen emulgiert vor. Sie sind dadurch besser verdaulich. Lipasen spalten nacheinander die Fettsäuren unter Wasseranlagerung vom Glycerol. Endprodukte sind hauptsächlich Monoglyceride, freie Fettsäuren und Glycerol.

Resorption und Stoffwechsel. Bei Fettsäuren als Endprodukte der Fettverdauung verlaufen Resorption und Stoffwechsel je nach Kettenlänge unterschiedlich.

Langkettige Fettsäuren. Sie werden von den Zellen der Darmschleimhaut resorbiert und dort erneut zu Triglyceriden zusammengefügt. Da diese Triglyceride jedoch für ihren Transport in der Blutbahn unlöslich sind, müssen sie in eine spezielle Transportform überführt werden. Dazu werden im Darm aus den Triglyceriden mit Cholesterol, Phospholipiden (Lecithin) und Proteinen wasserlösliche Chylomikronen gebildet. Chylomikronen sind große Lipoproteine (zusammengesetzt aus Lipoiden und Proteinen). Sie transportieren die Triglyceride über die Lymphbahn zum Blut, wo sie erneut gespalten werden. Die freien Fettsäuren gelangen so zur Leber und werden dort zum Aufbau von Depotfett benutzt (s. Kap. 5.8.2).

Kurz- und mittelkettige Fettsäuren. Diese Verbindungen sind wasserlöslich. Sie werden über die Pfortader zur Leber geführt und dienen gleichfalls der Energiegewinnung, bzw. der -speicherung als Depotfett.

Als Depotfett wird Unterhautfettgewebe und Bauchfett bezeichnet. Triglyceride sind die größte Energiereserve; ihre Menge am Körperfett ist sehr variabel: 8–15 kg beim gesunden Mann und 10–20 kg bei einer gesunden Frau. Diese Speicher können bis zu einer Obergrenze von etwa 100 kg ohne gesundheitliche Schäden gefüllt werden. Ein Mindestbestand von 0,5–1,0 kg ist jedoch lebensnotwendig. Diese Menge dient dem Erhalt wichtiger Körperfunktionen. Depotfett schützt innere Organe vor Druck und Stoß, bzw. hält sie in der richtigen Lage. Es dient außerdem als Wärmeschutz. Zwischen den Mahlzeiten wird es je nach Bedarf zur Energiegewinnung abgebaut und befindet sich somit im ständigen Umbau. 1 g Fett liefert eine Energiemenge von 38,9 kJ (= 9,3 kcal). Vor allem Muskeln, Herz und Leber werden auf diese Weise mit Energie versorgt. 1 kg Fettgewebe stellt eine Energiereserve von 25 000–33 000 kJ (6000–8000 kcal) dar und dient als langfristiger Energiespeicher.

Empfehlung für die Zufuhr von Fetten

Nahrungsfette sind wichtige Energielieferanten und Träger essenzieller Fettsäuren und fettlöslicher Vitamine. Die Energiemenge, die pro Gramm zugeführt wird, liegt mit 9 kcal um mehr als das Doppelte über der von Kohlenhydraten und Eiweißen. Der Tagesbedarf des Erwachsenen liegt bei etwa 70–90 g Gesamtfett. Da aber Fett auch der bedeutendste Geschmacksträger ist, werden etwa 50 Prozent der zugeführten Fette in »versteckter« Form aufgenommen und müssen bei dieser Menge berücksichtigt werden. Diese Fette verbergen sich in Lebensmitteln wie Backwaren, Soßen, Wurst und vielen Fertigprodukten (s. Kasten). Die Deutsche Gesellschaft für Ernährung (DGE) empfiehlt, dass die Fettaufnahme für Personen mit leichter und mittelschwerer Arbeit nicht mehr als 30 Prozent der Energiezufuhr betragen soll.

Neben der täglich verzehrten Fettmenge kommt es aber auch entscheidend auf seine Zusammensetzung an. So ist bekannt, dass bestimmte gesättigte Fettsäuren einen negativen Einfluss auf das LDL-Cholesterol im Blut besitzen (s. Kap. 5.8.2). Da Lebensmittel mit gesättigten Fettsäuren oft reichlich Cholesterol enthalten, führt ein geringerer Verzehr gleichzeitig zu der erwünschten Senkung der Cholesterolzufuhr und damit zu einem günstigeren LDL-Cholesterol-Wert. Daher gibt es Referenzwerte der DGE zur Aufnahme dieser Fettsäuren, die sich vor allem in tierischen Fetten befinden und maximal 10 % der Energiezufuhr betragen sollen (□ s. Tab. 3.4). Zu den Fetten, die ein empfehlenswertes Fettsäuremuster haben, gehören die einfach und mehrfach ungesättigten Fettsäuren, wie die einfach ungesättigten Fettsäuren in Oliven- und Rapsöl sowie bei den mehrfach ungesättigten Fettsäuren die Omega-3-Fettsäuren in Raps- und Leinöl sowie in fettem Seefisch. Einige mehrfach ungesättigte Fettsäuren sind essenziell, da sie der Körper nicht selbst herstellen kann. Daher gibt es auch hier Referenzwerte, die ebenfalls der Tabelle 3.4 zu entnehmen sind (vgl. auch Abschnitt: Essenzielle Fettsäuren).

□ **Tab. 3.4:** Referenzwerte zur Fettzufuhr (für Erwachsene). Aus Referenzwerte für die Nährstoffzufuhr. D-A-CH, 2000

Nährstoff	Empfohlene Zufuhrmenge
Fett	
Fettaufnahme insgesamt	30 % der Energiezufuhr
Fettsäuren	
Gesättigte Fettsäuren	Bis 10 % der Energiezufuhr
Einfach ungesättigte Fettsäuren	10–13 % der Energiezufuhr und mehr
Mehrfach ungesättigte Fettsäuren,	7 % der Energiezufuhr, maximal 10 %
davon Linolsäure	ca. 2,5 % der Energiezufuhr
α-Linolensäure	ca. 0,5 % der Energiezufuhr
Verhältnis Linolsäure : α-Linolensäure 5:1	

Fettgehalt einiger Nahrungsmittel in Prozent

Buttermilch	0,5	Kalbfleisch	1–6	Schinken	24
Kartoffeln	0–1	Hühnerfleisch	3–5	Schlagsahne	30
Pilze	0–1	Rindfleisch	1–22	Schokolade	29–35
Gemüse	0–1	Hühnerei	11	Blätterteiggebäck	30–40
Kabeljau	0–1	Hering	15	Erdnüsse, geröstet	47–49
Reis	1–2	Marzipan	20	Cremetorte	40–50
Vollmilch	3–4	Ölsardinen i. d. Dose	24	Wurstwaren	30–50
Leber, Niere	3–5	Leberkäse	20–25	Mayonnaise	50–80

Beim kranken Menschen ergeben sich spezielle Gesichtspunkte. So wird wegen der leichteren Verdaulichkeit bei Magen-Darm-Erkrankungen Butter bevorzugt, bei Patienten mit Fettverdauungs- und -resorptionsstörungen MCT-Margarine. Linolsäurereiche Pflanzenmargarine wird bei Hypercholesterolämie empfohlen und eine Halbfettmargarine bei Übergewicht und Adipositas, um die Fettzufuhr zu verringern. Empfehlungen sollten immer in Abstimmung mit der ärztlichen Therapie erfolgen.

3.1.3 Eiweiße

Aufgaben

Eiweiße (Proteine) sind neben Kohlenhydraten und Fetten die wichtigsten Nährstoffe für den menschlichen Körper. Sie sind in jeder Zelle des menschlichen Körpers enthalten. Ohne die Zufuhr von Proteinen, bzw. die darin enthaltenen Aminosäuren ist der Körper deshalb nicht in der Lage, körpereigene Eiweiße und die davon abgeleiteten Strukturen in ausreichender Menge zu bilden. Eine Unterversorgung hat somit negative Folgen, aber auch die falsche Auswahl an Proteinen kann dem Organismus schaden. Im Einzelnen wirken Eiweiße als:

- Enzyme und Hormone,
- Transportproteine (z. B. Hämoglobin oder Lipoprotein),
- Speicherproteine (z. B. speichert Ferritin Eisen),
- Strukturproteine in Gerüst- und Stützsubstanzen des Körpers (z. B. Knorpel),
- Antikörper in der Immunabwehr,
- Überträgerstoffe von Nervenimpulsen,
- unspezifische Energielieferanten (17,2 kJ = 4,1 kcal; nur bei überschüssigen Mengen oder unzureichender Zufuhr von Fetten und Kohlenhydraten).

Vorkommen und Aufbau

Eiweiße (Proteine) sind hochmolekulare Kondensationsprodukte von Aminosäuren, die maßgeblich am Aufbau aller Gewebe und Wirkstoffe (z. B. Hormone, Enzyme) beteiligt sind. Inzwischen ist der Aufbau von über 2000 Proteinen bekannt. Schätzungen zufolge soll der menschliche Organismus aus über 4000–5000 unterschiedlichen Proteinen bestehen. In der Pflanze entstehen Eiweiße aus den organischen Verbindungen der Photosynthese und wasserlöslichen Stickstoffverbindungen. Als Stickstoffquelle benutzen die Pflanzen die im Boden vorhandenen Nitrate oder Ammoniumverbindungen (z. B. aus den Endprodukten von Verwesungs- und Fäulnisvorgängen oder aus Düngemitteln). Bestimmte Bakterien, wie die Knöllchenbakterien der Schmetterlingsblütler, können den elementaren Stickstoff der Luft direkt zum Aufbau von Eiweißstoffen verwenden.

20 verschiedene Aminosäuren sind die Bausteine der menschlichen Proteine. An das zentrale C-Atom sind bei allen Aminosäuren folgende Gruppen gebunden:

- Aminogruppe (-NH_2),
- Carboxylgruppe (-COOH),
- Wasserstoffatom (-H^+),
- unterschiedliche Seitenketten.

Aminosäuren unterscheiden sich also durch die Seitenketten. Menschliches Eiweiß ist anders zusammengesetzt als tierisches oder pflanzliches. Doch auch die Proteine von Menschen sind verschieden aufgebaut, je nachdem, wo sie eingesetzt werden und welche Funktion sie erfüllen sollen. Die Reihenfolge der einzelnen Aminosäuren ist bei jedem speziellen Eiweiß genetisch festgelegt.

Die Vielfalt unterschiedlicher Verknüpfungen der 20 verschiedenen Aminosäuren ist mit dem deutschen Alphabet vergleichbar. Dort bilden 26 Buchstaben die Grundlagen der Schriftsprache, die in ihrer Vielfalt unermessliche Varianten und Nuancen von Worten ermöglicht. Nach diesem Muster können die 20 Aminosäuren zu den unterschiedlichsten Eiweißstoffen des menschlichen Körpers zusammengefügt werden.

Aminosäuresequenz der Proteine

Proteine entstehen durch die Verknüpfung von Aminosäuren. Dabei werden 100–220 000 Aminosäuren in immer anderer Reihenfolge entsprechend dem genetischen Code miteinander verknüpft. Die 20 Aminosäuren der menschlichen Proteine kommen dabei in unterschiedlichen Anteilen vor. Manche Proteine enthalten einige Aminosäuren kaum, andere dagegen sehr zahlreich.

Die Carboxylgruppe der einen Aminosäure verbindet sich unter Wasserabgabe (Kondensation) mit der NH_2-Gruppe der nächsten Aminosäure. Es entstehen lange, mehr oder weniger gefaltete oder spiralförmig angeordnete Säureamidketten. Die entstandene Aminosäuresequenz bestimmt die räumliche Struktur und damit die Eigenschaften der Proteine.

Räumliche Struktur der Proteine

Proteine besitzen eine dreidimensionale Struktur, durch die sie erst biologisch aktiv werden können. Häufig auftretende Strukturen sind die α-Helix (spiralförmig) und die β-Faltblatt-Struktur. Eine Quartärstruktur entsteht, wenn die Eiweiße aus mehreren Polypeptidketten bestehen.

Einteilung der Aminosäuren

Proteine setzen sich aus einer langen Kette von kleineren Einzelbausteinen, den Aminosäuren, zusammen, die das Verdauungssystem in einzelne Aminosäuren zerlegt. Der Mensch nutzt 20 verschiedene Aminosäuren aus der Nahrung, um diese nach einem vorgegebenen genetischen Code für den Aufbau von Körperproteinen zu nutzen. Diese Aminosäuren werden daher auch als proteinogene Aminosäuren bezeichnet.

■ MERKE

Einige Aminosäuren müssen unbedingt (essenziell), andere nur unter bestimmten Bedingungen (bedingt essenziell) zugeführt werden. Eine weitere Gruppe von Aminosäuren, die nicht essenziellen, kann der Körper selbst aus anderen Nahrungsmitteln bilden.

Für den menschlichen Organismus sind neun der 20 proteinogenen Aminosäuren essenziell (□ s. Tab. 3.5). Fehlt eine bestimmte essenzielle Aminosäure in der Nahrung, können bestimmte Körperproteine nicht aufgebaut werden, weil die genetisch vorgeschriebene Sequenz der Aminosäuren für die Proteinsynthese nicht eingehalten werden kann.

Der Umfang des Proteinaufbaus ist von derjenigen Aminosäure abhängig, die in der geringsten Menge vorhanden ist (limitierende Aminosäure). Die Proteinsynthese wird gestoppt, wenn diese Aminosäure verbraucht ist. Die wichtigste limitierende Aminosäure in der menschlichen Ernährung ist Lysin, das im Weizenmehl vorkommt.

Der Bedarf an essenziellen Aminosäuren ist experimentell bestimmt worden und stark altersabhängig. Am höchsten ist er, wie auch für die nicht essenziellen Aminosäuren, im Säuglingsalter. Mit zunehmendem Alter fällt er kontinuierlich ab.

□ **Tab. 3.5:** Einteilung der Aminosäuren

Aminosäuren		
Essenziell	**Bedingt essenziell**	**Nicht essenziell**
Histidin	Arginin	Alanin
Isoleucin	Glycin	Asparaginsäure
Leucin	Cystein	Asparagin
Valin	Glutamin	Glutaminsäure
Lysin	Tyrosin	Ornithin
Methionin	Serin	Prolin
Phenylalanin	Taurin	
Threonin		
Tryptophan		

Eigenschaften

Aminosäuren als Grundbausteine der Eiweiße sind amphotere Verbindungen (griech. amphi = zwei), denn sie enthalten eine saure COOH-Gruppe und eine basische NH_2-Gruppe. In wässriger Lösung liegen sie als Zwitterionen vor. Da die Aminosäuren Protonen sowohl aufnehmen als auch abgeben können, verhalten sie sich gleichzeitig wie Säuren und Basen. Diese Eigenschaft ist für den menschlichen Organismus von großer Bedeutung, denn dadurch kann der pH-Wert im Gewebe konstant gehalten werden. Eiweißstoffe wirken also als **Puffersysteme.**

Eiweißstoffe können ausgefällt (koaguliert) werden. Dabei wird z. B. durch Säure oder Hitze die Sekundär- und Tertiärstruktur eines Proteins zerstört. Dieser Vorgang wird als **Denaturierung,** d. h. Aufhebung der natürlichen Struktur bezeichnet. Die Primärstruktur der Kette von spezifisch angeordneten Aminosäuren bleibt hingegen erhalten. Durch die Denaturierung geht die biologische Aktivität, wie z. B. die Enzym- oder Hormonaktivität, verloren, und die chemischen und physikalischen Eigenschaften werden stark verändert. Denaturiertes Protein ist leichter verdaulich, weil die Aminosäureketten bereits freiliegen und so den eiweißspaltenden Verdauungsenzymen leichter zugänglich sind. Daher sind z. B. weichgekochte Eier leichter verdaulich als rohe Eier.

3

Einteilung

Eiweiße können aufgrund ihrer räumlichen Struktur in zwei Gruppen eingeteilt werden, die globulären und die fibrillären Proteine.

Globuläre Proteine. Globuläre Proteine sind kugelförmige, eng verknäulte, meist in Wasser lösliche Eiweiße. Fast alle Enzyme, Transport- und Speicherproteine sowie Antikörper gehören dazu. Im Einzelnen sind es:

Albumine sind hauptsächlich die Lactalbumine der Milch und die Serumalbumine im Blut. Letztere können viele Stoffe locker binden und haben deshalb Transportfunktionen im Körper.

Globuline sind die in der Nahrung häufigsten Proteine, z. B. in Fleisch, Milch, Ei und Hülsenfrüchten. Als Serumglobuline findet man sie im Blut. Dort sind sie Trägerproteine für Lipide (Lipoproteine) und erfüllen u. a. Aufgaben bei der Bildung von Abwehrstoffen im Blut (Immunglobuline).

Prolamine kommen in Mais und Weizen vor und sind arm an einer der essenziellen Aminosäuren, dem Lysin. Das Klebereiweiß Gluten im Weizen, welches entscheidend ist für die Backfähigkeit eines Mehls, kann Auslöser einer allergischen Erkrankung der Dünndarmschleimhaut sein (s. Kap. 5.4.6).

Fibrilläre Proteine. Fibrilläre Proteine sind lange, faserige Moleküle. Sie sind wasserunlöslich und haben eine hohe Zugfestigkeit. Zu ihnen gehören das Keratin der Haare und Nägel, das Kollagen der Sehnen und Knorpel sowie das Myosin der Muskeln. Für die menschliche Ernährung sind diese Substanzen weniger bedeutungsvoll, da sie bis auf das Myosin nahezu unverdaulich sind.

Zusammengesetzte Eiweiße

Zusammengesetzte Eiweiße enthalten neben den Aminosäuren einen Nichtproteinanteil (siehe Kasten), den man auch als prosthetische Gruppe bezeichnet. Sie sind Makromoleküle und für den Ablauf zahlreicher biologischer Vorgänge verantwortlich.

MERKE

Phosphoproteine:	Protein und Phosphat
Lipoproteine:	Protein und Lipide
Glykoproteine:	Protein und Kohlenhydrate
Chromoproteine:	Protein und Farbstoff/Metall
Nukleoproteine:	Protein und Nukleinsäure

Phosphoproteine. Sie sind in Form des Caseinogens Bestandteil aller Milcharten. Gelangt Milch in den Magen, führt die Salzsäure dazu, dass das Caseinogen als Casein ausflockt. Die Flockengröße des Caseins ist bei den einzelnen Milcharten unterschiedlich. Muttermilch gibt feinflockigeres Casein als Kuhmilch, deshalb ist die Muttermilch auch leichter verdaulich.
Lipoproteine. Sie haben die Fähigkeit, Fette und fettähnliche Stoffe wasserlöslich und damit transportfähig zu machen (s. Kap. 3.1.2, sowie Kap. 5.8.2). Sie beteiligen sich am Aufbau der Zellmembranen.
Glykoproteine. Als Schleimstoffe (Mucine) findet man Glykoproteine im Speichel, in der Magen- und Darmflüssigkeit, sowie in Gelenken und Sehnen. Zu den Glykoproteinen gehören ebenfalls Strukturproteine (Kollagene), Enzyme (z. B. Amylase), Transportproteine (z. B. Transferrin), Peptidhormone, Immunglobuline, Fibrinogen und Blutgruppensubstanzen.
Chromoproteine. Zahlreiche Proteine enthalten Farbstoffe mit komplexgebundenen Metallionen, z. B. Eisenionen. Vertreter sind Myoglobin und Hämoglobin. Myoglobin ist für die Speicherung von Sauerstoff in der Muskulatur und Hämoglobin für den Transport von Sauerstoff über das Blut zu den Zellen erforderlich.
Nukleoproteine. In den Zellkernen kommen hauptsächlich Nukleoproteine vor. Sie sind von außerordentlicher Bedeutung für den menschlichen Organismus, denn sie ermöglichen die Synthese körpereigener Eiweißstoffe, beteiligen sich an der Chromosomenneubildung und Zellteilung, sind Träger wichtiger Zellinformationen und Bausteine der Gene.

Verdauung

Die Verdauung der Eiweiße wurde bereits im Zusammenhang mit den anderen Nahrungsinhaltsstoffen im Kapitel 2.4.1 dargestellt.
Denaturierung der Eiweiße. Eiweiße denaturieren – gerinnen – durch die Salzsäure des Magens. Dadurch wird die räumliche Struktur der Eiweiße fast völlig zerstört. Die Oberfläche der »Proteinknäule« wird also vergrößert und die Verdauungsenzyme können besser einwirken.

Enzymatische Spaltung. Die denaturierten Eiweiße werden durch Endopeptidasen an bestimmten Stellen in der Mitte der Eiweißketten gespalten (endo = innen). Unter Wasseranlagerung entstehen Polypeptide. Exopeptidasen spalten weiter endständige Aminosäuren (exo = außen) unter Wasseranlagerung von den Peptidketten ab. Aminosäuren sind das Endprodukt der Eiweißverdauung.

Resorption und Stoffwechsel

Nach der Aufspaltung der Eiweiße in Aminosäuren werden diese über die Dünndarmzotten resorbiert. Über die Pfortader erreichen sie die Leber und stehen dort für den Stoffwechsel zur Verfügung (s. Aufgaben der Eiweiße). Nahrungsproteine dienen in erster Linie dem Aufbau körpereigener Proteine. Sie liefern mit ihren Aminosäuren die nötigen Bausteine für deren Synthese. Nicht essenzielle Aminosäuren können gebildet werden, wenn andere Stickstoffquellen (aus Fetten und Kohlenhydraten) vorhanden sind.

Die menschlichen Proteine unterliegen einem ständigen Auf- und Abbau. Der Zyklus des Auf- und Abbaus der einzelnen Proteine schwankt z. B. bei Enzymen zwischen wenigen Stunden und vielen Monaten. Muskeleiweiß und Sehnenkollagen sind erst nach mehreren Jahren wieder erneuert. Mit zunehmendem Alter sinkt die Fähigkeit des Organismus zur Proteinneubildung. Das Minimum der Eiweißzufuhr beträgt für einen Erwachsenen 20–30 g Protein pro Tag (Bilanzminimum). Bei einem hohen Aminosäureangebot durch die Nahrung wird der Überschuss von der Leber zum größten Teil zu Harnstoff abgebaut und ausgeschieden.

Zentralorgan für den Proteinstoffwechsel ist die Leber, die die Menge an freien Aminosäuren im Blutplasma konstant hält. Der Pool an freien Aminosäuren des Organismus ist mit etwa 45 g insgesamt gesehen nur klein: Etwa 1 g befindet sich im Blutplasma, 2–4 g in der Leber und ca. 40 g in der Muskulatur. Der restliche Teil ist in spezifischen Eiweißen gebunden und unterliegt dort dem ständigen Auf- und Abbau.

Biologische Eiweißwertigkeit

Mit der biologischen Wertigkeit eines Nahrungsmittels wird definiert, wie gut es sich für die Körpereiweißsynthese ausnutzen lässt. Man bezeichnet dies auch als »Proteinqualität«.

■ MERKE

Die biologische Eiweißwertigkeit gibt an, wie viel Gramm Körpereiweiß aus 100 g Nahrungseiweiß aufgebaut werden können.

Körpereiweiß kann nur aufgebaut werden, wenn alle dazu benötigten Aminosäuren im richtigen prozentualen Verhältnis vorhanden sind. Maßgeblich ist der Gehalt eines Nahrungsproteins an essenziellen Aminosäuren im Verhältnis zum Bedarf des Körpers. Die essenziellen Aminosäuren werden in ganz bestimmten Mengen benötigt. In den Nahrungsmitteln sind die essenziellen Aminosäuren jedoch in anderen Mengenverhältnissen als im menschlichen Körper vorhanden.

Die limitierende Aminosäure bestimmt die biologische Wertigkeit (□ s. Tab. 3.6). Weizenmehleiweiß enthält beispielsweise essenzielle Aminosäuren in einem gänzlich anderen Verhältnis, als es der Körper braucht, um sein Eiweiß aufzubauen. So enthält es zum Beispiel nur 35 % Lysin, der Körper braucht aber 100 % Lysin. Obwohl alle anderen essenziellen Aminosäuren reichlich vorhanden sind, stagniert der Aufbau an Körpereiweiß bei 35 %. Die biologische Wertigkeit von tierischem Eiweiß ist im Allgemeinen höher als die von pflanzlichem. In der Milch sind die prozentualen Anteile der essenziellen Aminosäuren so günstig, dass sie dem Bedarf des Körpers nahezu vollständig entsprechen. Im Milcheiweiß macht die limitierende essenzielle Aminosäure, das Threonin, 86 % aus. Alle anderen essenziellen Aminosäuren kommen in einem höheren prozentualen Verhältnis als in den Körperproteinen vor. Die biologische Wertigkeit der Milch beträgt demnach 86 %. Werden z. B. mit einem halben Liter Milch 17,5 g Eiweiß aufgenommen, so können diese zu 86 % vom Körper zu Protein umgewandelt werden, was rund 16 g entspricht. Die restlichen Aminosäuren werden in der Leber zur Energiegewinnung abgebaut bzw. zu Glucose oder Fett umgebaut.

Gleichzeitig aufgenommene Nahrungseiweißstoffe können sich gegenseitig ergänzen (s. Kasten). Bei einer gemischten Kost werden die Aminosäuren der verschiedenen Lebensmittel gleichzeitig im Darm resorbiert. Sie können nun gemeinsam zur Synthese von Körperproteinen genutzt werden, wodurch sich die biologische Wertigkeit eines einzelnen Eiweißstoffes erhöht.

□ **Tab. 3.6:** Biologische Wertigkeit verschiedener Lebensmittel

Lebensmittel	Eiweiß in g in 100 g Lebensmittel	Biologische Wertigkeit in %	Limitierende Aminosäure
Bohnen, grün	2	63	Met
Bohnen, weiß	21	46	Met
Brathuhn	21	83	Phe
Cornflakes	8	32	Lys
Dorsch	18	92	Trp
Eierteigwaren	13	30	Met
Emmentaler	28	85	Thr
Erbsen, grün	7	37	Met
Erbsen, geschält	23	44	Met
Gelatine	84	1	Trp
Haferflocken	14	62	Lys
Haselnüsse	14	50	Met
Hering	18	81	Trp

□ Tab. 3.6: Biologische Wertigkeit verschiedener Lebensmittel (Fortsetzung)

Lebensmittel	Eiweiß in g in 100 g Lebensmittel	Biologische Wertigkeit in %	Limitierende Aminosäure
Hühnerei	13	94	Thr
Karpfen	18	84	Phe
Kartoffeln	2	67	Met
Milch	3,5	86	Thr
Möhren, Karotten	1	36	Met
Reis, Vollkorn	7	64	Lys
Reis, poliert	7	66	Lys
Rindfleisch, mager	19	87	Phe
Roggen, ganzes Korn	12	67	Lys
Roggenmehl, Type 1800	11	62	Lys
Roggenvollkornbrot	7	68	Lys
Rosenkohl	4	40	Met
Schnitzel	21	84	Phe
Schweinefleisch, mager	14	84	Phe
Sojabohnen	37	76	Met
Speisequark	13	98	Thr
Weißbrot	8	44	Lys
Weizen, ganzes Korn	12	45	Lys
Weizenmehl, Type 405	11	39	Lys

Nahrungsmittel, die sich in Bezug auf ihre biologische Eiweißwertigkeit gut ergänzen

Brot, Getreideerzeugnisse ⟷ Fleisch, Fisch, Milch, Ei
Kartoffeln ⟷ Fleisch, Fisch, Milch, Ei
Hülsenfrüchte ⟷ Fleisch, Fisch, Milch, Ei

Nahrungsmittel, die sich in Bezug auf ihre biologische Eiweißwertigkeit wenig ergänzen

Brot, Getreideerzeugnisse ⟷ Kartoffeln, Gemüse
Kartoffeln ⟷ Hülsenfrüchte

Auch Vegetarier, die nur pflanzliche Eiweiße zu sich nehmen, können ihren Eiweißbedarf ausreichend decken, wenn sie berücksichtigen, dass die Eiweiße einander ergänzen müssen.

Empfehlungen für die Deckung des Eiweißbedarfs

Gesunde Erwachsene benötigen Eiweiß, um ihr Körpereiweiß zu erneuern. Die Deutsche Gesellschaft für Ernährung empfiehlt eine tägliche Proteinzufuhr von 0,8 g pro kg Körpergewicht. Ältere Menschen müssen auf eine Kost achten, die eine hohe biologische Eiweißwertigkeit besitzt. Im Gegensatz zum Energiebedarf sinkt ihr Eiweißbedarf nicht. Bei einer vegetarischen, oder überwiegend pflanzlichen Kost muss zur Deckung des Bedarfs der Ergänzungswert der Nahrungseiweiße beachtet werden.

Säuglinge, Kinder, Jugendliche, Schwangere und Stillende benötigen Eiweiß zur Erneuerung und zusätzlich zum Aufbau von Körpereiweiß. Der Eiweißbedarf ist abhängig vom Wachstumstempo. Mangel führt zu körperlicher, in schweren Fällen auch zu geistiger Unterentwicklung.

Dem Anhang des Lehrbuchs können die derzeit gültigen Empfehlungen für die Eiweißzufuhr entnommen werden.

In der Bundesrepublik Deutschland liegt der Proteinverbrauch etwa ein Drittel über dem empfohlenen Wert und wird zudem zu zwei Dritteln aus tierischen Eiweißen (vor allem Fleisch) gedeckt. Dadurch werden zusätzliche Mengen an Cholesterol, Fett und Purinen zugeführt.

Die geringste Proteinmenge, die notwendig ist, um den menschlichen Organismus lebensfähig zu halten, nennt man **Eiweißminimum.** Man unterscheidet zwischen:

- Bilanzminimum oder physiologischem Minimum,
- Hungerminimum,
- praktischem oder hygienischem Minimum.

Das **Bilanzminimum** gibt an, welche Proteinmenge bei ausreichender Kohlenhydrat- und Fettzufuhr notwendig ist, um den täglichen Verlust an Proteinen (bzw. Stickstoff) durch Harnausscheidung, Epidermisabschuppung, Haar- und Nagelverluste auszugleichen. Es zeigt sich, dass auch bei völlig proteinfreier Ernährung noch Stickstoff in Form verschiedener Stoffwechselprodukte im Harn ausgeschieden wird. Nimmt jemand kein Eiweiß mehr auf, wird die Stickstoffausscheidung zunächst von Tag zu Tag geringer und pendelt sich nach etwa 10–14 Tagen auf einem konstant niedrigen Wert ein. Dieser liegt bei etwa 3 g täglich. Dazu kommen noch Stickstoffverluste durch Darm und Haut, sodass man mit einem täglichen Gesamtstickstoffverlust von 3,5 g rechnen kann. Dies entspricht ca. 20–30 g Protein/Tag.

Unter **Hungerminimum** versteht man diejenige Proteinmenge, die im Hungerzustand, also bei ungenügender Kohlenhydrat- und Fettzufuhr, gerade ausreicht, um den in diesem Zustand erhöhten Proteinverlust zu kompensieren. Dazu sind 30–40 g pro Tag notwendig. Im Hungerzustand wird zunächst das sogenannte labile Protein abgebaut, das in der Leber auf Abruf bereitsteht. Durch diesen Mechanismus gelingt es der Leber zunächst, den Proteinbedarf der Gewebe sicherzustellen. Die Leber erleidet also anfangs den größten Proteinverlust. Nach kurzer Zeit ist es die Muskulatur. Grundsätzlich gilt jedoch, dass lebenswichtige Organe, wie Gehirn, Herz und Nieren kaum Protein verlieren. Bei weiterem Hungern werden die Plasmaproteine vermindert. Schließlich wird der Hämoglobinbestand reduziert. Durch Drosselung der Immunkörperbildung wird die Resistenz gegenüber bestimmten Infektionen stark herabgesetzt. Stresssituationen werden nur noch schwer bewältigt, und es treten in diesem Stadium apathische Zustände auf.

Vom **praktischen** oder **hygienischen Minimum** wird dann gesprochen, wenn die Proteinzufuhr optimal gesichert ist und auch für die Bildung von Enzymen, Hormonen und Abwehrstoffen ausreichend Baumaterial zur Verfügung steht. Diese Menge entspricht im Allgemeinen dem täglichen Proteinbedarf. Für einen gesunden Erwachsenen mit einem (angenommenen) Körpergewicht von 70 kg beträgt der Eiweißbedarf ca. 60 g.

Eiweißversorgung

Säuglinge, Kinder und Jugendliche haben in den Wachstumsphasen einen erhöhten Bedarf an Eiweißen, insbesondere an essenziellen Aminosäuren. Ein erhöhter Bedarf besteht auch in Regenerationsphasen nach langen Krankheiten sowie bei großen Verletzungen. Menschen mit streng vegetarischer Ernährung, bei Reduktionsdiäten und künstlicher Ernährung, Alkoholiker und sehr alte Menschen weisen oft auch einen Eiweißmangel auf. Allgemeine Symptome eines Eiweißmangels sind Muskel- und Leistungsschwäche, erhöhte Infektanfälligkeit und depressive Verstimmung. Der Abbau von körpereigenem Muskeleiweiß führt zu einem Verlust von Muskelmasse, körperlicher Auszehrung und starkem Gewichtsverlust bis zum Organversagen.

In der Bundesrepublik Deutschland liegt der Proteinverbrauch in der Regel etwa ein Drittel über dem empfohlenen Wert und wird zudem zu zwei Dritteln aus tierischen Eiweißen (vor allem Fleisch) gedeckt. Dadurch werden zusätzliche Mengen an Cholesterol, Fett und Purinen zugeführt.

▶ **TIPPS FÜR DIE BERATUNG**

Empfehlungen zur Eiweißversorgung

- Der Fleischkonsum sollte auf ein Drittel der Eiweißaufnahme gesenkt werden.
- Eine ausreichende Versorgung mit Milch, Milchprodukten und Fisch ist neben der Eiweißversorgung auch für die Deckung des Calciumbedarfs notwendig.
- Durch die Steigerung der Zufuhr pflanzlicher Lebensmittel auf zwei Drittel der Eiweißaufnahme werden gleichzeitig Ballaststoffe und Vitamine zugeführt. Ernährungsabhängige Erkrankungen, die durch einen zu hohen Fleischkonsum bedingt sind, können positiv beeinflusst werden (z. B. Hyperurikämie, Hypercholesterolämie).
- Bei der Ernährung ohne tierisches Eiweiß muss aufgrund der geringeren biologischen Wertigkeit die Gesamteiweißzufuhr erhöht werden.
- Maximal 15 % der Gesamtenergiemenge sollten täglich in Form von Eiweiß aufgenommen werden.
- Der Eiweißbedarf muss auf jeden Fall täglich gedeckt werden. Ein Ersetzen durch einen anderen Nährstoff, wie auch die Speicherung, sind nur zum Teil möglich.

3.1.4 Gesamtübersicht des Zellstoffwechsels

Zur Gesamtübersicht des Zellstoffwechsels siehe Tabelle 3.7. Im Zellstoffwechsel können folgende Stoffe nicht gebildet, sondern müssen mit der Nahrung aufgenommen werden:

- essenzielle Fettsäuren,
- essenzielle Aminosäuren,
- Stickstoff,
- Vitamine, Mineralstoffe und Wasser.

3.2 Nicht energieliefernde Bestandteile

3.2.1 Mineralstoffe

Allgemeine Aufgaben

Neben energieliefernden Nährstoffen und Vitaminen werden mit der Nahrung auch Mineralstoffe als anorganische Bestandteile aufgenommen. Ihr Anteil am Körpergewicht beträgt etwa 4 % und unterliegt einem ständigen Stoffwechsel. Im Durchschnitt scheidet ein Erwachsener täglich 15–20 g Mineralstoffe aus. Dieser Verlust muss durch die Nahrung ausgeglichen werden. Im Organismus haben Mineralstoffe keine einheitliche biologische Funktion. Sie dienen dem Aufbau, der Erhaltung und der ständigen Erneuerung von Knochen und Zähnen und sind u. a. an der Aktivierung von Enzymen beteiligt. Darüber hinaus regulieren sie in gelöster Form den osmotischen Druck in den Zellen, haben Puffereigenschaften und sind Bestandteile wichtiger biologischer Verbindungen.

Schon der Chemiker Justus von Liebig (1803–1873) hat in seinem »Minimumgesetz« dargelegt, dass es im menschlichen Körper darauf ankommt, dass jeder einzelne Mineralstoff in der richtigen Menge vorhanden ist, da der Mangel des einen nicht durch den Überschuss eines anderen Mineralstoffes ausgeglichen werden kann.

Einteilung

Je nach der Konzentration von Mineralstoffen in Körperflüssigkeiten unterscheidet man Mengenelemente von Spurenelementen. Von den Mengenelementen müssen mit der Nahrung etwa 1–2 g, von den Spurenelementen jeweils bis 5 mg pro Tag zugeführt werden. Spurenelemente sind Mineralstoffe, die mit weniger als 5 g pro 70 kg Körpermasse im Erwachsenenorganismus vorkommen. Bis jetzt konnten über 30 Spurenelemente im Organismus nachgewiesen werden. Einige von ihnen sind essenziell als Bestandteil von Hormonen (Iod), Vitaminen (Kobalt) und Enzymen (Eisen, Kupfer, Selen, Zink, Mangan und Molybdän). Einige sind entbehrlich und ein kleinerer Rest lässt toxische Eigenschaften erkennen (z. B. Arsen, Antimon, Thallium, radioaktive Elemente).

Einen schnellen und detaillierten Überblick über die Zufuhrempfehlungen aller Mineralstoffe vermittelt die Übersichtstabelle im Anhang dieses Lehrbuchs.

Tab. 3.7: Gesamtübersicht des Zellstoffwechsels. Schlieper, 2002

Grundnährstoffe	Speicherung	Aufbau von körpereigenen Stoffen	Abbau zur Energiegewinnung	Wechselbeziehungen zwischen den Grundnährstoffen
Kohlenhydrate	In Form von Glykogen in der Leber (150 g) und in der Muskulatur (200 g)	In geringen Mengen, z. B. zum Aufbau von Schleimstoffen. Etwa 1 % der Körpermasse besteht aus Kohlenhydraten.	In allen Zellen kann durch den Abbau von Traubenzucker zu Kohlenstoffdioxid und Wasser Energie gewonnen werden; Nervenzellen können nur aus Kohlenhydraten Energie gewinnen.	Kohlenhydrate können aus Eiweißstoffen und Glycerin gebildet werden.
Fette	Als Depotfett im Unterhautfettgewebe und Zellfett (10–15 kg)	Zum Aufbau von körpereigenen Fetten, z. B. Zellfett und von fettähnlichen Stoffen, z. B. Lecithine. Etwa 4–10 % der Körpermasse bestehen aus Fett.	Abbau von Fettsäuren und Glycerin zu Kohlenstoffdioxid und Wasser unter Energiegewinnung; vor allen Dingen Muskelzellen dienen Fettsäuren als Energielieferant.	Fette können aus Kohlenhydraten und Eiweißstoffen gebildet werden. Essenzielle Fettsäuren können jedoch nicht aufgebaut werden.
Eiweißstoffe	Ca. 45 g freie Aminosäuren in Blutplasma, Leber und Muskulatur	Überwiegend zum Aufbau, d. h. zur Neubildung bzw. Erneuerung von körpereigenen Eiweißstoffen. Etwa 20 % der Körpermasse bestehen aus Eiweißstoffen.	Überschüssige Aminosäuren werden zur Energiegewinnung zu Kohlenstoffdioxid, Wasser und Ammoniak abgebaut; Ammoniak wird durch die Harnstoffbildung gebunden.	Nichtessenzielle Aminosäuen können bei ausreichendem Stickstoffangebot aus Fetten bzw. Kohlenhydraten aufgebaut werden. Essenzielle Aminosäuren können jedoch nicht aufgebaut werden.

■ MERKE

Mengenelemente
- Natrium
- Chlor
- Kalium
- Phosphat
- Calcium
- Magnesium

Spurenelemente (Auswahl)
- Eisen
- Zink
- Kupfer
- Iod
- Fluor
- Selen

Mengenelemente

Natrium

Aufgaben. Natrium bindet Wasser im Gewebe und im Blutplasma, es steuert den Wasserhaushalt und ist an der Regelung des Blutdrucks beteiligt. In der Nahrung kommt Natrium gemeinsam mit Chlorid als Kochsalz (Natriumchlorid) vor.

Bedarf und Bedarfsdeckung. Der tägliche Bedarf an Natrium wird über das Kochsalz gedeckt und liegt bei 3–6 Gramm. Tatsächlich werden aber häufig 10–15 g aufgenommen. Mit einer Unterversorgung ist unter diesen Umständen nicht zu rechnen. Mangelzustände können bei Durchfällen und Erbrechen auftreten sowie durch starkes Schwitzen. Bei längerer überhöhter Kochsalzzufuhr besteht bei Personen, die eine genetisch bedingte Salzsensitivität aufweisen, die Gefahr einer Blutdruckerhöhung oder Bildung von Ödemen (Wasseransammlungen im Gewebe, vor allem in den Beinen). Wenn Kochsalz in bedarfsdeckenden Mengen aufgenommen wird, ist eine Empfehlung zur generellen Kochsalz-Reduzierung für die »blutdruckgesunde« Bevölkerung nicht notwendig. Lediglich ältere Hypertoniker können vielleicht ihren Blutdruck etwas senken, wenn sie weniger Kochsalz verwenden (s. Kap. 5.10).

Chlor

Aufgaben. Chlor wird in Form von Chlorid, hauptsächlich Natriumchlorid, aufgenommen und ist Bestandteil der Salzsäure des Magens. Gemeinsam mit den Natrium-Ionen regelt es den osmotischen Druck.

Kochsalzreiche Lebensmittel
- Brühwürfel
- Matjeshering
- Schinken, roh
- Salzstangen, Chips
- Kartoffelpufferpulver
- Speck
- Oliven, mariniert
- Edelpilzkäse
- Salzgurken
- Fertiggerichte
- Harzer Käse
- Senf
- Tomatenketchup
- Schmelzkäse
- Salami
- Kasseler

Bedarf und Bedarfsdeckung. Der Mindestbedarf an Chlorid wird auf etwa 1,5 g geschätzt. Die wünschenswerte Zufuhr wird mit etwa 3 g angegeben. Das entspricht einer Kochsalzzufuhr von 3–6 g. Der Bedarf wird durch die Aufnahme in Form von Kochsalz reichlich gedeckt. Der Chloridgehalt von tierischen Nahrungsmitteln ist höher als der von pflanzlichen.

Kalium

Aufgaben. Kalium fördert im Austausch gegen Natrium den Wasserentzug aus dem Gewebe. 90 % des Körperbestandes von Kalium befinden sich in den Zellen. Kalium ist verantwortlich für die normale Erregbarkeit von Muskeln und Nerven und beeinflusst die Herztätigkeit. Es aktiviert bestimmte Enzymsysteme, hauptsächlich diejenigen, die am Aufbau des Glykogens und an der Proteinsynthese beteiligt sind.

Bedarf und Bedarfsdeckung. Der tägliche Kaliumbedarf beträgt 2–3 g. Ein Kaliummangel tritt bei normaler Ernährung nicht auf. Pflanzliche Nahrungsmittel sind besonders kaliumreich. Ein Verlust kann entstehen durch Erbrechen, massiven Durchfall, Missbrauch von Laxanzien und Diuretika sowie durch längere Cortisonanwendung. Er zeigt sich als allgemeine Muskelschwäche, Müdigkeit, Obstipation, Blutdruckabfall und Herzfunktionsstörungen. Hohe Kaliumverluste müssen ausgeglichen werden. Kaliumreiche Ernährung wirkt harntreibend.

Phosphat

Aufgaben. Phosphor ist in Form von Phosphat gemeinsam mit Calcium der wichtigste Baustoff der Knochen. Als Bestandteil eines Puffersystems ist es außerdem daran beteiligt, die Wasserstoffionenkonzentration der Körperflüssigkeiten zu kontrollieren und so das Säure-Basen-Gleichgewicht des Organismus aufrecht zu erhalten. Phosphat ist von Bedeutung bei der Resorption von Nährstoffen, bei der Energiegewinnung und -freisetzung im Zellstoffwechsel (Adenosintriphosphat, -disphosphat) sowie bei der Muskel- und Gehirntätigkeit. Es wird außerdem für den Aufbau lebensnotwendiger organischer Verbindungen im Organismus benötigt, z. B. als Baustein der Nukleinsäuren im Zellkern.

Bedarf und Bedarfsdeckung. Der tägliche Phosphorbedarf von Erwachsenen beträgt 700 mg.

Phosphate kommen in allen Lebensmitteln vor, ein Mangel tritt deshalb bei einer gemischten Kost nicht auf. Phosphorzufuhren von 1,5–2,5 g bewirken einen Abfall des Calciumspiegels im Blutserum und einen Anstieg der Serum-Parathormonkonzentration. Entgegen früherer Vermutungen verschlechtert sich die Calciumbilanz hierdurch jedoch nicht und die Knochenabbauprozesse sind nicht erhöht.

Calcium

Aufgaben. Calcium ist der mengenmäßig wichtigste Mineralstoff und zusammen mit Phosphat Baustoff von Knochen und Zähnen. Im Skelett sind ca. 98 % des im Körper befindlichen Calciums enthalten (ca. 1 kg), in den Zähnen etwa 1 %. Im Blut befindet sich nur 1 % des Calciumbestandes. Hier ist Calcium ein wichtiger Faktor bei der Blutgerinnung und wird zur Nervenimpulsübertragung und für die Erregbarkeit der Muskulatur benötigt. Es beeinflusst die Durchlässigkeit der Zellmembranen, indem es den

Transport von Wasser und anderen Substanzen durch die Zellmembranen erschwert. Dadurch wirkt es entzündungswidrig und antiallergisch.

Die Calciumresorption im Darm bzw. die Rückresorption in den Nieren richtet sich nach dem jeweiligen Calciumbedarf/-bestand im Organismus. Säuglinge resorbieren bis zu 75 %, Erwachsene nur 20–40 % des zugeführten Calciums.

Die Calciumresorption aus dem Darm wird **gefördert** durch:
- Vitamin D, das die Aufnahme am meisten beeinflusst.
- Aminosäuren, bzw. eine eiweißreiche Nahrung, die leicht lösliche Komplexsalze bilden.
- Lactose, die die Darmflora und die Ausnutzung des Milchcalciums fördert.

Die Calciumaufnahme aus dem Darm wird **gehemmt** durch:
- Einen hohen Gehalt an gesättigten Fettsäuren in der Nahrung, der zur Bildung von schwer löslichen Calciumsalzen führt.
- Oxalsäure, die z. B. reichlich in Spinat, Rhabarber, Kakao und schwarzem Tee vorkommt und zusammen mit Calcium das schwer lösliche Calciumoxalat bildet.
- Phytinsäure, die in Vollkornprodukten enthalten ist und mit Calcium ein schwer resorbierbares Salz bildet.

Stoffwechsel. Mit dem Blut wird Calcium zu den Knochen transportiert und eingelagert. Es findet ein ständiger Austausch mit den im Blut gelösten Calcium-Ionen statt. Die Knochensubstanz ist also keine tote Materie, sie ist vielmehr im ständigen Umbau und Austausch begriffen. Diese Vorgänge werden durch zwei gegensätzlich wirkende Hormone reguliert:
- Calcitonin aus der Schilddrüse fördert die Einlagerung von Calcium in die Knochen.
- Parathormon aus der Nebenschilddrüse ist für die Abgabe von Calcium-Ionen aus den Knochen in das Blut verantwortlich.

Das Skelett eines Kleinkindes erneuert sich innerhalb von ein bis zwei Jahren vollständig. Im Alter von 8–15 Jahren verdichten sich die Knochen zunehmend. Im Durchschnitt müssen in den ersten 20 Lebensjahren täglich 150–200 mg Calcium in die Knochen eingebaut werden. Die maximale Knochendichte (peak bone mass) ist zwischen dem 25. und 30. Lebensjahr erreicht (○ s. Abb. 3.3). Ab dem 40. Lebensjahr überwiegt der Knochenabbau und damit der Substanzverlust an Knochenmasse gegenüber dem Knochenaufbau.

■ MERKE

Ein ernährungsbedingter Überschuss an Calcium (Hypercalcämie) ist nur unter extremen Bedingungen möglich. Überschüssiges Calcium wird dann in Organen wie der Niere abgelagert und führt zur Bildung von Nierensteinen.

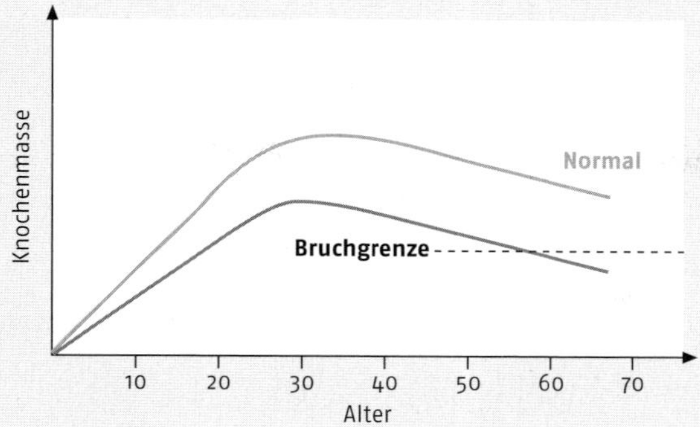

○ **Abb. 3.3:** Knochenmassenveränderung mit zunehmendem Alter

Bedarf und Bedarfsdeckung

Um die genetisch vorgegebene maximale Knochenmasse zu erreichen, ist eine »knochengesunde« Lebensweise von Bedeutung. Dabei stellt eine vollwertige Ernährung nach den 10 Regeln der DGE eine gute Basis dar (s. Kap. 4.1). Dies allein ist jedoch noch kein Garant dafür, nicht an Osteoporose zu erkranken. Da Calcium maßgeblich am Knochenaufbau beteiligt ist, ist dieser Mineralstoff von großer physiologischer Bedeutung. Die DGE empfiehlt, je nach Altersgruppe, folgende Calciumzufuhr pro Tag (s. Kasten).

Täglich empfohlene Calciumzufuhr

▸ Kinder 4–6 Jahre	700 mg
▸ Kinder 7–9 Jahre	900 mg
▸ Kinder 10–12 Jahre	1100 mg
▸ Kinder 13–14 Jahre	1200 mg
▸ Jugendliche 15–18 Jahre	1200 mg
▸ Erwachsene ab 19 Jahre	1000 mg
▸ Schwangere (älter als 19 Jahre)	1000 mg
▸ Stillende (älter als 19 Jahre)	1000 mg

Nach DGE. Referenzwerte für die Nährstoffzufuhr, 2000

In Deutschland ist die Versorgung mit Calcium in fast allen Altersgruppen unzureichend, da die Zufuhrempfehlungen meist nicht erreicht werden. Besonders in der Altersgruppe der 8–15-Jährigen liegt die Aufnahme mit nur ca. 75 % deutlich unter den Empfehlungen. Da jedoch in dieser Zeit ca. 90 % der Knochenmasse aufgebaut wird, ist mit einem Osteoporoserisiko im höheren Alter zu rechnen. Um die täglich empfohlene Calciummenge zu erreichen, sollten vor allem fettarme Milch und Milchprodukte auf dem täglichen Speiseplan stehen. Auch bestimmte Gemüsesorten wie Grünkohl, Broccoli, Lauch und Fenchel sowie calciumangereicherte Fruchtsäfte leisten einen guten

□ **Tab. 3.8:** Calciumquellen in der Ernährung

Lebensmittel	Calcium in mg/100 g
Parmesan (32 % Fett i. Tr.)	1180
Emmentaler (45 % i. Tr.)	920
Camembert (30 % Fett i. Tr.)	600
Haselnüsse	226
Grünkohl	212
Spinat	125
Milch (Vollmilch)	120
Quark (20 % Fett i. Tr.)	85
Orangen	42
Leberwurst	41

Beitrag zur täglichen Calciumversorgung. Weitere Beispiele sind in vorstehender Tabelle (□ s. Tab. 3.8) aufgeführt.

Ein guter Calciumlieferant ist ebenso calciumhaltiges Mineralwasser. Als »calciumhaltig« dürfen laut Mineral- und Tafelwasserverordnung Wässer mit mehr als 150 mg Calcium pro Liter deklariert werden.

▶ **TIPPS FÜR DIE BERATUNG**

Steigerung der Calciumaufnahme

- Zur Abwechslung morgens oder zwischendurch Müsli oder Frühstücksflocken mit Milch und Milchprodukten essen.
- Calciumreiche Mineralwässer trinken.
- Wer auf Kuchen nicht verzichten will, sollte Käse- oder Quarkkuchen wählen.
- Statt Kochsalz mehr calciumreiche Küchenkräuter wie Petersilie und Schnittlauch verwenden.
- Statt Mayonnaise als Salatdressing eignet sich ein Joghurtdressing.
- Fettarme Milch- und Käseprodukte als Calciumquellen bevorzugen, um den Fett- und Cholesterolgehalt der Nahrung in Grenzen zu halten.

Magnesium

Aufgaben. Magnesium gehört zu den essenziellen Bestandteilen der Gewebe und Körperflüssigkeiten. Der Gesamtbestand des Körpers an Magnesium beträgt etwa 30 g. 50–60 % davon sind in den Knochen eingelagert. In den Muskelzellen und im Blut kommt Magnesium in ionisierter Form vor. Es wirkt als Enzymaktivator beim Energiestoffwechsel in der Zelle. Seine intrazelluläre Konzentration ist deshalb sehr viel höher als die extrazelluläre. Die wichtigste physiologische Aufgabe des Magnesiums ist die

Beeinflussung der Muskeltätigkeit sowie der Nervenreizleitung. Mit Calcium wirkt Magnesium zum Teil gegensätzlich auf das Stoffwechselgeschehen ein.

Bei Magnesiummangel kommt es zu vielfältigen Störungen:
- **Nervöse Veränderungen** (zerebrale Form): Kopfschmerzen, Schwindel, Benommenheit, Nervosität,
- **Muskelverspannungen:** Kopfschmerzen, Schulter-Rücken-Muskelkrampf, Wadenkrampf,
- **Herz-Kreislauf-Störungen:** Herzrhythmusstörungen, Durchblutungsstörungen,
- **Funktionsstörungen innerer Organe:** Übelkeit, Erbrechen, Durchfälle, Magen-Darm-Krämpfe.

Bedarf und Bedarfsdeckung. Magnesium kommt nahezu in allen – besonders in pflanzlichen – Lebensmitteln vor. Die Aufnahme von Magnesium ist nach Erhebungen der Deutschen Gesellschaft für Ernährung insgesamt als nicht ausreichend zu beurteilen.

Bedarf an Magnesium pro Tag
- Frauen 300–350 mg,
- Schwangere und Stillende 310 bzw. 390 mg,
- Männer 350–400 mg.

Besonders bei Frauen liegt die Aufnahme mit Ausnahme der Jugendlichen unter 13 Jahren in allen Altersgruppen unter dem Bedarf (s. Kasten). Bei den männlichen Jugendlichen ist dies ähnlich, wird jedoch später kompensiert. Für diese Erscheinungen können folgende Ursachen bestehen:
- falsche Zubereitung von Speisen, d. h. durch langes Wässern und Kochen (soweit das Kochwasser weggeschüttet wird),
- Missbrauch von Abführ- und Entwässerungsmitteln, chronischer Durchfall,
- fett- und eiweißreiche Ernährung: höhere Fettsäuren bilden mit Magnesium Salze, die nicht resorbiert werden; Eiweiße hemmen die Resorption von Magnesium aus dem Darm,
- chronischer Alkoholkonsum verschlechtert die Resorption von Magnesium aus dem Darm und erhöht gleichzeitig die Ausscheidung über die Nieren,
- chronischer Stress.

In Stresssituationen, beim Leistungssport und bei großer Hitze erhöht sich der Magnesiumbedarf.

Magnesium bei Stress. Unter Stressbedingungen schüttet der Körper vermehrt Adrenalin und Noradrenalin aus, der Calciumeinstrom in die Zelle nimmt zu, und es wird Magnesium freigesetzt. Trotz Gegenregulation des Körpers (Schilddrüsenhormone, Parathormon) überfordert chronischer Stress diese Mechanismen. Zudem hat Stress oft Auswirkungen auf die Lebensweise – für eine ausgewogene Ernährung bleibt wenig Zeit, und der »Stresslöser« Alkohol verstärkt noch die Magnesiumausscheidung.

Magnesium in Schwangerschaft und Stillzeit. Schwangere im letzten Drittel der Schwangerschaft und Stillende haben einen erhöhten Magnesiumbedarf, der für Schwangere etwa um 10 mg und für Stillende 90 mg über dem Normalbedarf liegt. Die Folge eines Magnesiummangels sind Muskelkrämpfe, möglicherweise vorzeitige Wehentätigkeit. Deshalb ist auf eine ausreichende Zufuhr möglichst mit der Ernährung zu achten.

Magnesium beim Sport. Der Bedarf an Magnesium steigt bei Sportlern proportional zum Ausmaß und der Intensität der Muskelbeanspruchung und der Abgabe von Magnesium über den Schweiß. Allerdings ist die medikamentöse Zufuhr von Magnesium nur bei langdauernder sportlicher Belastung von Leistungssportlern vertretbar, die dann pro Tag einen Mehrbedarf von 100–200 mg haben. Bei geringerer sportlicher Belastung wird der Magnesiumbedarf über die normale Ernährung und Mineralwasser oder Getränke wie verdünnten Obstsaft gedeckt, was außerdem auch billiger ist als teure Sportlergetränke (s. Kap. 4.3.5).

Spurenelemente

Eisen

Aufgaben. Im Organismus ist es Bestandteil von Hämoglobin (roter Blutfarbstoff), Myoglobin (Muskelfarbstoff) und einigen wichtigen Enzymen. Hämoglobin kann Sauerstoff reversibel binden. Es enthält 70 % des gesamten Körpereisenbestandes. Myoglobin kann Sauerstoff speichern und ihn kurzfristig bei Bedarf wieder abgeben.

Bedarf und Bedarfsdeckung

Eisenbedarf pro Tag

- Frauen vor der Menopause ca. 15 mg
- Frauen nach der Menopause ca. 10 mg
- in der Schwangerschaft ca. 30 mg
- in der Stillzeit ca. 20 mg
- Männer ca. 10 mg
- Kinder und Jugendliche je nach Alter 8–15 mg.

Der Gesamtbestand an Eisen im Körper beträgt etwa 4–5 g. Eisen kommt in unterschiedlichen Wertigkeiten vor, Fe^{2+}-Ionen und Fe^{3+}-Ionen. Das mit der Nahrung aufgenommene dreiwertige Eisen wird im Magen zu zweiwertigem Eisen reduziert und von den Mucosazellen des Dünndarms resorbiert. Die gleichzeitige Anwesenheit von Vitamin C wirkt resorptionsfördernd. Eine Verminderung der Resorption durch zu wenig Magensäure führt zu Störungen in der Hämoglobinbildung. Um das Eisen auf dem Blutweg zu befördern, wird es an das Globulin Transferrin gebunden (Transportform des Eisens). Rund 70 % des Transferrins werden zur Synthese von Hämoglobin benutzt. Hämoglobin ist der rote Blutfarbstoff, der molekularen Sauerstoff reversibel binden kann. Aus 9 % des Transferrins stellt der Körper den Muskelfarbstoff Myoglobin her. Myoglobin stellt einen Sauerstoffspeicher im Muskel dar, der diesen im Bedarfsfall kurzfristig bereitstellen kann. Ein weiterer Teil des Transferrins wird als Ferritin (Depotform des Eisens) in der Leber gespeichert, und eine kleine Menge wird in Enzymen gebunden. Der tägliche Eisenverlust beträgt 1 bis 2 mg (Stuhl, Hautabschilferung, Schweißabsonderung, bei Frauen Monatsblutung), sodass ein ständiger Ausgleich erforderlich ist.

In Deutschland beträgt aktuellen Studien zufolge die durchschnittliche Eisenzufuhr bei Frauen 11 mg und bei Männern 13 mg pro Tag. Damit ist ein ernährungsbedingter Mangel in der Bevölkerung wesentlich seltener geworden als früher. Frauen sind von Mangelerscheinungen jedoch doppelt so häufig wie Männer betroffen. Häufungen finden sich vor allem bei weiblichen Jugendlichen. Bei Männern sind vor allem Senioren betroffen. Personengruppen mit einem erhöhten Eisenbedarf sind in der nachfolgenden Übersicht aufgeführt.

▶ TIPPS FÜR DIE BERATUNG

Personengruppen mit einem erhöhten Eisenbedarf

- **Neugeborene** haben nur einen geringen Eisenvorrat von 200–400 mg von der mütterlichen Plazenta. Da die Muttermilch eisenarm ist, sind bei gestillten Kindern vorerst nur diese Vorräte verfügbar. Der industriellen Milchnahrung ist Eisen zugesetzt.
- **Kinder und Jugendliche** im Wachstumsalter. Wird der Eisenbedarf je nach Alter von 8–15 mg/Tag in der Kindheit nicht in ausreichendem Maße gedeckt, sind lange fortbestehende Entwicklungsstörungen möglich. Rasche physische und psychische Erschöpfung und Lern- und Konzentrationsschwäche können die ersten Anzeichen eines Eisenmangels sein.
- **Schwangere** für den Fetus und für das vermehrte Blutvolumen (ca. 15 mg Mehrbedarf) und **Stillende,** die einen nur leicht erhöhten Bedarf haben (ca. 20 mg). Eventuelle Verluste durch die Schwangerschaft sollen ausgeglichen werden.
- **Menstruierende Frauen** verlieren durch die Menstruationsblutung bis zu 15 mg Eisen, das durch die Nahrung ersetzt werden muss.
- **Blutspender und Leistungssportler** durch die vermehrte Bildung von Erythrozyten.

Vegetarier, insbesondere Veganer, müssen darauf achten, dass sie regelmäßig eisenreiche und Vitamin-C-reiche Nahrungsmittel (□ s. Tab. 3.9) verzehren (Vollkornprodukte, Gemüse, Obst, Hülsenfrüchte). Eisen aus tierischen Nahrungsmitteln wird besser ausgenutzt als aus pflanzlichen. Vitamin C unterstützt die Resorption von Eisen im Darm.

Zur Deckung des Eisenbedarfs sind Fleisch, Gemüse und Hülsenfrüchte, ferner Haferflocken und Vollkornbrot sinnvoll. Innereien sind aufgrund ihres hohen Puringehaltes weniger geeignet (s. Kap. 5.8.3). Spinat ist – entgegen früherer Meinung – wegen seines hohen Oxalsäuregehalts und seiner niedrigen Eisenkonzentration (3 mg/100 g) ein denkbar ungeeigneter Eisenlieferant. Eisen aus Fleisch wird besser resorbiert (ca. 23 %) als aus pflanzlicher Nahrung (3–8 %). Vitamin-C-haltige Lebensmittel und Säfte, gleichzeitig mit Gemüse aufgenommen, verbessern die Eisenaufnahme. Bestimmte Stoffe wie Phytinsäure (Getreide, Reis, Soja), Oxalsäure (Spinat, Rhabarber) und Tannine (Schwarztee) bilden mit Eisen Komplexe und verhindern so die Resorption (○ s. Abb. 3.4).

□ **Tab. 3.9:** Eisengehalt in einigen Nahrungsmitteln

Gruppe	Nahrungsmittel	Eisengehalt (mg pro 100 g essbarer Ware)
Fleisch	Rindfleisch, mager	2,6
	Lammfleisch, mager	1,6
	Kalbfleisch	1,6
	Schweinefleisch	1,6
	Truthahn	1,6
Fisch	Stockfisch	4,3
	Kaviar	1,4
	Hummer	1,0
	Lachs	1,0
	Sardine	2,4
	Rotbarsch	0,7
Getreide und Hülsenfrüchte	Sojamehl	12,1
	Linsen, getrocknet	6,9
	Bohnen, getrocknet	6,1
	Erbsen, getrocknet	5,0
	Haferflocken	4,6
	Weizenmehl, Typ 405	2,0
	Roggenvollkornbrot	3,3
	Weizenvollkornbrot	2,0
Pilze und Gemüse	Pfifferlinge	6,5
	Spinat	4,1
	Mangold	2,7
	Grünkohl	1,9
	Champignons	1,3

Ein definitiv festgestellter Mangel, bei dem bekanntlich auch die Eisenspeicher geleert sind, lässt sich nicht diätetisch ausgleichen. Hier muss eine Substitutionstherapie mit Eisenpräparaten durchgeführt werden bis der physiologische Eisenspiegel wieder erreicht und die Eisendepots gefüllt sind. Auch der stark erhöhte Bedarf in der Schwangerschaft von 30 mg pro Tag kann nicht immer nur über die Nahrung gedeckt werden und muss ggf. durch eisenhaltige Medikamente ausgeglichen werden.

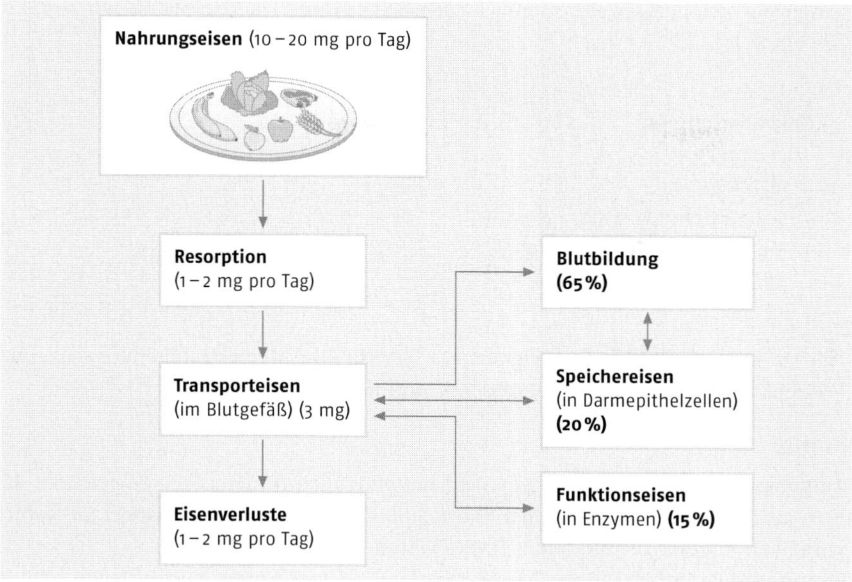

○ **Abb. 3.4:** Schematische Darstellung des täglichen Eisenstoffwechsels

Mangelerscheinungen. Menschen mit Eisenmangel sind oft blass, müde, leistungsschwach und infektanfällig. Sie können unter Appetitlosigkeit leiden, haben eine raue Haut, brüchiges Haar und Rillen in den Fingernägeln. Charakteristisch für Eisenmangel sind Mundwinkelrisse, spröde Haut und Löffelnägel. Auch ständige Blutverluste, etwa durch blutende Hämorrhoiden oder blutende Magen-Darm-Geschwüre, können zu einem Mangel führen. Ebenso kann es durch eine unzureichende Ernährung (Fastfood) oder eine längere Reduktionsdiät zu Mangelerscheinungen kommen.

Zink

Aufgaben. Zink ist ein Spurenelement, das sich reichlich in den Langerhans'schen Inseln der Bauchspeicheldrüse findet. Dort ist es an der Insulinspeicherung beteiligt, scheint aber die Insulinwirkung nicht direkt zu beeinflussen. Zink aktiviert zahlreiche Enzyme und ist selbst ein Enzymbestandteil. Es wird bei der Wundheilung und bei der Synthese von DNA, RNA und Proteinen benötigt und spielt bei der Lymphozytenaktivität, die an der Immunantwort des Körpers beteiligt sind, eine Rolle. Zink fördert hier die Bildung von Antikörpern und steigert die Immunantwort der Zelle. Auch beim Vitamin-A-Stoffwechsel hat Zink eine Aufgabe. Zinksalze werden in der Ophthalmologie, der Dermatologie und in der Urologie als Adstringenzien und zur Verbesserung der Wundheilung eingesetzt. Auch bei Herpes ist die systemische oder topische Anwendung von Zink durch seine antivirale Wirkung möglich.

Bedarf und Bedarfsdeckung. Der Körperbestand wird mit 1,4–2,5 g angegeben. Ein großer Teil davon findet sich im Knochen, wo es jedoch für den Stoffwechsel unzugänglich ist. Hohe Konzentrationen finden sich in Haut, Haaren und Nägeln sowie in der Netzhaut.

Zinkbedarf pro Tag

- Frauen 7 mg,
- Männer 10 mg,
- Schwangere 10 mg (ab 4. Monat),
- Stillende 11 mg (ab 4. Monat),
- Kinder 3–9,5 mg.

Zur Deckung des Zinkbedarfs eignen sich Fleisch, Eier, Meeresfrüchte, Roggenkeime, Weizenkeime, Weizenkleie, Haferflocken und Käse.

Kupfer

Aufgaben. Dieses Spurenelement wird hauptsächlich in der Leber gespeichert. Als Enzymbestandteil wirkt es an der Hämoglobinsynthese mit. Ein Mangel an Kupfer wirkt sich in einer verminderten Immunabwehr aus.
Bedarf und Bedarfsdeckung. Der Körperbestand von Kupfer wird mit 80–100 mg angegeben. Es ist vor allem in Haaren, Knochen, Nägeln, Zähnen und inneren Organen vorhanden.

Kupferbedarf pro Tag (Schätzwerte)

- Erwachsene 1–1,5 mg,
- Kinder in Abhängigkeit vom Alter 0,5–1,5 mg.

Die mit der normalen, ausgewogenen Ernährung aufgenommene Kupfermenge genügt in der Regel zur Bedarfsdeckung. Besonders kupferreich sind Nüsse, Getreideprodukte, Kakao sowie Kaffee und Tee. Die Kupferaufnahme kann durch Rauchen negativ beeinflusst werden. Auch Resorptionsstörungen oder erhöhte Ausscheidung können einen Mangel auslösen: Verminderte Immunabwehr, Appetitlosigkeit, Depigmentierung von Haut und Haaren und Wachstumsstörungen sind möglich. In höheren als mit der Nahrung aufgenommenen Konzentrationen kann Kupfer die Aufnahme anderer Spurenelemente wie Zink und Eisen erheblich beeinflussen.

Iod

Aufgabe. Iod ist als Grundstoff für die Schilddrüsenhormone Triiodthyronin (T_3) und Tetraiodthyronin (T_4, bzw. Thyroxin) ein essenzielles Spurenelement. Diese Hormone können nur gebildet werden, wenn ausreichend Iod mit der Nahrung zugeführt wird. Das Iod wird fast vollständig in die Schilddrüse aufgenommen und in das Schilddrüsenhormon Thyroxin eingebaut. Aus Thyroxin wird Triiodthyronin gebildet.

Bedarf und Bedarfsdeckung
Iodzufuhr pro Tag

▶ Säuglinge bis 11 Monate	40– 80 µg
▶ Kinder 1–9 Jahre	100–140 µg
▶ Jugendliche, Frauen und Männer	200 µg
▶ Erwachsene ab dem 51. Lebensjahr	180 µg
▶ Schwangere	230 µg
▶ Stillende	260 µg

Iodmangel ist in Deutschland der häufigste Mangel bei Spurenelementen. Bei Iodmangel kommt es über einen hormonellen Regelkreis zu einer Vergrößerung der Produktionsstätten von T_3 und T_4 in der Schilddrüse. Es entsteht ein sogenannter Iodmangelkropf. Mindestens 30 % der Bevölkerung sind davon betroffen. Ein Iodmangelkropf (Iodmangelstruma) durch Vergrößerung der Schilddrüse liegt momentan bei 12,4 % der Bevölkerung vor. Jährlich werden etwa 100 000 Schilddrüsenoperationen durchgeführt. Die häufigste Ursache für die mangelnde Bildung von Schilddrüsenhormonen ist die zu geringe Aufnahme besonders bei:

- vegetarischer Ernährung,
- milch- und fischarmer Ernährung,
- einseitiger Ernährung (Fastfood),
- Abmagerungskuren, Ess-Störungen,
- chronischem Alkoholkonsum.

Besonders gravierend wirkt sich Iodmangel in der Schwangerschaft aus. Bereits ab der zwölften Lebenswoche benötigt der Fetus eigenes Iod, das er dem Organismus der Mutter entzieht. Bei mütterlichem Iodmangel entwickelt sich ein Iodmangelkropf beim Neugeborenen. Andere Mangelerscheinungen sind Veränderungen an der Lunge, die zu chronischen Atemwegsinfektionen führen. Bei schwerem Iodmangel des Kindes können auch Hirnentwicklungsstörungen und Minderwuchs in Erscheinung treten (Kretinismus). Die Schilddrüsenüberfunktion (Hyperthyreose) mit verstärkter Ausschüttung von Schilddrüsenhormonen ist in der Bevölkerung weit weniger verbreitet.

Den höchsten natürlichen Gehalt an Iod hat Seefisch. Deshalb wird auch empfohlen, ein- bis zweimal pro Woche Seefisch zu essen. Süßwasserfische enthalten fast kein Iod. Die Iodzufuhr kann aber in den meisten Fällen mit natürlichen Nahrungsmitteln nicht ausreichend gedeckt werden (□ s. Tab. 3.10). Bei dem extrem niedrigen Iodgehalt unserer Nahrung kann ein Iodmangel nur durch Verwendung von iodiertem Speisesalz vermieden werden (○ s. Abb. 3.5). Inzwischen verwenden dies auch etwa 80 % der Haushalte; es sollte aber vor allem auch in der Gemeinschaftsverpflegung und in den lebensmittelproduzierenden Bereichen durchgängig eingesetzt werden. Iodmangelbedingte Krankheiten sind vermeidbar, wenn ausschließlich Iodsalz verwendet wird.

Durch die Verwendung von Iodsalz kommt es zu keiner Schilddrüsenüberfunktion. Niemand mit einer gesunden Schilddrüse und kein Patient mit einer normal funktionierenden, vergrößerten Schilddrüse (Kropf) geht ein Risiko ein, wenn er Iodsalz ver-

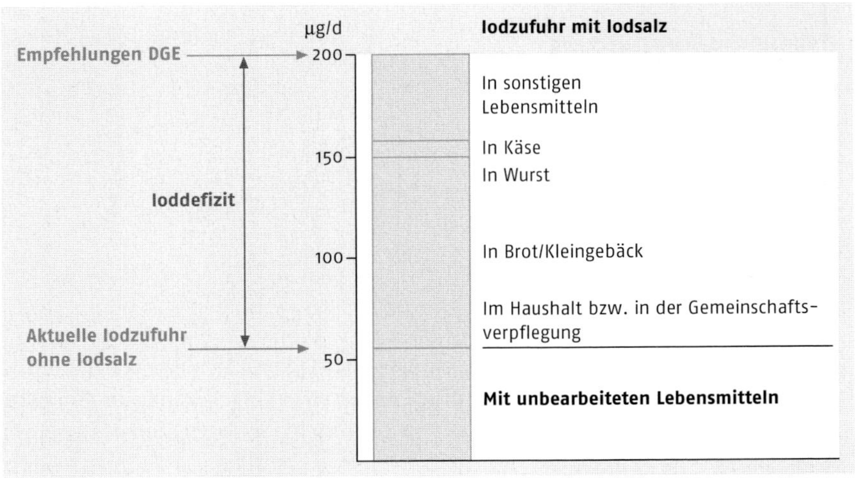

○ **Abb. 3.5:** Konzept zur Sicherung einer ausreichenden Iodzufuhr. Nach DGE

wendet. Auch bei krankhafter Veränderung der Schilddrüse (Überfunktion) kann durch die Verwendung von Iodsalz keine kritische Überfunktion ausgelöst werden. Kampagnen gegen eine konsequente Verwendung von Iodsalz sind wissenschaftlich nicht mehr haltbar und daher nicht vertretbar. Meersalz enthält nur minimale Iodmengen und ist daher zur Supplementierung nicht geeignet. Beim Kauf von Lebensmitteln sollte deshalb darauf geachtet werden, dass auf der Zutatenliste iodiertes Speisesalz vermerkt ist.

□ **Tab. 3.10:** Iodgehalt einiger Nahrungsmittel

Lebensmittel	Iodgehalt (µg/100 g)	Erforderliche Verzehrmenge, um Empfehlung zu erreichen (je Tag)
Schellfisch	243	82 g
Kabeljau	120	166 g
Schweineleber	14	1,4 kg
Hühnerei	9,7	2,1 kg
Roggenbrot	8,5	2,4 kg
Weißbrot	5,8	3,4 kg
Edamer Käse	5,0	4,0 kg
Zitronensaft	5	4 l
Kartoffeln	3,8	5,3 kg
Äpfel	1,6	12,5 kg

Fluor

Aufgaben. Fluor kommt in der Natur nur chemisch gebunden vor. Die Bindung erfolgt hauptsächlich an Mineralien, die Fluoride, z. B. Kaliumfluorid oder Calciumfluorid. Es gehört zu den Stoffen, die vom Körper vor allem zum Aufbau der Zähne und des Skeletts benötigt werden. Dort wird Fluorid in die mineralischen Bestandteile eingebaut, die sogenannten Apatitkristalle. Die Aushärtung von Zahnschmelz, die Stabilität (Dichte) des Knochengewebes und die Resistenz der Zähne gegen Karies hängen von einer ausreichenden Fluorversorgung ab.

Bedarf und Bedarfsdeckung. Fluor ist ein natürlicher Bestandteil unserer Nahrung. Der Gehalt der Böden an Fluor ist jedoch sehr gering. Fluoride sind enthalten in schwarzem Tee, Lachs, einigen Meeresfrüchten und in geringer Menge im Trinkwasser. Allein über die Nahrungskette wird der Bedarf für eine wirksame Kariesprophylaxe aber nicht gedeckt. Zwischen tatsächlichem Bedarf und der Bedarfsdeckung bestehen große Defizite, wenn keine Supplementierung von Fluoriden existiert. Die Deutsche Gesellschaft für Ernährung hat deshalb altersabhängige Richtwerte für die Fluoridzufuhr und Supplementierung zur Kariesprophylaxe herausgegeben (□ s. Tab. 3.11).

Die systemische Zufuhr von Fluor sollte bei einem Trinkwasserfluoridgehalt bis zu 0,7 mg/l für Person ab vier Jahren entweder über Tabletten oder über fluoridiertes Speisesalz erfolgen. Ab einem Trinkwasserfluoridgehalt von mehr als 0,7 mg/l sind für alle Altersgruppen weder Fluoridtabletten noch Speisesalz zu empfehlen. Auskünfte über den Trinkwasserfluoridgehalt erteilen die örtlichen Wasserversorger. Eine chronische Überdosierung, die bei der geringen therapeutischen Breite von Fluoriden möglich ist, besteht nur bei jahrelanger Überdosierung während der Entwicklungszeit des Gebisses im Kieferknochen. Dann können weißliche Schmelzflecken entstehen, die sich später bräunlich-gelb verfärben.

Selen

Aufgaben. Selen ist Bestandteil eines Enzyms, das mit Vitamin E und schwefelhaltigen Aminosäuren der Bildung von zellschädigenden Produkten des oxidativen Stoffwechsels entgegenwirkt. Ein ausreichend hoher Selenspiegel wirkt sich positiv auf die Stabilität des Immunsystems aus. Selenmangel soll ein Risikofaktor für bestimmte Krebserkrankungen und Arteriosklerose sein.

Bedarf und Bedarfsdeckung. Der Selenbedarf wird auf 50–100 µg geschätzt, jedoch bei einer oft einseitigen Ernährung nur mit 40–50 % gedeckt. In Deutschland enthalten heimische Nutzpflanzen und hier produzierte tierische Nahrungsmittel durch die Verarmung der Böden an Selen nur geringe Mengen dieses Spurenelements. Obwohl in Fütterungsbestimmungen seit einigen Jahren der Zusatz geringer Mengen Selen pro Kilogramm Kraftfutter erlaubt ist, wird zur besseren Versorgung der Bevölkerung die Prophylaxe eines Selenmangels durch eine tägliche Zufuhr von 30–70 µg empfohlen, wobei die enge therapeutische Breite von Selen zu berücksichtigen ist.

Tab. 3.11: Altersabhängige Richtwerte für die Fluoridgesamtzufuhr und die Fluoridsupplementierung. Nach DGE, 2000

Alter	Angemessene Fluoridgesamtzufuhr mg/Tag		Praktische Umsetzung in Abhängigkeit vom Trinkwasserfluoridgehalt mit empfohlenen Nahrungsergänzungen in Form von Tabletten oder von Fluoridspeisesalz (250/mg/kg)[1]				
			Trinkwasserfluorid mg/l				
	m	w	<0,3		0,3–0,7		>0,7[2]
			Fluoridspeisesalz	Tabletten (mg)	Fluoridspeisesalz	Tabletten (mg)	–
Säuglinge							
0 bis unter 4 Monate	0,25		–	0,25	+	0	–
4 bis unter 12 Monate	0,5		–	0,25	+	0	–
Kinder							
1 bis unter 4 Jahre	0,7		–	0,25	+	0	–
4 bis unter 7 Jahre	1,1		+	0,5	+	0,25	–
7 bis unter 10 Jahre	1,1		+	1,0	+	0,5	–
10 bis unter 13 Jahre	2,0		+	1,0	+	0,5	–
13 bis unter 15 Jahre	3,2	2,9	+	1,0	+	0,5	–
Jugendliche und Erwachsene							
15 bis unter 19 Jahre	3,2	2,9	+	1,0	+	0,5	–
19 bis unter 25 Jahre	3,8	3,1	+	1,0	+	0,5	–
25 bis unter 51 Jahre	3,8	3,1	+	1,0	+	0,5	–
51 bis unter 65 Jahre	3,8	3,1	+	1,0	+	0,5	–
65 Jahre und älter	3,8	3,1	+	1,0	+	0,5	–
Schwangere		3,1	+	1,0	+	0,5	–
Stillende		3,1	+	1,0	+	0,5	–

\+ verwenden
– nicht verwenden
1 Standardsituation: Trinkwasserfluorid <0,3 mg/kg, kein fluoridiertes Speisesalz, keine Spezialdiät. Vor der ärztlichen Verordnung von Fluoridtabletten sollte eine kurze Fluoridanamnese erhoben werden
2 Trinkwasserfluoridgehalt (mg/l). Ab 0,7 mg/l: sind weder Fluoridtabletten noch Speisesalz zulässig
Quelle: Hahn, Ströhle u. Wolters 2006

3.2.2 Vitamine

Allgemeine Aufgaben und Eigenschaften

Die Bezeichnung Vitamin setzt sich zusammen aus Vita = Leben und Amine = stickstoffhaltig. Sie wurde bei der Entdeckung der Vitamine als Stoffgruppe (1911) in der Annahme gewählt, dass es sich um eine einheitliche Gruppe handele.

MERKE

Vitamine sind für den Menschen essenzielle, d. h. lebensnotwendige Nahrungsbestandteile, die einschließlich ihrer Vorstufen (z. B. Betacarotin) als sogenannte Provitamine mit der Nahrung aufgenommen werden müssen.

Die Nomenklatur mit Buchstaben und die Indexzahlen (z. B. bei den B-Vitaminen) sind lückenhaft und historisch zu sehen, da sich einige der entdeckten Verbindungen nicht als Vitamine erwiesen und wieder gestrichen wurden. Heute wissen wir, dass Vitamine einen recht unterschiedlichen chemischen Aufbau haben. Vitamine wirken in kleinsten Mengen von unter 20 mg/Tag. Die einzige Ausnahme ist Vitamin C, dessen täglicher Bedarf mit 100 mg/Tag für Erwachsene angegeben wird.

Vitamine werden für viele Stoffwechselvorgänge benötigt und kommen sowohl in pflanzlichen als auch in tierischen Nahrungsmitteln vor. Ungenügende Zufuhr von Vitaminen kann zu schweren Erkrankungen führen. Grundsätzlich werden sie in fettlösliche und wasserlösliche Vitamine eingeteilt.

Eine Aufstellung der Referenzwerte der DGE für alle Vitamine findet sich in der Übersichtstabelle im Anhang. Diese Angaben beziehen sich auf den Bedarf von gesunden Menschen, sie berücksichtigen nicht individuelle Verschiedenheiten, die Prävention von Krankheiten oder einen gesteigerten Bedarf als Folge einer Zufuhr von Genussmitteln.

Fettlösliche Vitamine

Vitamin A

Aufgaben. Vitamin A (Retinol) ist am Wachstum und Schutz verschiedener Zellarten, besonders in der Haut und Schleimhaut beteiligt. Es schützt die Schleimhäute vor der Verhornung und ist als Bestandteil des Sehpurpurs in der Netzhaut am Sehvorgang beteiligt. Das wichtigste Provitamin ist Betacarotin, welches in der Darmwand zu Vitamin A umgewandelt wird.
Bedarf und Bedarfsdeckung. Der Bedarf an Vitamin A (Retinol) und seiner Vorstufe Betacarotin kann vor allem durch die Aufnahme von Leber, Eigelb, Milch, Butter ausreichend gedeckt werden. Die Zufuhr von Vitamin A kann auch über pflanzliche Produkte erfolgen, die das Provitamin enthalten. Zu den pflanzlichen Nahrungsmitteln, die reichlich Betacarotin enthalten, gehören vor allem rote, grüne und gelbe Gemüse- und Fruchtsorten wie zum Beispiel Möhren, Grünkohl, Petersilie, Aprikosen, Mango und Honigmelonen. Bei tierischen Nahrungsmitteln enthält Leber, vor allem Kalbsleber, sowie Butter und Ei(-gelb) viel Vitamin A. Vitamin A und Betacarotin sind bis

100 °C hitzestabil. Oberhalb dieses Wertes werden sie jedoch in Gegenwart von Sauerstoff zerstört. Empfindlich reagieren beide Stoffe auf Sauerstoff und Licht. Bei einer gesunden Mischkost ist eine durchschnittliche tägliche Zufuhr von 0,8–1 mg Vitamin A (oder 4–6 mg Betacarotin) möglich, die sich mit den Empfehlungen der DGE für Erwachsene deckt. Mangelerscheinungen sind deshalb bei gesunden Menschen mit einer ausgewogenen Ernährungsweise unwahrscheinlich.

Lediglich bei einseitiger Kost oder Erkrankungen, die in unterschiedlichem Maße die Verfügbarkeit des Vitamins einschränken, kann eine Unterschreitung des täglichen Bedarfs vorkommen. Typische Veränderungen durch Vitamin-A-Mangel zeigen sich unter anderem am Auge, wo es zur Austrocknung der Bindehaut sowie zu Störungen der Hell-Dunkel-Anpassung kommt oder an Haut- und Schleimhaut, wo es ebenfalls zu Austrocknung kommt. In den Ländern der dritten Welt gehört ein ausgeprägtes Vitamin-A-Defizit zu den häufigsten Mangelerscheinungen und führt in vielen Fällen zu Erblindung.

Der Vitamin-A-Bedarf ist gesteigert bei

- Menschen mit Regenerationsvorgängen oder chronischen Infekten,
- Resorptionsstörungen,
- Kindern durch die geringere Speicherfähigkeit von Vitamin A in der Leber.

Eine überhöhte Aufnahme von Vitamin A ist jedoch nicht unproblematisch. Durch Einnahme von Arzneimitteln oder durch reichlichen Verzehr von Fisch- oder Seehundeleber kann es zu einer akuten Vitamin-A-Überdosierung kommen. Die Symptome sind Kopfschmerzen, Schwindel, Benommenheit und Erbrechen.

Bei einer chronischen Hypervitaminose, wie sie durch falsch dosierte Supplementierung vorkommt, beobachtet man bei Kindern Appetitlosigkeit, Austrocknen der Haut, Haarausfall, Mundwinkelrhagaden, Knochenschmerzen und Wachstumsstörungen. Bei Erwachsenen können die gleichen Symptome auftreten, sie sind aber durch die große Speicherfähigkeit des Vitamins in der Leber weit weniger ausgeprägt.

Die anfängliche Euphorie bezüglich der antioxidativen Wirkung des Vitamin A und seiner Vorstufe Betacarotin zur Vermeidung von Arteriosklerose und des Schutzes vor kardiovaskulären Erkrankung durch Ergebnisse umfangreicher Studien eher großen Bedenken gewichen: Die Studienergebnisse zeigten, dass ein erhöhtes Lungenkrebsrisiko und eine erhöhte Sterblichkeit bei Rauchern durch die Gabe von mehr als 20 mg pro Tag Betacarotin vorliegt. Gesunde Menschen mit einer ausgewogenen Ernährung und einer ausreichenden Vitamin-Grundversorgung sollten deshalb nicht zusätzlich supplementieren. Auch bei Arzneimitteln, bei denen Betacarotin als Hilfsstoff in Mengen von mehr als 20 mg pro Tag eingenommen wird, haben diese Erkenntnisse aktuelle Bedeutung für die Gestaltung der Fach- und Gebrauchsinformationen bekommen.

Weil Vitamin A die Zelldifferenzierung fördert und die Zellteilung hemmt, darf es während des ersten Trimenon der Schwangerschaft auf Grund von teratogener Wirkung nur in Mengen von bis zu 0,8 mg pro Tag aufgenommen werden. Achtung: In 100 g Leber sind bereits 20 bis 50 mg Vitamin A enthalten! Frauen sollten deshalb in den ersten drei Monaten einer Schwangerschaft auf den Verzehr von Leber verzichten und statt dessen carotinreiche Säfte und Gemüse verzehren. Wegen der großen Bedeutung des Vitamins für die Lungenentwicklung und -reifung ist es jedoch ratsam, im zweiten und dritten Trimenon auf eine ausreichende Zufuhr zu achten. Der Bedarf liegt dann bei 1,1 mg pro Tag.

Vitamin D

Aufgaben. Zur Gruppe der D-Vitamine (Calciferole) gehört eine Reihe von Verbindungen, die alle eine antirachitische Aktivität besitzen (s. Kasten). Vitamin D_3 (Cholecalciferol) und Vitamin D_2 (Ergocalciferol) sind die beiden wichtigsten Vertreter. Das in der Haut unter dem Einfluss von UV-Licht gebildete oder mit der Nahrung aufgenommene Vitamin D unterstützt im Körper vor allem die Calciumresorption im Darm und ist damit am Knochenaufbau beteiligt.

Geschichtlicher Exkurs: Rachitis

Rachitis ist eine bereits im 17. Jahrhundert genau beschriebene Erkrankung. Sie wurde, da sie vor allem während der Industrialisierung in den Städten Englands auftrat, auch als »Englische Krankheit« bezeichnet. Bei Rachitis findet eine ungenügende Verkalkung der Knochen durch Vitamin-D-Mangel statt, die zu Verformungen im Bereich des Schädels, der Rippen und der Wirbelsäule führt.

Bedarf und Bedarfsdeckung. Der physiologische Bedarf liegt täglich bei 5 µg Vitamin D in Abhängigkeit vom Alter und Lebensumständen. Säuglinge und Menschen ab dem 65. Lebensjahr haben einen Bedarf von 10 µg. Bei der Angabe des Bedarfs ist zu bedenken, dass unter dem Einfluss von Sonnenlicht in der Haut Vitamin D gebildet wird. Diese Eigensynthese ist abhängig von der Aufenthaltsdauer im Freien sowie von der Sonneneinstrahlung. Deshalb wird in einigen (lichtschwachen) Ländern zum Teil auch bestimmten Lebensmitteln Vitamin D zugesetzt.

Das natürliche Vorkommen von Vitamin D in Nahrungsmitteln ist sehr begrenzt. Vitamin D ist vor allem im Fisch (Hering) enthalten, aber auch in Butter, Margarine und Käse. In Deutschland liegt die mittlere tägliche Zufuhr von Vitamin D bei allen Altersgruppen weiblicher Personen und bei jüngeren Männern leicht unter den von der Deutschen Gesellschaft für Ernährung empfohlenen Werten. Im Alter ist die Fähigkeit zur Vitamin-D-Bildung in der Haut im Vergleich zu der junger Erwachsener deutlich herabgesetzt. Zu bedenken ist aber, dass durch einen etwa 15–30-minütigen Aufenthalt im Freien die UV-Bestrahlung die Synthese von Vitamin D im beachtlichen Umfang sicher stellt. Problematisch ist die Bedarfsdeckung jedoch bei Personen, die ständig ans Haus gebunden sind (z. B. auf Pflegestationen, bei langen Krankenhausaufenthalten). Bei Kleinkindern wird durch Supplementierung von Vitamin D einem Defizit entgegengewirkt. Dies ersetzt nicht ihren ausreichenden Aufenthalt an der frischen Luft, da durch Bewegung und Vitamin-D-Synthese durch die Sonne ein Schutz gegen eine spätere Osteoporoseentwicklung gesehen wird. Auch bei älteren Menschen, die einerseits ohnehin vielfach zu wenig dem Sonnenlicht ausgesetzt sind und andererseits eine reduzierte körpereigene Synthese des Vitamins aufweisen, empfiehlt sich eine Zufuhr von 25 µg/Tag.

Vitamin E

Aufgaben. Vitamin E ist das freie D-α-Tocopherol, das in allen fetthaltigen Strukturen des Körpers konzentriert wird. Im Blut und in den Zellmembranen ist es als Antioxidans wirksam und beeinflusst Oxidations- und Reduktionsvorgänge des Körpers. Vitamin E greift aktiv in den Zellschutz ein und schützt deren Zerstörung durch freie Radikale.

Bedarf und Bedarfsdeckung. Der durchschnittliche Bedarf wird für Erwachsene mit 12–15 mg/Tag angegeben. Schwangere und Stillende benötigen 13 bzw. 17 mg/Tag. Die mittlere tägliche Zufuhr ist, gemessen an den derzeit gültigen Empfehlungen, bei den meisten Erwachsenen unzureichend. Da Vitamin E aufgrund seiner antioxidativen Wirkung eine präventive Bedeutung gegen Arteriosklerose und Krebs zugeschrieben wird, besteht die Tendenz, zur Prophylaxe wesentlich größere Mengen – bis zur doppelten Dosis – zu empfehlen. Auch die Aufnahme großer Mengen Vitamin E (mehr als 800 mg/Tag) ruft keine Nebenwirkungen hervor. Eine Langzeitanwendung von über 800 mg/Tag sollte dennoch nicht empfohlen werden. Einzelne Berichte in der medizinischen Literatur erwähnen bei hohen Dosen Schwindelgefühle und Verdauungsprobleme. Große Dosen können die Wirkung von Antikoagulanzien verstärken.

Ein Mangel tritt bei längerer, nicht bedarfsgerechter Ernährung auf und führt zu einer Reduzierung der antioxidativen Wirkung des Vitamins. Auch bei der Prophylaxe von Herzerkrankungen (Herzinsuffizienz und Herzinfarkt) hat sich eine ausreichende Zufuhr von Vitamin E bewährt. Es existieren aber bislang keinerlei Anzeichen für eine Abnahme der Mortalität und tödlich verlaufender Herzerkrankungen durch die Wirkung von Vitamin E. Vitamin E kommt in Weizenkeimen, Nüssen, Margarine und Pflanzenölen, vor allem in Keimölen, vor.

Ein erhöhter Vitamin-E-Bedarf ist festzustellen bei:
- Rauchern,
- Vorliegen koronarer Herzerkrankungen,
- längeren Infektionskrankheiten,
- Personen mit starker oxidativer Belastung durch Umweltgifte bzw. physischem oder psychischem Stress.

Tab. 3.12: Vitamin-E-Gehalt in einigen Nahrungsmitteln

Nahrungsmittel	Vitamin-E-Gehalt (mg/100 g)
Weizenkeimöl	200
Leinsamen	57
Sonnenblumenöl	50
Haselnüsse	27
Mandeln	25

☐ **Tab. 3.12:** Vitamin-E-Gehalt in einigen Nahrungsmitteln (Fortsetzung)

Nahrungsmittel	Vitamin-E-Gehalt (mg/100 g)
Sonnenblumenkerne	22
Margarine	14
Sojabohnen	13
Getreidekeime	13

Vitamin K

Aufgaben. Neben dem in der Natur vorkommenden Vitamin K_1 (Phyllochinon) gibt es noch weitere, der Vitamin-K-Gruppe zuzuordnende Vertreter, die vor allem bei der Blutgerinnung eine Rolle spielen.

Bedarf und Bedarfsdeckung. Der Tagesbedarf an Vitamin K wird beim Erwachsenen mit 60–80 µg/Tag angegeben. Bei Kindern liegt der Bedarf je nach Alter zwischen 15 und 50 µg/Tag.

Beim gesunden Erwachsenen sind normalerweise keine Vitamin-K-Mangelerscheinungen bekannt. Vitamin K kann von der Darmflora synthetisiert werden. Ob noch zusätzlich Vitamin K mit der Nahrung aufgenommen werden muss, ist unbekannt. Vitamin K kommt u. a. in Blumen- und Rosenkohl, Spinat und Tomaten vor.

Ein klinisch relevanter Vitamin-K-Mangel mit Blutgerinnungsstörungen entsteht oft durch Fettresorptionsstörungen bei Darmerkrankungen. Auch bei parenteraler Ernährung ohne Substitution von Vitamin K können Mangelzustände auftreten. Neugeborene haben in den ersten Lebenstagen einen relativen Vitamin-K-Mangel, weil ihre Darmflora noch nicht entwickelt ist. Deshalb erhalten sie vorsorglich eine Vitamin-K-Prophylaxe. Die Wirkung von Vitamin K kann durch langdauernde Medikation mit Antikoagulanzien, Antibiotika, Antiepileptika oder Salicylaten eingeschränkt werden.

Wasserlösliche Vitamine

Vitamin B_1

Aufgaben. Vitamin B_1 (Thiamin) ist an der Regulation des Kohlenhydrat-Stoffwechsels beteiligt und hat Einfluss auf die Nerventätigkeit.

Bedarf und Bedarfsdeckung. Der Bedarf hängt vom Energiebedarf ab und liegt bei 0,5 mg/1000 kcal. Für Frauen wird eine Zufuhr von 1 mg/Tag empfohlen, während der Schwangerschaft und Stillzeit 1,2–1,4 mg/Tag. Bei Männern beträgt der Bedarf 1,0–1,3 mg/Tag.

Ein Mangel an Vitamin B_1 wird im Wesentlichen auf falsche Ernährungsgewohnheiten mit einem hohen Anteil an Fastfood und auf chronischen Alkoholkonsum zurückgeführt. Müdigkeit, Schwäche, Gewichtsverlust und Verwirrungszustände sind die Folge. Das völlige Fehlen – die Avitaminose – von Vitamin B_1 führt zur »Beri-Beri-Krankheit«. Auch Thiaminasen, die das Vitamin zerstören (in rohem Fisch) und Tannine (in Tee und Kaffee) können die Verfügbarkeit des Vitamins aus der Nahrung vermindern. Vitamin B_1 ist vor allem in Getreidekeimen, Vollkornbrot, Hefe, Nüssen und Hülsenfrüchten vorhanden, weiterhin in Schweinefleisch und Innereien.

Vitamin B_2

Aufgaben. Vitamin B_2 (Riboflavin) ist Coenzym bei Oxidations- und Reduktionsreaktionen im Organismus.

Bedarf und Bedarfsdeckung. Der Riboflavinbedarf hängt weitgehend von der Energiezufuhr ab, insbesondere von der Proteinmenge. Die tägliche Aufnahme sollte bei Frauen 1,2 mg betragen, während der Schwangerschaft 1,5 mg und in der Stillzeit 1,6 mg. Männer benötigen im Durchschnitt 1,4 mg.

Ein Riboflavinmangel ist relativ uncharakteristisch und zeigt sich vorwiegend z. B. durch Mundwinkelrhagaden, Entzündungen des Zahnfleisches und der Hornhaut des Auges mit starkem Tränenfluss. Die Gefahr eines Mangels besteht vor allem bei älteren Menschen und bei starkem Alkoholkonsum. Die Vitamin-B_2-Aufnahme erfolgt im Wesentlichen durch tierische Produkte: Milch und Milchprodukte, Eier, Schweinefleisch, Fisch, Huhn und Geflügel. Reich an Vitamin B_2 ist auch Hefe.

Vitamin B_6

Aufgaben. Vitamin B_6 (Pyridoxin) ist Bestandteil eines Coenzyms, das für zahlreiche Stoffwechselfunktionen im Körper unentbehrlich ist. Aufgrund seiner Vielfalt von Stoffwechselfunktionen kommt Vitamin B_6 auch eine wichtige Funktion im Immunsystem zu.

Bedarf und Bedarfsdeckung. Der Pyridoxinbedarf ist abhängig von der Proteinaufnahme. Die Empfehlungen liegen für Frauen bei 1,2 mg pro Tag; bei Schwangeren und Stillenden wird eine Aufnahme von 1,9 mg empfohlen. Männer sollten 1,5 mg pro Tag zuführen.

Ein Mangel tritt oft in Kombination mit einer Unterversorgung mit anderen B-Vitaminen auf und äußert sich in zum Teil ähnlichen Symptomen wie Hautveränderungen, Entzündungen an Mund und Auge, Wachstumsstillstand und Gewichtsverlust. Häufige Ursache für einen Pyridoxinmangel sind Resorptionsstörungen, die Einnahme hormoneller Kontrazeptiva und Alkoholismus. Eine noch symptomlose Unterversorgung bei Schwangeren kann dann während der Stillzeit zu schwerwiegenden Folgen beim Kind führen. Der Mangel an Vitamin B_6 führt z. B. bei ihm zu Krämpfen, die sofort nach der Vitaminzufuhr verschwinden. Vitamin B_6 kommt in nahezu allen Nahrungsmitteln vor. Besonders gute Quellen sind Hühner- und Schweinefleisch, Fisch, Frischgemüse, Kartoffeln und Vollkornprodukte.

Vitamin B_{12}

Aufgaben. Vitamin B_{12} (Cobalamin) ist Bestandteil zahlreicher Enzymsysteme und spielt eine Rolle bei zahlreichen Stoffwechselprozessen und Synthesen im Körper.

Bedarf und Bedarfsdeckung. Der Vitamin-B_{12}-Bedarf ist nicht genau bekannt. Die Deutsche Gesellschaft für Ernährung empfiehlt für Erwachsene eine Aufnahme von 3 µg pro Tag. Die Unsicherheiten der Bedarfsableitung ergeben sich aus der Größe der nutzbaren Körperspeicher von 2–3 mg, aber auch aus dem Zeitraum bis zur Entwicklung von Mangelsymptomen, der je nach individuellen Gegebenheiten bis zu 15 Jahren betragen kann. Vitamin B_{12} wird im Dünndarm resorbiert. Damit die Resorption stattfinden kann, ist der Intrinsic factor, ein spezielles Protein, das in der Magenschleimhaut produziert wird, notwendig. Dieser Intrinsic factor bildet mit Vitamin B_{12} einen Komplex, der die Dünndarmschleimhaut passieren kann.

Ein Mangel an Vitamin B_{12} im Körper ist zum einen durch das Fehlen des Intrinsic factors und zum anderen durch ungenügende Aufnahme über die Nahrung möglich. Die in Mitteleuropa übliche Ernährungsweise sichert in der Regel die Vitamin-B_{12}-Aufnahme. Auch bei einer (ovo)-lacto-vegetabilen Ernährung ist nicht mit einem Mangel zu rechnen, da Milch und Milchprodukte, vor allem Käse, viel Vitamin B_{12} enthalten. Selbst bei Veganern, die nur pflanzliche Kost aufnehmen, sind Mangelerscheinungen sehr selten und entwickeln sich – wenn überhaupt – nur nach mehrjähriger Vitamin-B_{12}-freier Ernährung (s. Kap. 4.2.2). Vitamin-B_{12}-Lieferanten sind neben Milch und Milchprodukten ebenso Fisch und Fleisch (Innereien).

Vitamin C

Aufgaben. Die Aufgaben von Vitamin C (Ascorbinsäure) im Körper sind zahlreich. So wirkt es als starkes Reduktionsmittel bei verschiedenen Oxidationsvorgängen. Darauf beruht u. a. auch die Stimulation der körpereigenen Abwehr bei Infektionskrankheiten durch den Schutz der Phagozytenmembran. Vitamin C ist an der Kollagenbildung beteiligt und fördert die Resorption von Eisen im Darm. Für die Entgiftung toxischer Metabolite und Medikamente in der Leber wie auch für die Bildung von Nebennierenrindenhormonen ist Ascorbinsäure ein wichtiger Cofaktor. Vitamin C stellt auch im Magen einen Schutz vor der Umwandlung des mit der Nahrung aufgenommenen Nitrits in Nitrosamine dar, die einen großen Anteil an der Ausbildung bösartiger Tumoren besitzen.

Bedarf und Bedarfsdeckung. Für den gesunden Erwachsenen beträgt der von der DGE empfohlene Tagesbedarf 100 mg. In anderen Ländern werden höhere Dosen bis 200 mg/Tag empfohlen.

Vitamin C wird unter normalen Ernährungsbedingungen in ausreichenden Mengen aufgenommen. Eine Mangelversorgung kann auftreten bei falscher Behandlung von Vitamin-C-haltigen Nahrungsmitteln, bei verminderter Resorption durch Magen-Darm-Erkrankungen, bei nicht ausreichender Deckung in Schwangerschaft und Stillzeit, bei Rauchern, langen Stresssituationen wie auch bei Krankheiten und bei einseitiger Ernährung im Alter. Tagesdosen von 150–200 mg sind, zeitlich begrenzt, zur Auffüllung der Vitamindepots erforderlich. Bei sehr hoher Aufnahme (Einzeldosen von 5 g und mehr) kann Vitamin C kurzdauernde Durchfälle verursachen. Infektionsverhindernde Wirkungen hochdosierter Vitamin-C-Aufnahmen sind bisher wissenschaftlich nicht hinreichend belegt. Mangelerscheinungen äußern sich in Müdigkeit, Schwäche und Appetitlosigkeit. Schwere Mangelerscheinungen sind bei den vorhandenen Ernährungsgewohnheiten in Deutschland eher selten. Beim Erwachsenen werden diese unter dem klassischen Krankheitsbild der Skorbut zusammengefasst. Dazu gehören Blutungen in Haut und Schleimhaut, in der Muskulatur, Veränderungen der Hautfarbe (blass, bis schmutzig-grau) bis hin zu psychischen Veränderungen (Schwermütigkeit und Depressionen). Bei Kindern führt Vitamin-C-Mangel zu Wachstumsstörungen.

□ **Tab. 3.13:** Vitamin-C-Gehalt ausgewählter Nahrungsmittel

Lebensmittel		Vitamin-C-Gehalt (mg/100 g)
Obst	Apfelsinen	50
	Apfelsinensaft, frisch gepresst	52
	Erdbeeren	62
	Hagebutten, roh	1250
	Johannisbeeren, schwarz	189
	Kiwi	100
	Sanddornsaft	266
	Zitronensaft	51
Gemüse	Blumenkohl, gekocht	45
	Broccoli, roh	110
	Grünkohl, gekocht	75
	Kartoffeln, gekocht	43
	Kohlrabi, gekocht	43
	Paprika, roh	140
	Paprika, gedünstet	105
	Rosenkohl, gekocht	87
	Rotkohl, roh	50
	Weißkohl, roh	47

Vitamin C ist weit verbreitet, da viele pflanzliche und tierische Organismen zur Biosynthese dieses Vitamins fähig sind. Wichtige Quellen für die menschliche Ernährung sind Obst und Gemüse (□ s. Tab. 3.13). Durch falsche Lagerung und unzweckmäßige Zubereitung können jedoch große Verluste auftreten.

Folsäure

Aufgaben. Folsäure ist ein wasserlösliches Vitamin der B-Gruppe, das natürlicherweise in vielen Lebensmitteln vorkommt, aber auch synthetisch hergestellt wird. Die natürlich in der Nahrung vorhandene Folsäure wird als **Folat** bezeichnet. Synthetisch hergestellte **Folsäure** wird in Nahrungsergänzungsmitteln eingesetzt, ist in angereicherten Lebensmitteln wie Speisesalz enthalten oder wird als Arzneimittel verwendet. Im Folgenden sind mit dem Begriff Folsäure beide Vitaminformen gemeint. Folsäure spielt eine wichtige Rolle bei der Zellteilung und wirkt so im Körper bei Wachstums- und Entwicklungsvorgängen mit. Besondere Bedeutung hat dies in der Schwangerschaft. Eine ausreichende Versorgung mit Folsäure kann hier das Risiko von Spina-bifida-Erkrankungen (im Volksmund »offener Rücken«) bei Neugeborenen reduzieren, das in Deutschland bei rund 1 zu 1000 liegt.

Bedarf und Bedarfsdeckung. Folsäure zählt in Deutschland nach wie vor zu den kritischen Mikronährstoffen. Der Bedarf wird in allen Altersgruppen nur zu etwa der Hälfte der empfohlenen Menge gedeckt. Ein wichtiger Grund für die im Mittel deutlich unter den Referenzwerten liegende Zufuhr wird im zu geringen Gemüseverzehr in Deutschland gesehen. Die tägliche Aufnahme von Folsäure sollte für Kinder ab zehn Jahren und für Erwachsene 400 µg aus der Nahrung (Nahrungsfolat) betragen. Dies würde erreicht, wenn – wie von der DGE empfohlen – täglich 650 g Gemüse und Obst verzehrt würden. Schwangere und Stillende haben einen höheren Bedarf; ihnen wird eine tägliche Zufuhr von 600 µg Folsäure empfohlen. Dies ist mit einer normalen Ernährung kaum zu realisieren. Deshalb gibt es zur Vermeidung von Neuralrohrdefekten für Frauen, die schwanger werden wollen oder könnten, eine präventivmedizinische Empfehlung: Zusätzlich zur Aufnahme von Folat aus der Nahrung sollten diese Frauen täglich 400 µg synthetische Folsäure in Form eines Supplements aufnehmen.

Um Nahrungsfolat und die synthetisch hergestellte Folsäure in ihrer Wirksamkeit zu vergleichen, wurde der Begriff Folat-Äquivalent eingeführt, wobei die folgende Gleichung gilt.

■ MERKE

1 µg Folat-Äquivalent = 1 µg Nahrungsfolat = 0,5 µg synthetische Folsäure

Grünes Blattgemüse wie Spinat, Kohlgemüse wie Rosenkohl, Broccoli und Grünkohl sowie Spargel sind besonders reich an Folsäure. Andere Gemüsesorten und Obst mit noch bedeutendem Gehalt sind Blumenkohl, Salat, Tomaten und Orangen. Folsäure ist hitzeempfindlich und leicht wasserlöslich, sodass bei der Verarbeitung etwa 35 % Zubereitungsverluste auftreten.

Biotin

Aufgaben. Biotin ist wichtig für den intermediären Stoffwechsel der Kohlenhydrate, Fette, Aminosäuren und Purine. Es ist ein wichtiger Wachstumsfaktor für Haut, Haare und Nervengewebe.

Bedarf und Bedarfsdeckung. Der Biotinbedarf wird durch die Eigensynthese der Darmbakterien gedeckt und bei Erwachsenen auf 30–60 µg pro Tag geschätzt. Bei einer normalen Ernährung entstehen keine Mangelerscheinungen. Lediglich bei Störungen der Darmflora können nur unzureichende Mengen gebildet werden, die sich in Hautveränderungen, Muskelschmerzen und Übererregbarkeit äußern können. Neben der Eigensynthese im Darm befindet sich Biotin reichlich z. B. in Eiern, Innereien und Sojabohnen.

Niacin

Aufgaben. Niacin ist der Sammelbegriff für Nicotinsäure und Nicotinamid. Beide Vitamine können im Stoffwechsel ineinander überführt werden und haben die gleiche Wirkung. Niacin ist ein Bestandteil von Coenzymen, die im Stoffwechselgeschehen

von besonderer Bedeutung sind und Oxidations- und Reduktionsvorgänge steuern. Nicotinsäure kann im Körper aus der Aminosäure Tryptophan synthetisiert werden.
Bedarf und Bedarfsdeckung. Die Angabe des Bedarfs erfolgt in Niacinäquivalenten, weil bei Vorhandensein von Tryptophan in der Nahrung daraus Niacin gebildet wird. Empfohlen wird eine tägliche Niacinäquivalenzzufuhr von bis 7–18 mg bei Kindern, 13 mg für Frauen und 13–17 mg für Männer. Der Bedarf steigt bei höherem Energieverbrauch/höherer Energiezufuhr und in der Schwangerschaft. Mangelerscheinungen treten unter mitteleuropäischen Ernährungsbedingungen sehr selten auf. Sie sind in ihrer Symptomatik zunächst uncharakteristisch und zeigen sich in körperlicher Schwäche und Appetitverlust. Erst später kommt es zum klassischen Krankheitsbild der Pellagra mit Haut- und Nervenentzündungen, Diarrhö und psychischen Störungen bis hin zum völligen geistigen Verfall. Nicotinamid kommt vor allem in tierischen Produkten vor (Fleisch, Innereien, Fisch). In pflanzlichen Produkten ist der Gehalt geringer und für den menschlichen Organismus schlechter verwertbar.

Pantothensäure

Aufgaben. In den Geweben wird Pantothensäure zum Aufbau von Coenzym A (CoA) verwendet. Sie ist unmittelbar beteiligt an vielfältigen Vorgängen im intermediären Stoffwechsel der Kohlenhydrate, Fette und Aminosäuren. Außerdem wird die Pantothensäure für verschiedene Synthesevorgänge des Körpers, wie z. B. der Steroide und Neurotransmitter, gebraucht.
Bedarf und Bedarfsdeckung. Empfohlen wird bei Erwachsenen die Aufnahme von etwa 6 mg Pantothensäure pro Tag, die durch eine ausgewogene Mischkost ausreichend gedeckt werden kann. Da Pantothensäure nahezu in allen Lebensmitteln vorkommt, ist mit einem Mangel nicht zu rechnen.

Vitaminverlust

Vitamine sind sehr empfindliche Substanzen, die leicht durch Hitze, Sauerstoff und Licht, und im Falle der wasserlöslichen Vitamine durch Wasser Verluste erleiden (□ s. Tab. 3.14). Um diese Verluste so gering wie möglich zu halten, ist auf eine vitaminschonende Lagerung und Zubereitung vor allem bei Obst und Gemüse zu achten.

▶ **TIPPS FÜR DIE BERATUNG**

Lagerung und Zubereitung:

- Lebensmittel möglichst frisch verwenden; wenn dies nicht möglich ist, tiefgefrorenes Obst und Gemüse den Konserven vorziehen,
- erst kurz vor dem Verzehr zubereiten,
- gründlich, aber kurz waschen; erst danach zerkleinern,
- einen hohen Anteil von Rohkost aufnehmen,
- möglichst kurze Garzeiten in fest schließenden Töpfen wählen
- Garwasser mitverwenden
- Speisen nicht warmhalten, sondern zwischenzeitlich kühl stellen.

Tab. 3.14: Widerstandsfähigkeit der Vitamine gegenüber Hitze, Licht und Sauerstoff

Vitamin	Hitze	Licht	Sauerstoff
A	+++	+	+
B_1	+	+++	+++
B_2	+++	+	++++
C	+	++++	+
D	+++	+++	+
E	++++	++	+
K	+++	+	++
B_6	++++	+	+++
B_{12}	+++	+	+++

(++++ = widerstandsfähig, +++ = ziemlich widerstandsfähig,++ = ziemlich empfindlich, + = sehr empfindlich)

Vitaminversorgung

Eine gesunde, vollwertige Ernährung mit einem hohen Anteil an pflanzlichen Lebensmitteln bietet die besten Voraussetzungen für die Prävention von Vitaminmangelerscheinungen, die sich in verschiedenen Erkrankungen manifestieren können. Bei manchen Krebserkrankungen ist man sich sicher, dass ein hoher Obst- und Gemüsekonsum das Risiko einer Erkrankung senkt. Die Vermeidung dieser Erkrankungen ist jedoch nicht allein auf die Wirkung der Vitamine zurückzuführen, sondern ist eine Folge des Zusammenwirkens von Vitaminen, sekundären Pflanzenstoffen (s. Kap. 3.2.3) und der Lebensweise (Sport, Nichtrauchen). Mit dem Wissen um die unterschiedlichen physiologischen Eigenschaften der Vitamine, ihre Wasser- bzw. Fettlöslichkeit und ihre unterschiedliche Speicherfähigkeit im Organismus können vitaminbedingte Defizite wirkungsvoll vermieden werden. Während fettlösliche Vitamine über längere Zeit im Gewebe gespeichert werden können und sich Mangelerscheinungen nur langsam entwickeln, kann sich eine Unterversorgung durch die unzureichende Speicherfähigkeit der wasserlöslichen Vitamine schnell bemerkbar machen. Stadien des Vitaminmangels und seine Folgen veranschaulicht ○ **Abb. 3.6**. Entgegen mancher Meldungen aus den Medien ist aber nach Einschätzung der Deutschen Gesellschaft für Ernährung Deutschland kein »Vitaminmangelland«; im Gegenteil: Die Versorgung mit Vitaminen – mit Ausnahme der Vitamine D, Folsäure und eventuell Vitamin E – ist im Mittel ausreichend. Das heißt aber, dass die Vitaminzufuhr der Bevölkerung eine große Streuung aufweist. In jeder Altersgruppe können Risikogruppen mit vergleichsweise ungünstiger Nahrungsauswahl und ungünstiger Vitaminversorgung ausgemacht werden. Die Charakterisierung von Risikogruppen ist eine notwendige Voraussetzung für eine zielgruppengerechte Ansprache in der Ernährungs- und Gesundheitsberatung.

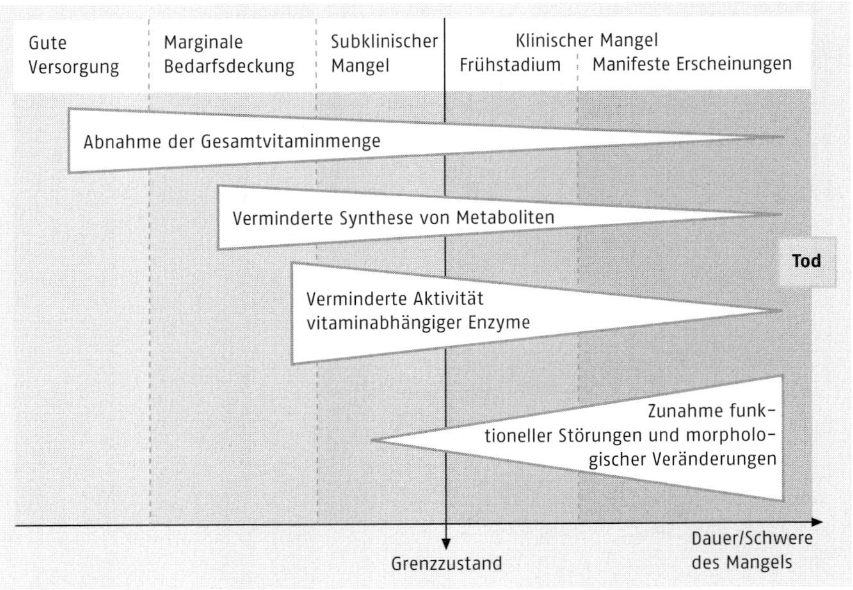

○ **Abb. 3.6:** Stadien des Vitaminmangels und seine Folgen. Nach Brubacher, 1998

Wichtige Risikofaktoren für eine ungünstige Vitaminzufuhr – mit zugleich mehreren Vitaminen – sind:

- freiwillig oder unfreiwillig geringe Nahrungsaufnahme bei negativer Energiebilanz (z. B. bei energiereduzierten Diäten oder im Alter bei Appetitverlust, nach Operationen),
- stark einseitige Ernährungsgewohnheiten,
- chronisch hoher Genussmittelkonsum (regelmäßiger Zigarettenkonsum, regelmäßiger, hoher Alkoholkonsum),
- Störung der Verdauung, Resorption und Verwertung,
- erhöhte Nährstoffverluste bei der Lagerung und Zubereitung der Lebensmittel,
- vegane oder andere alternative Kostformen,
- Arzneimitteleinnahme.

Menschen, die diese Risikofaktoren aufweisen, sollten ihre Ernährung überdenken und ihr Ernährungsverhalten möglichst ändern. Als Alternative wird oft die vermeintlich schnellere und auch bequemere Lösung durch die Einnahme von Vitaminen in Erwägung gezogen. Generell ist das Interesse an Nahrungsergänzung und an der Einnahme von Vitaminpräparaten groß und auch für die Apotheken ein wirtschaftlicher Faktor. In den 90er Jahren erlebten Vitaminpräparate einen regelrechten Boom und die Nachfrage steigt noch immer. Fast 1,2 Milliarden Euro geben die Deutschen im Jahr für Vitamin- und Mineralstoffpräparate aus. In den Medien und von Herstellern wird oft behauptet, dass die heutige Ernährung keinen optimalen Schutz der Zellen vor oxidati-

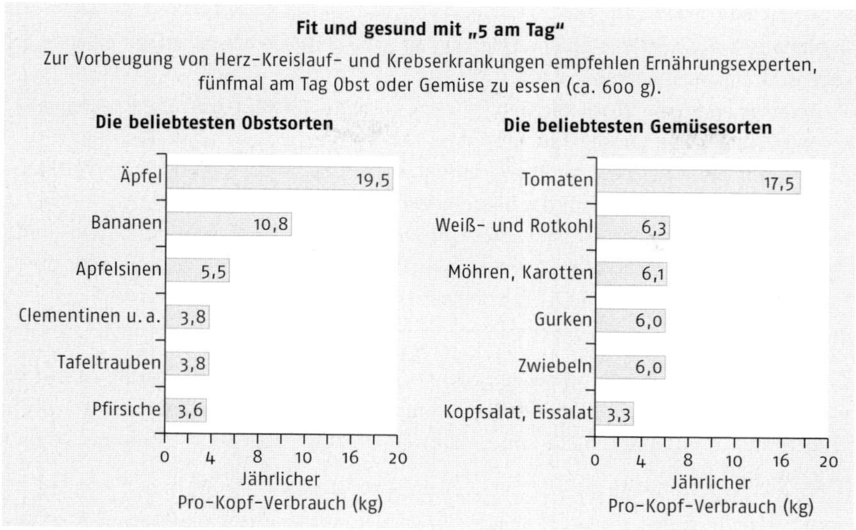

○ **Abb. 3.7:** Fit und gesund mit »5 am Tag«

vem Stress mehr gewährleistet und eine Supplementierung von antioxidativ wirksamen Vitaminen notwendig ist. Zum Teil werden sehr große Mengen empfohlen, die nicht mehr mit der Nahrung aufnehmbar sind und in der Praxis dazu führen, dass Präparate eingenommen werden. Dies bedeutet, dass nicht mehr der Versuch unternommen wird, die Ernährung zu optimieren, sondern die Einnahme von Vitaminpräparaten generell eine Alibifunktion erhält. Inwieweit dies aber einen Vorteil für den Gesunden aufweist, ist in klinischen Studien bisher nicht belegt, denn noch nicht abschließend geklärt ist die Frage, inwieweit sich die antioxidative Wirkung der Vitamine nur im natürlichen Verbund mit anderen Nahrungsinhaltsstoffen, z. B. den Sekundärstoffen, entwickelt. Aus diesem Grund wird die Aufnahme dieser Vitamine aus der Nahrung empfohlen. Es liegt deshalb in der besonderen Verantwortung der Apotheke, Kunden auf die möglichen Gesundheitsrisiken einer Überdosierung mit Vitaminpräparaten hinzuweisen und ihnen die Vorteile einer gesunden Ernährung zu vermitteln. Die hierfür bereits 1991 in den USA entwickelte und von der DGE im Jahr 2000 aufgenommene »5-am-Tag-Regel« beschreibt auf einfache Weise die wichtigste Empfehlung zu ihrer Umsetzung: Täglich sollte man fünf Portionen Obst und Gemüse essen (s. auch Kap. 4.1: Empfehlungen der DGE). Eine Portion entspricht einem Stück Obst oder Gemüse, bei Salaten und zubereiteten Gemüsen (geraspelte Rohkost, Obstsalat) einer Handvoll oder auch einem Glas reinem Obst- oder Gemüsesaft (○ **s. Abb. 3.7**). Didaktisch hat diese Formel den Vorteil, dass man zur Orientierung weder eine Waage noch Haushaltsmaße braucht. Auch die unterschiedlichen Empfehlungen für Geschlecht, Alter und Körpergröße entfallen.

▶ **TIPPS FÜR DIE BERATUNG**

Argumente dafür, die empfohlenen Mengen an antioxidativen Vitaminen mit geeigneten Lebensmitteln aufzunehmen, sind:

- Durch einen hohen Obst- und Gemüseverzehr wird die Ballaststoffzufuhr gesteigert und u. a. das Sättigungsgefühl erhöht (s. Kap. 3.2.4).
- Eine dem Bedarf angepasste Energiezufuhr, insbesondere die Reduktion des Fettkonsums wirkt sich günstig auf das Körpergewicht aus.
- Mit Obst und Gemüse werden weitere, in Supplementen meist nicht enthaltene Stoffe aufgenommen, die antikarzinogene Eigenschaften besitzen. Dazu gehören auch die sekundären Pflanzenstoffe (s. Kap. 3.2.3).

Eine vernünftige, zeitlich begrenzte, Mehrzufuhr durch Vitaminpräparate ist nur bei erhöhtem Bedarf sinnvoll, oder unter Bedingungen, die bei erwiesener Mangelzufuhr eingetreten sind und nicht über die Ernährung abgedeckt werden können (□ **s. Tab. 3.15**).

□ **Tab. 3.15:** Bedarfsdeckende tägliche Zufuhr und therapeutische Dosierungsmöglichkeiten für einige Vitamine. Remke, 1998

Vitamin	Bedarfsdeckende tägliche Zufuhrempfehlung (DGE) (Frauen/Männer)	Verwertung	Erhöhter Bedarf bei	Kurzzeitige therapeutische Dosierung
Vitamin A	0,8–1,0 mg	Retinsäuren, Retinal, Retinolester	Erhöhtem Verbrauch (Metaplasien), Fettabsorptionsstörungen	10- bis 50-fache Dosis (Depotwirkung) selektive Retinsäure und Arotinoide u. a. bei Akuter Myeloischer Leukämie)
β-Carotin	4,8 mg	Vitamin-A-Vorstufe	Siehe Vitamin A	Keine Nebenwirkungen bekannt
Vitamin D	5–10 µg	1,25-Dihydrocholecalciferol	Nephrosklerose, UV-Lichtmangel, Hautatrophie (Alter)	Geringe Toleranz (Depotwirkung)
Vitamin E	12–15 mg	Einbau in Lipoproteine	Hypoxie, Fettabsorptionsstörungen	Bis 100-fach ohne Nebenwirkungen
Vitamin K	0,6/0,7 mg	Expression der Gerinnungsproteine	Frühgeborene, Antikoagulanzien-Therapie	Etwa 50-fache Tagesdosis (Depotwirkung)
Vitamin B_1	1,2 mg	Thiamin-Pyrophosphat (Coenzym von Glucoseverwertungsenzymen)	Nervenerkrankungen, Eiweißverdauungsstörungen, Alkohol	Etwa 50- bis 100-fache Tagesdosis

□ Tab. 3.15: Bedarfsdeckende tägliche Zufuhr und therapeutische Dosierungsmöglichkeiten für einige Vitamine. Remke, 1998 (Fortsetzung)

Vitamin	Bedarfsdeckende tägliche Zufuhrempfehlung (DGE) (Frauen/Männer)	Verwertung	Erhöhter Bedarf bei	Kurzzeitige therapeutische Dosierung
Vitamin B_{12}	3 µg	Methylgruppenüberträger (Phosphatid-Hämoglobinsynthese)	Vegetarier, Homocysteinüberproduktion	Etwa 100-fache Tagesdosis
Folsäure	400 µg	Methylgruppenüberträger (Phosphatid-, Hämoglobinsynthese)	Verdauungsinsuffizienz (Alkohol); Homocystein (Alter)	Über das 100-fache der Tagesdosis
Vitamin C	100 mg	Hydroxylierung von Kollagen, NNR-Hormonen	Bindegewebserkrankungen, Entzündungen, Stress	Über das 100-fache der Tagesdosis

3.2.3 Sekundäre Pflanzenstoffe

Unter den Begriff sekundäre Pflanzenstoffe fallen mehrere tausend Substanzen, die sich aufgrund ihrer chemischen, bzw. funktionellen Eigenschaften in verschiedene Klassen einteilen lassen (□ s. Tab. 3.16). Im Vergleich zu den primären Pflanzenstoffen (Kohlenhydrate, Fette und Eiweiße) kommen sie in der pflanzlichen Nahrung nur in sehr geringen Mengen vor. Bei einer gemischten Kost nimmt der Mensch pro Tag etwa 1,5 g an sekundären Pflanzenstoffen auf, bei vegetarischer Ernährung kann die Menge deutlich höher sein. Es handelt sich hierbei um Stoffe, die der Pflanze als Abwehrstoffe, als Wachstumsregulatoren sowie als Farbstoffe dienen.

Sekundäre Pflanzenstoffe können sowohl gesundheitsfördernde wie auch gesundheitsschädigende Wirkungen auf den menschlichen Organismus haben. So kann sich z. B. ein hoher Gehalt an Phytinsäure in Pflanzensamen und Pflanzenölen negativ auf die Resorption von Mineralstoffen auswirken. Die gesundheitsfördernde Wirkung der sekundären Pflanzenstoffe, die auch als Vitalstoffe, Phytochemials oder nichtnutritive Antioxidantien bezeichnet werden, bezieht sich unter anderem auf ihre antikanzerogene, antimikrobielle, antioxidativen, antiphlogistischen und antihypertonischen Eigenschaften; sekundäre Pflanzenstoffe können den Cholesterinspiegel senken und die Immunabwehr fördern. Gegenwärtig ist noch nicht geklärt, inwiefern Anbaubedingungen, Erntezeitpunkt und die Verarbeitung von Obst, Gemüse und Hülsenfrüchten den Gehalt und die Wirksamkeit der Pflanzeninhaltsstoffe beeinflussen. Ebenso reicht der Kenntnisstand noch nicht aus, um Zufuhrempfehlungen für einzelne sekundäre Pflanzenstoffe zu geben. Die isolierte Einnahme als Nahrungsergänzungsmittel kann jedoch generell nicht empfohlen werden. Vielmehr ist die Aufnahme über einen hohen

Tab. 3.16: Sekundäre Pflanzeninhaltsstoffe und ihre Wirkung. Nach Hahn, Ströhle, Wolters, 2005

Sekundäre Pflanzenstoffe	Hinweis für folgende Wirkungen								
	A	B	C	D	E	F	G	H	I
Carotinoide	+	–	+	–	+	–	–	–	–
Phytosterine	+	–	–	–	–	–	–	+	–
Saponine	+	+	–	–	–	–	–	+	–
Glucosinolate	+	+	–	–	–	–	–	+	–
Polyphenole	+	+	+	+	+	+	–	–	–
Monoterpene	+	+	–	–	–	–	–	–	–
Protease-Inhibitoren	+	–	+	–	–	–	–	–	–
Phytoöstrogene	+	–	+	–	–	–	–	–	–
Sulfide	+	+	+	+	+	+	–	–	–
Phytinsäure	+	–	+	–	+	–	–	–	–

A = antikanzerogen
B = antimikrobiell
C = antioxidativ
D = antithrombotisch
E = immunmodulierend
F = entzündungshemmend
G = blutdruckregulierend
H = cholesterolsenkend
I = blutglucoseregulierend

Obst- und Gemüseverzehr sinnvoll, von dem ein großer Teil aus Gründen der höheren Wirksamkeit Frischkost ist.

Diese Empfehlungen decken sich auch mit denen der Aufnahme antioxidativer Vitamine (s. Kap. 3.2.2, Wirkung antioxidativer Vitamine) und den Empfehlungen der DGE über die Aufnahme von Obst und Gemüse (s. Kap. 4.1).

3.2.4 Ballaststoffe

Vorbemerkungen und Definition

Bereits im 4. Jahrhundert vor unserer Zeitrechnung schrieb Hippokrates: »Für den menschlichen Körper ist es ein großer Unterschied, ob ein Brot aus feinem oder aus groben Mehl hergestellt ist, ob aus Weizen mit Kleie oder aus Weizen ohne Kleie«.

Später wurde dieser aus heutiger Sicht wichtigen Betrachtung jahrhundertelang leider wenig Beachtung geschenkt. Man glaubte, dass Ballaststoffe ein überflüssiger, wenn nicht gar schädlicher Bestandteil der Nahrung waren, eben Ballast. In den hochentwickelten Industrieländern der fünfziger und sechziger Jahre des letzten Jahrhunderts galt es deshalb als modern, sich ballaststoffarm zu ernähren.

MERKE

Als Ballaststoffe werden diejenigen Nahrungsbestandteile bezeichnet, welche der Aufspaltung durch Verdauungsenzyme vollständig oder teilweise entgehen. Sie werden deshalb im Dünndarm nicht resorbiert und gelangen somit nahezu unverändert in den Dickdarm, wo sie unter anderem den Entleerungsreflex (Defäkation) anregen. Chemisch handelt es sich mit Ausnahme des Lignins um Kohlenhydrate.

Einteilung der Ballaststoffe

Um die zahlreichen physiologischen Wirkungsmechanismen der Ballaststoffe besser verstehen zu können, ist es wichtig, ihre physikalisch-chemischen Eigenschaften zu beachten. Dabei geht es im Wesentlichen um die Wechselwirkung mit Wasser, vor allem die Löslichkeit in Wasser sowie ihr Quellvermögen.

Lösliche Ballaststoffe

Lösliche Ballaststoffe bilden mit Wasser Gele. Die aufgenommene Wassermenge übertrifft dabei das Eigengewicht und das Eigenvolumen um ein Vielfaches. In diesem Merkmal unterscheiden sich lösliche Ballaststoffe wesentlich von den unlöslichen. Die Gelbildung hat physiologische Auswirkungen auf Verdauungsprozesse im Magen und Dünndarm. Zu den löslichen Ballaststoffen gehören:

- **Pektin,** das in den meisten Früchten vorhanden ist,
- **β-Glucane,** die rund 40 % des Ballaststoffgehaltes von Hafer und Gerste ausmachen,
- **Gelstoffe** aus Seetang (Alginate) sowie aus Algen (Agar-Agar und Carageen), die aufgrund ihrer lebensmitteltechnischen Bedeutung eine beträchtliche Rolle spielen.

Im Dickdarm (Colon) unterliegen lösliche Ballaststoffe einem mikrobiellen Abbau, der mit einem Verlust der Gelstruktur einhergeht. Damit wird auch die Wasserbindung aufgehoben und die Reabsorption des Wassers in das Gefäßsystem möglich.

Ballaststoffähnliche Eigenschaften können ebenfalls die folgenden Substanzen haben:

- **Pflanzengummis** (Gummi arabicum, Guargummi und Johannisbrotkernmehl) bilden in geringen Konzentrationen hochvisköse Lösungen. Deshalb werden sie häufig als Quellstoffe, Dickungsmittel oder Stabilisatoren in der Lebensmittelherstellung eingesetzt.
- **Schleimstoffe** haben ein hohes Wasserbindungsvermögen, wie z. B. Flohsamenschleim. Sie wirken als mildes Laxans bzw. senken den Lipid- und Cholesterolspiegel.
- **Stärke,** die ansonsten als ein energieliefernder, also verdaulicher Nährstoff verstanden wird, ist dann ein Ballaststoff, wenn sie in einer verdauungsresistenten Form vorliegt, d. h. nicht von Verdauungsenzymen umgewandelt werden kann. In Abhängigkeit von der physikalischen Struktur der Stärke bestehen jedoch Abstufungen in der Resistenz gegenüber den Verdauungsenzymen. Durch Energiezufuhr (Ko-

chen) oder mechanische Behandlung (Mahlen) kann die Resistenz reduziert oder aufgehoben, die Stärke somit aus einem Ballaststoff in einen Nährstoff überführt werden.

Unlösliche Ballaststoffe

Bei den unlöslichen Ballaststoffen bleibt während der Verdauung ihre ursprüngliche Struktur weitgehend erhalten. Sie füllen das Colon aus, weshalb sie auch als Füllstoff bezeichnet werden. Im Unterschied zu den löslichen Ballaststoffen beschränkt sich die Wasseraufnahme bei den unlöslichen Ballaststoffen lediglich auf die Randschichten. Diese quellen auf, wodurch das Volumen der Darmfüllung vergrößert und ein Reiz auf die Dehnungsrezeptoren der Darmwand ausgeübt wird.

Zu den Vertretern der unlöslichen Ballaststoffe gehören:

- **Cellulose** als Hauptbestandteil von Pflanzenzellwänden. Sie ist nicht nur Bestandteil von Holz, sondern findet sich auch unter den Ballaststoffen des Getreides (Kleie) sowie der meisten Gemüse- und Obstarten. Die Struktur des Cellulosemoleküls macht das Eindringen von Wasser in das Innere unmöglich.
- **Hemicellulose** stellt wie die Cellulose einen beträchtlichen Anteil der pflanzlichen Zellwände dar und ist der mengenmäßig überwiegende Bestandteil der Weizen- und Roggenballaststoffe. Sie ist in Wasser unlöslich, kann aber in sauren oder alkalischen Flüssigkeiten gelöst werden.
- **Lignin** bildet zusammen mit der Cellulose die holzigen Zellwände der Pflanzen und kommt in Nahrungsmitteln, vor allem in Getreide und Kartoffeln vor.

Wirkung im Gastrointestinaltrakt

Die physiologischen Wirkungen der Ballaststoffe sind zahlreich und betreffen den gesamten Gastrointestinaltrakt sowie den Gesamtstoffwechsel. Die Effekte beruhen einerseits auf den physikalisch-chemischen Eigenschaften, andererseits auf den mikrobiellen Veränderungen im Dickdarm.

Magen

Ballaststoffe bewirken durch die Magenfüllung und die verzögerte Entleerung ein länger anhaltendes Sättigungsgefühl. Insbesondere lassen sich hier die Effekte der gelbildenden Ballaststoffe, wie z. B. der Pektine ausnutzen.

Dünndarm

Ballaststoffe verkürzen die Transitzeit der Nahrung und reduzieren somit die Verdauungs- und Resorptionszeit der energieliefernden Nährstoffe durch eine unspezifische Bindung der Verdauungsenzyme.

Dies ist insbesondere von praktischer Bedeutung für Diabetiker, weil dadurch die Glucoseaufnahme verringert wird, bzw. die Glucose gleichmäßiger im Blut anflutet. Neben der Beeinflussung der Nährstoffresorption können Ballaststoffe ebenso die Resorption von toxischen Schwermetallen durch Ionen-Bindung reduzieren. Natürlich ist in gleichem Maße theoretisch auch eine Bindung von essenziellen Mineralstoffen möglich, die aber praktisch durch die erhöhte Zufuhr bei ballaststoffreicher Ernährung ausgeglichen wird.

Positiv zu bewerten ist auch die Fähigkeit von Ballaststoffen, Gallensäuren zu binden und damit deren Ausscheidung über den Stuhl zu erhöhen. Dieser Effekt zeigt sich am deutlichsten bei Lignin, Pektinen und den β-Glucanen (in Haferkleie) sowie bei Guarkernmehl und Alginaten. Mit dieser Eigenschaft kann Einfluss genommen werden auf den Cholesterolspiegel des Blutes, da die Gallensäuren im Dickdarm durch die Ballaststoffe absorbiert werden. Dadurch werden die Gallensäuren dem enterohepetischen Kreislauf entzogen und müssen neu gebildet werden. Dabei wird Cholesterol verbraucht. Allerdings sind hierfür sehr hohe Ballaststoffmengen über einen langen Zeitraum erforderlich, die aber kaum praktikabel sind (z. B. 120 g Haferkleie pro Tag bei einer empfohlenen Zufuhr von 30 g). Vermutlich wird außerdem durch eine ballaststoffreiche Kost die Resorption des Nahrungscholesterols im Dünndarm gehemmt. Keinen Einfluss auf den Blutcholesterolspiegel haben Weizenkleie und reine Cellulose.

Dickdarm

Ballaststoffe haben hier vor allem Einfluss auf die Stuhlmenge, Stuhlbeschaffenheit sowie den mikrobiellen Stoffwechsel. Die Erhöhung des Stuhlvolumens ist vor allem bei den wasserunlöslichen Ballaststoffen auf das Aufquellen zurückzuführen. Damit, und gleichzeitig auch durch entstehende Gase und Fettsäuren beim mikrobiellen Abbau löslicher Ballaststoffe, wird die Stuhlbeschaffenheit günstig beeinflusst. Durch den stattfindenden Fermentationsprozess gewinnen die Bakterien Energie und vermehren sich, wodurch ebenfalls das Stuhlvolumen erhöht wird und gleichzeitig günstige Bedingungen innerhalb der Darmflora entstehen.

Die Erhöhung des Stuhlvolumens und die veränderte Konsistenz haben gleichfalls Auswirkungen auf die Dehnungsrezeptoren in der Darmwand, die die Defäkation anregen, was wiederum insgesamt zu einer Verkürzung der Dickdarmpassagezeit führt und sich günstig auf die Beeinflussung verschiedener unphysiologischer Veränderungen in diesem Darmbereich auswirkt.

Ballaststoffaufnahme

Empfehlungen

Die Bedeutung von Ballaststoffen ist für Gesunde als auch für therapeutische Zwecke hinreichend dargestellt worden. Als Richtwert empfiehlt die DGE eine tägliche Mindestzufuhr von 30 g. Dieser Wert wird in Deutschland mit ca. 20 g deutlich unterschritten. Ausgehend von Krankheiten, die bei einer ausreichenden Zufuhr von Ballaststoffen seltener auftreten, lassen sich bestimmte Patienten-/Kundengruppen als Zielgruppe für eine intensive Beratungstätigkeit herausstellen. Dabei handelt es sich insbesondere um Patienten/Kunden mit:

- **Obstipation:** Durch die erhöhte Transitmenge ist die Darmmotilität verstärkt und die Defäkation wird angeregt.
- **Übergewicht/Adipositas:** Durch das größere Nahrungsvolumen tritt das Sättigungsgefühl eher ein und die Resorption der Nährstoffe wird verringert.

- **Arteriosklerose:** Nahrungscholesterol wird teilweise im Darm von den Ballaststoffen absorbiert, es erfolgt weiterhin ein verstärkter Umbau von Cholesterol zu Gallensäuren und deren Ausscheidung über den Darm. Der Blutcholesterolspiegel wird dadurch weniger belastet.
- **Gallensteinen:** Die Entstehung von Cholesterolgallensteinen wird durch die Reduzierung cholesterolgesättigter Galle vermindert.
- **Diabetes mellitus:** Eine ballaststoffreiche Kost weist einen geringeren Teil leichtverdaulicher Kohlenhydrate auf. Außerdem wird durch die Verminderung, bzw. Verzögerung der resorbierbaren Kohlenhydrate der Blutglucosespiegel weniger belastet.
- **Divertikulose:** Bei ballaststoffarmer Ernährung kommt es zur Verhärtung des Darminhaltes. Dies führt besonders bei älteren Menschen zu Ausstülpungen (Divertikeln) der Darmschleimhaut durch die Muskulatur der Darmwand. In der Folge bilden sich dort leicht Entzündungen aus, die zu krampfartigen Schmerzen führen und auch eine Ursache für unphysiologische Schleimhautveränderungen in diesem Bereich darstellen können.
- **Hämorrhoiden:** Eine ballaststoffreiche Ernährung wirkt sich günstig auf die Stuhlbeschaffenheit aus und somit auch indirekt auf die Entstehung von Hämorrhoiden.

▶ TIPPS FÜR DIE BERATUNG

Chronische Obstipation

Die Gabe von Ballaststoffen bei Obstipation ist nicht in jedem Falle die einzige Erfolg versprechende Lösung. Auch der Hinweis auf eine zu geringe Flüssigkeitsaufnahme ist in Frage zu stellen, da der Magen-Darm-Trakt täglich 8–9 Liter Flüssigkeit umsetzt (Getränke, Flüssigkeit aus der Nahrung, Speichel, Magensaft, Gallen- und Bauchspeicheldrüsenflüssigkeit, Dünndarmsaft). Diese Menge reicht unter normalen Umständen aus, den Dickdarminhalt ausreichend mit Wasser zu versorgen, zumal im unteren Dickdarm die meiste Flüssigkeit wieder in den Körper aufgenommen wird und nur etwa 100–200 Milliliter Wasser im Stuhl enthalten sind.

Patienten, die über eine chronische Verstopfung klagen, haben in den meisten Fällen eine verzögerte Darmpassage, die sich auch durch eine hohe Ballaststoffaufnahme und ausreichende Flüssigkeitsaufnahme (täglich 1,5 bis 2 Liter) in den üblichen Mengen nur schwer beeinflussen lässt. Wenn bei diesen Menschen die Probleme trotz Ballaststoffaufnahme über die Nahrung oder mit Hilfe von Ballaststoffpräparaten nicht in den Griff zu bekommen sind, sollte man deshalb nicht die Schuld beim Patienten suchen. In diesen Fällen ist es angebracht, durch einen Arzt/Ärztin eine Störung im Darm auszuschließen, die die Stuhlentleerung behindern könnte. Falls sich jedoch der Verdacht bestätigt, wird es unter Umständen notwendig sein, bestimmte Laxanzien zu verordnen, die auf die Muskelzellen und die Wasser regulierenden Zellen des Dickdarms einen Einfluss haben.

Ballaststoffzufuhr

Für die Prophylaxe und Therapie eignen sich ballaststoffhaltige Präparate, die häufig isolierte Ballaststoffe enthalten. Besser geeignet sind in ihrem natürlichen Verbund belassene Ballaststoffe der Naturprodukte oder die Empfehlung ballaststoffhaltiger Nahrungsmittel.

Kleie. Dieses Abfallprodukt bei der Mehlherstellung hat die höchste Wasserbindungskapazität bei Nahrungsmitteln. Weizenkleie enthält ca. 46 % unlösliche und 4 % lösliche Ballaststoffe und kann Wasser bis zur vierfachen Menge des eigenen Gewichts aufnehmen. Grobkörnige Kleie ist deutlich besser wirksam als pulverisierte und zu Tabletten verpresste Kleie. Sie muss aber vor dem Verzehr mindestens 3 Stunden in Flüssigkeit (Wasser oder Obstsaft) eingeweicht werden, was bei aus Kleie hergestellten Produkten nicht notwendig ist. Die Kleie kann zusammen mit Obst zum Frühstück oder zwischen den Mahlzeiten eingenommen werden. Möglich ist auch das Einrühren in Joghurt oder Quark. Die Therapie sollte konsequent über mehrere Wochen (ca. 8 Wochen) durchgeführt werden, da erst dann gewünschte Effekte eintreten.

Zu Beginn der Therapie können abdominale Beschwerden, insbesondere Blähungen zunehmen. In der Regel verlieren sich diese nach einigen Tagen durch die Anpassung des Darms an die Ballaststoffe. Hinzuweisen ist auch auf die Beratung von Patienten, die Zöliakie haben. Zöliakie ist eine Unverträglichkeit der Darmschleimhaut auf Glutene, die in Getreideprodukten vorkommen (s. Kap. 5.4.6). Deshalb müsste hier auf andere Ballaststoffe, z. B. Leinsamen, zurückgegriffen werden.

Leinsamen. Sie wirken als Quellmittel, durch die in der Epidermis vorkommenden Schleimstoffe. Dem Apotheken-Kunden muss die gleichzeitige Aufnahme von Flüssigkeit geraten werden, um die Quellung der Schleime zu ermöglichen. Wenn man die Volumenwirkung des Leinsamens im Dickdarm bei Obstipation ausnutzen will, muss er nicht geschrotet sein. Leinsamen hat durch den Anteil an fetten Ölen gleichzeitig einen Gleiteffekt, führt aber damit auch Energie zu und ist deshalb bei Übergewichtigen weniger ratsam.

Geschroteter Leinsamen muss nach dem Arzneibuch stets frisch zubereitet werden um das Ranzigwerden zu vermeiden.

Flohsamen (Psyllium). Der Ballaststoff Psyllium hat positive Wirkungen auf den Lipid- und Cholesterol-Stoffwechsel und wird aus den Samen und Samenschalen verschiedener Plantago-Arten, z. B. Plantago ovata (indische Flohsamen) gewonnen. Der Geschmack ist neutral, sodass auch ein Einrühren in Wasser oder Saft empfohlen werden kann.

Die Empfehlung der verstärkten Zufuhr ballaststoffhaltiger **Lebensmittel** setzt das Wissen um konkrete Beispiele voraus. Tabelle 3.17 enthält einige Beispiele.

▶ TIPPS FÜR DIE BERATUNG

Empfehlungen zur Zufuhr von Ballaststoffen

Erwachsene sollten mindestens 30 g Ballaststoffe pro Tag zu sich nehmen (nach DGE). Die derzeitige Zufuhr liegt im Durchschnitt nur bei 20 g. Die empfohlene Menge ist beispielsweise in der Summe der folgenden Lebensmittel enthalten und durchaus umsetzbar:

- 200 g Roggenvollkornbrot
- 100 g Vollkornnudeln
- 100 g Erbsen
- 2 Äpfel

Tab. 3.17: Ballaststoffhaltige Lebensmittel (Angaben in g/100 g, bezogen auf das verzehrfähige Frischgewicht)

Gruppe	Lebensmittel	Unlösliche Ballaststoffe	Lösliche Ballaststoffe
Getreide und Brot	Naturreis	1,1	2,9
	Weizenmischbrot	2,1	2,7
	Roggenmischbrot	3,8	2,2
	Weizenvollkornbrot	4,9	2,0
	Roggenvollkornbrot	6,3	2,6
	Weizenknäckebrot	9,6	3,3
	Roggenknäckebrot	10,0	4,1
	Müsli	11,7	2,6
	Weizenkleie	45,7	3,6
Gemüse	Gurke	0,8	0,1
	Kohlrabi	1,0	0,5
	Spinat	1,3	0,5
	Kartoffeln	0,6	1,3
	Blumenkohl	2,4	0,5
	Karotten	1,5	1,4
	Rosenkohl	3,3	1,1
Hülsenfrüchte	Linsen	1,8	1,0
	Grüne Erbsen	4,0	1,0
	Weiße Bohnen	4,0	3,7
Obst	Ananas	0,9	0,5
	Kirschen	1,0	0,9
	Bananen	1,4	0,6
	Äpfel	1,1	1,2
	Birnen	2,2	0,6
	Heidelbeeren	3,5	1,4

□ **Tab. 3.17:** Ballaststoffhaltige Lebensmittel (Angaben in g/100 g, bezogen auf das verzehrfähige Frischgewicht, Fortsetzung)

Gruppe	Lebensmittel	Unlösliche Ballaststoffe	Lösliche Ballaststoffe
Trockenobst	Sultaninen	3,8	1,6
	Aprikosen	3,7	4,3
	Pflaumen	4,1	4,9
	Feigen	7,7	1,9
Nüsse	Walnüsse	2,5	2,1
	Erdnüsse	6,3	0,8
	Haselnüsse	4,6	2,8
	Mandeln	6,5	3,3

Interaktionen mit Arzneimitteln

Als Mechanismen für mögliche Interaktionen kann die Beeinflussung der Resorption von Arzneistoffen im Dünndarm genannt werden. Insbesondere werden sich resorptionsverzögernde Wechselwirkungen in einem verspäteten Übertritt in die Blutbahn und somit einer später einsetzenden Wirkung äußern. Dies steht aber in der Regel den durchaus positiven Wirkungen der Ballaststoffe nicht entgegen.

3.2.5 Aromastoffe, Geschmacksstoffe, Geschmacksverstärker

Aromastoffe

Wie die Ballaststoffe liefern auch die Aromastoffe keine Energie. Sie wirken durch Duft oder Geschmack hungerweckend und appetitanregend. Appetit ist nicht gleichbedeutend mit dem Hungergefühl. Während der Hunger signalisiert, dass es dem Blut an Nährstoffen mangelt, dass dringend Energie zugeführt werden muss – was dann unter Umständen zu unwählerischer Nahrungsaufnahme führt – ist der Appetit das auswählende, differenzierende Regulativ unserer Nahrungsaufnahme. Der Hunger verweist auf den Zeitpunkt der Nahrungsaufnahme, der Appetit entscheidet über die Zusammensetzung der Nahrung. Er gibt an, was und wie viel gegessen wird.

Nicht immer sind Aromastoffe bereits in der rohen Nahrung enthalten. Sie entstehen unter Umständen erst beim Zubereiten einer Mahlzeit, also durch das Backen, Braten, Dämpfen, Räuchern und bei Gärungsvorgängen. Durch Zusatz von Gewürzen wird der Gehalt an Aromastoffen erhöht, die appetitanregende Wirkung verstärkt. Da mit der Appetitanregung gleichzeitig eine gesteigerte Produktion von Verdauungssäften einhergeht – zum Beispiel erkennbar an der gesteigerten Speichelproduktion (»das Wasser im Mund läuft zusammen«) – ist es besonders für ältere Menschen von Bedeutung, dass sie möglichst schmackhafte, aromatische Speisen zu sich nehmen, um die Bildung von Verdauungssäften anzuregen.

Geschmacksstoffe

Geschmacksstoffe werden der Nahrung zugesetzt und können die Geschmacksrichtungen süß, sauer, salzig oder bitter vermitteln. Zum Süßen wird Zucker (Saccharose), Traubenzucker (Dextrose, Glucose) oder Fruchtzucker (Fructose) verwendet. Als Zuckeraustauschstoffe eignen sich Sorbit und Xylit. Sie sind auch für Diabetiker geeignet und außerdem nicht kariogen. Die stärkste Süßkraft haben künstliche Süßstoffe wie Saccharin, Aspartam, Cyclamat und Acesulfam K. Die 2500-fache Süßkraft von Zucker hat Thaumatin. Im Geschmack stehen sie den Zuckeraustauschstoffen und vor allem dem Zucker nach, sie schmecken leer.

Zur Säuerung von Lebensmitteln können Mikroorganismen eingesetzt werden, was bei der Herstellung von Essig, Sauerkraut oder Sauermilchprodukten ausgenutzt wird und auch deren Haltbarkeit verlängert. Bei Erfrischungsgetränken, Süßwaren und Salaten kann man Zitronensäure, Milchsäure, Essigsäure oder Phosphorsäure als Geschmacksstoff verwenden. Die Geschmacksempfindung salzig wird durch Kochsalz hervorgerufen und besitzt – sparsam eingesetzt – eine geschmacksverstärkende Wirkung.

Ein bitterer Geschmack entsteht z. B. durch Hopfen im Bier, durch Zusatz von Chinin bei der Herstellung von Tonic-Water und Bitter-Lemon sowie von Coffein in Colagetränken.

Geschmacksverstärker

Geschmacksverstärker sind Stoffe, die den Geschmack von Nahrungsmitteln verstärken. Glutamat ist der meist verwendete Geschmacksverstärker und wird als Natriumglutamat aus Weizen- oder Sojaeiweiß hergestellt. Die selbst geschmacklose Substanz ist in der Lage, die Geschmackspapillen der Zunge zu sensibilisieren. Sie wird Trockensuppen, Fleisch und Fischerzeugnissen zugesetzt und entfaltet ihre geschmacksverstärkende Wirkung vor allem in salzigen Speisen.

Die Aufnahme größerer Mengen von mehr als 5 g/Tag kann zu Erscheinungen wie Nackensteife, Schwäche und Herzklopfen führen und ist als Chinarestaurant-Syndrom bekannt. Die Reaktion ist von Mensch zu Mensch sehr unterschiedlich.

Eine Sonderform bilden Stoffe, die zur Geschmacksverbesserung eingesetzt werden. Die Lebensmittelindustrie setzt dazu Taurin in Säuglingsnahrung und bilanzierten Diäten ein. Taurin ist das Oxidationsprodukt der schwefelhaltigen Aminosäure Cystein.

3.3 Getränke

3.3.1 Wasser

Aufgaben im Körper

Wasser ist der mengenmäßig größte anorganische Bestandteil des menschlichen Körpers und für die Lebenserhaltung von außerordentlicher Bedeutung. Der prozentuale Wasseranteil ist vor allem vom Alter abhängig. Bei einem Neugeborenen beträgt er etwa 75–80 %, fällt dann kontinuierlich ab und beträgt beim Erwachsenen 50–60 %. Im hohen Alter ist nicht selten mit einem noch geringeren Wert zu rechnen (○ s. Abb. 3.8).

Während der Organismus je nach vorhandenen Fettreserven tage- und monatelang auf die Zufuhr fester Nahrung verzichten kann und dabei auf seine Energiedepots zurückgreift, wie z. B. beim Fasten, ist ein Verlust von Flüssigkeit nur kurzzeitig kompensierbar. Die Wasserregulation erfolgt über das Durstzentrum im Hypothalamus (Teil des Zwischenhirns). Dort gebildete Hormone steuern zusammen mit der Niere das Durstgefühl. Dies entsteht, wenn der Organismus etwa 0,5 % seines Gewichts an Wasser verliert. Durchfall, Erbrechen, Fieber oder starkes Schwitzen sind mit größeren Wasserverlusten verbunden, sodass in diesen Fällen der Wasserbedarf auf mehrere Liter pro Tag ansteigen kann. Flüssigkeitsverluste von 10 % bewirken Verwirrtheitszustände. Bei mehr als 20 % tritt der Tod durch das Versagen von Organfunktionen ein.

Unter physiologischen Bedingungen reguliert der Körper seinen Wasserhaushalt so, dass er nur unwesentlich vom Gesamtgewicht abweicht. Ein Zuviel an Flüssigkeitszufuhr kann bei Gesunden praktisch nicht auftreten, da die Nieren überschüssige Mengen ausscheiden können. Bei Kranken können Herz und Nieren belastet werden.

Die Aufgaben des Wassers sind vielfältig und eng verbunden mit der physiologischen Bedeutung im Körper:

- **Wasser dient als Lösungsmittel.** Die Resorption von Nährstoffen ins Blut ist nur möglich, wenn die Stoffe in Wasser gelöst sind.
- **Wasser ist Baustoff.** Es ist Strukturbestandteil von Polysacchariden und Eiweißen.
- **Wasser ist Transportmittel.** Die Körperflüssigkeiten transportieren u. a. Nährstoffe und Sauerstoff zu den Zellen und Abbauprodukte zu den Ausscheidungsorganen.

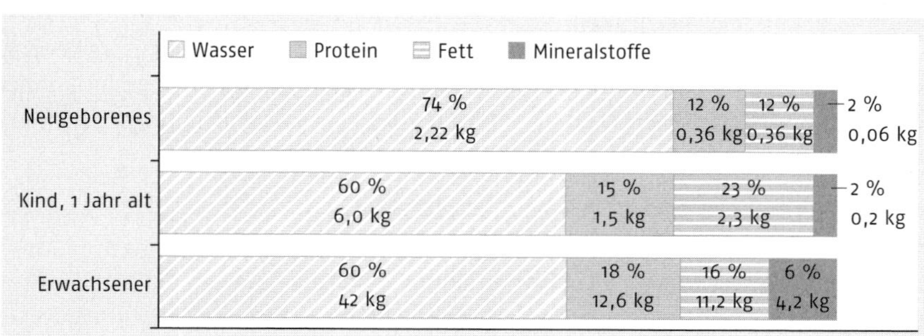

○ **Abb. 3.8:** Veränderungen der Körperzusammensetzung bis zum Erwachsenenalter

Wassermangel würde sehr schnell zu Vergiftungen durch die Abbauprodukte führen.

- **Wasser ermöglicht die Wärmeregulation.** Für die Aufrechterhaltung aller Körperfunktionen sind wir an eine möglichst konstante Körpertemperatur von ca. 36,5–37 °C gebunden. Bei hohen Temperaturen und/oder körperlicher Arbeit kann durch Schweiß pro Stunde bis zu 1,5 l Wasser ausgeschieden werden. Durch die Verdunstung des Wassers wird Wärme verbraucht, die Haut kühlt ab, und die Körpertemperatur fällt.
- **Wasser ist Reaktionspartner** bei enzymatischen Prozessen.

Verteilung im Körper

Wasser verteilt sich im Körper auf die folgenden Räume:

- **Intrazellulärer Raum.** Innerhalb der Zellen ist der Hauptanteil der Körperflüssigkeit gebunden.
- **Extrazellulärer Raum.** Es werden zwei Bereiche unterschieden, das Blutplasma und die Gewebsflüssigkeit. Letztere befindet sich als interstitielle Flüssigkeit zwischen den Zellen und sorgt für Nährstoffzufuhr und Abtransport der Stoffwechselendprodukte. Damit ist eine Verbindung zwischen Blutplasma und Zellflüssigkeit hergestellt.
- **Transzellulärer Raum.** Dazu gehören die Niere und der Verdauungstrakt. Die im Verdauungstrakt vorhandene Flüssigkeitsmenge wird zum größten Teil im Dickdarm reabsorbiert und wieder ins Blut aufgenommen.

Wasserbilanz

Ein ausgeglichener Wasserhaushalt ist notwendig für die Erfüllung aller bereits genannten Aufgaben. Dieses Gleichgewicht zwischen Flüssigkeitszufuhr und Flüssigkeitsausscheidung wird als Wasserbilanz bezeichnet (○ s. Abb. 3.9). Die durch Haut und Lunge abgegebene durchschnittliche Wassermenge und die Mindestharnmenge von 0,5 l erfordern eine tägliche Mindestflüssigkeitszufuhr von 1–1,5 l.

Ein gesunder Erwachsener sollte täglich 2–2,5 l Flüssigkeit aufnehmen (□ s. Tab. 3.18), wobei sich die Zufuhr aus der Flüssigkeit in Nahrungsmitteln und Getränken sowie aus dem im Stoffwechsel entstehenden Oxidationswasser zusammensetzt. Säuglinge und Kinder haben einen relativ höheren Flüssigkeitsbedarf als Erwachsene, da sie einen höheren Grundumsatz haben. Defizite im Wasserhaushalt können von ihnen schlecht toleriert werden und führen schnell zu Austrocknungserscheinungen.

▶ TIPPS FÜR DIE BERATUNG

Ältere Menschen trinken meist viel zu wenig, weil sie ein vermindertes Durstgefühl haben. Zum Teil reduzieren sie noch, durch Inkontinenzprobleme geplagt, die Flüssigkeitszufuhr. Ihr Flüssigkeitsbedarf bleibt jedoch gleich oder steigt sogar noch leicht an, weshalb sie zu einer ausreichenden Flüssigkeitszufuhr motiviert werden sollten.

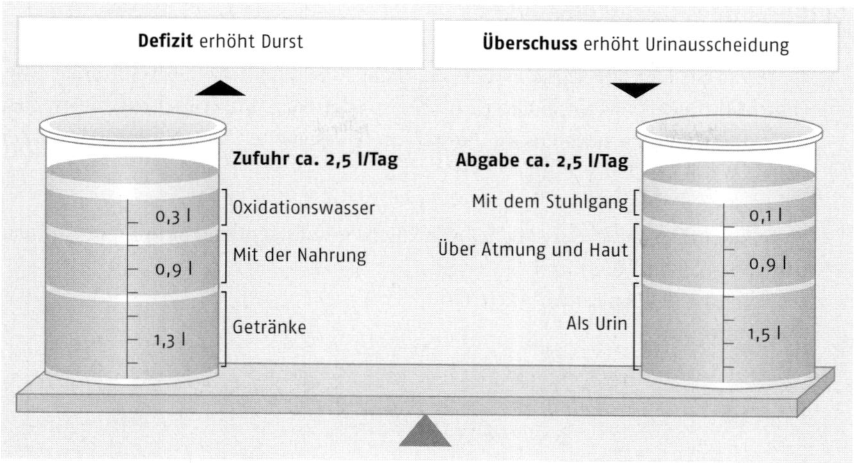

○ **Abb. 3.9:** Wasserbilanz des Körpers

□ **Tab. 3.18:** Empfehlenswerte Wasserzufuhr pro kg Körpergewicht pro Tag

Alter	ml Wasser
Säuglinge	140 bis 110
Kinder 1 bis unter 4 Jahre	110
Kinder 4 bis unter 7 Jahre	90
Kinder 7 bis unter 10 Jahre	65
Kinder 10 bis unter 13 Jahre	50
Kinder 13 bis unter 15 Jahre	40
Jugendliche	35
Erwachsene	30 bis 25
Schwangere	35
Stillende	45

Unphysiologische Wasserverluste entstehen durch Fieber, Blutverlust, Durchfall, Erbrechen, bei starkem Schwitzen und nach großflächigen Verbrennungen. Wird der Wassermangel nicht ausgeglichen, verändert sich die Konzentration der Körperflüssigkeiten; sie dicken ein. Die Folgen sind Schwäche, Schwindel, Mattigkeit, Kreislaufversagen. Im schlimmsten Fall kommt es zum Nierenversagen und zum Erliegen aller im Abschnitt »Aufgaben des Wassers im Körper« beschriebenen Funktionen.

Deckung des Flüssigkeitsbedarfs

Die Deckung des Flüssigkeitsbedarfs erfolgt nicht ausschließlich durch Getränke. Etwa die Hälfte des Bedarfs wird bei einer Mischkost über Nahrungsmittel zugeführt; etwa 1–1,5 l sollten aber mindestens in Form von Flüssigkeiten aufgenommen werden (○ s. Abb. 3.10 und 3.11).

Der jeweilige individuelle Flüssigkeitsbedarf wird von folgenden Faktoren beeinflusst:

- Klima,
- Arbeitsleistung/körperliche Aktivität,
- Kochsalzzufuhr,
- Alter.

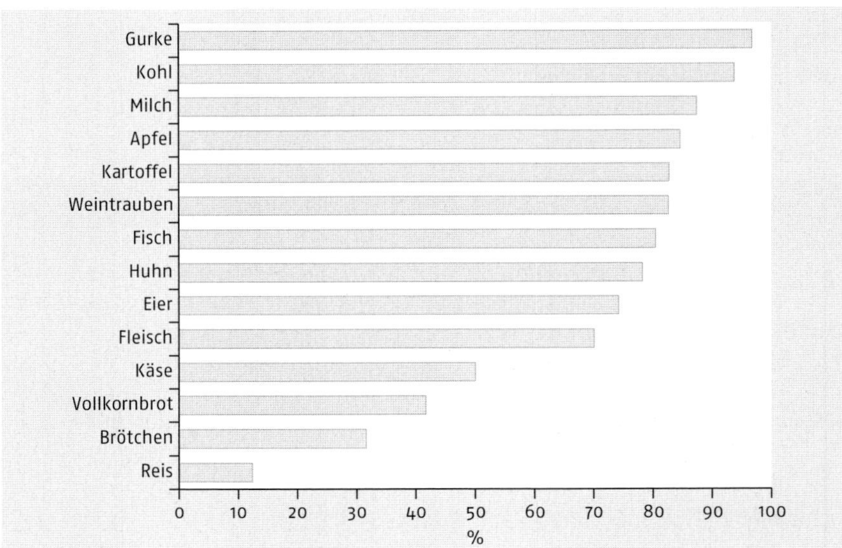

○ **Abb. 3.10:** Wasseranteil von Lebensmitteln in Prozent

Morgens	Vormittags	Mittags	Nachmittags	Abends
▶ Tee ▶ Milchkaffee ▶ Kakao	▶ Mineralwasser ▶ Fruchtsaft ▶ Gemüsesaft ▶ Milch ▶ Buttermilch	▶ Suppe ▶ Brühe ▶ Mineralwasser ▶ Saftschorle	▶ Tee ▶ Milchkaffee ▶ Schorle ▶ Saft	▶ Tee ▶ Weinschorle ▶ Saftschorle ▶ Bier
300 ml +	400 ml +	350 ml +	300 ml +	350 ml

○ **Abb. 3.11:** Tägliche Flüssigkeitszufuhr

Für die Flüssigkeitszufuhr geeignete Getränke sind:
- ungesüßter (Kräuter-)Tee, Mineral-, Quell- und Tafelwasser,
- Gemüsesäfte, Obstsäfte, eventuell verdünnt mit Wasser,
- fettarme Milch, Buttermilch,
- Leitungswasser.

TIPPS FÜR DIE BERATUNG

Leitungswasser kann in Deutschland fast überall getrunken werden. Als ein gut kontrolliertes Lebensmittel unterliegt es der Trinkwasserverordnung, die strenge Grenzwerte enthält. Es ist nicht als Trinkwasser geeignet, wenn noch Bleileitungen (in alten Wohnhäusern) vorhanden sind.

Für die Flüssigkeitszufuhr ungeeignete Getränke sind:
- energiereiche, vitamin- und mineralstoffarme Getränke wie Cola-Getränke, Limonaden,
- Bier,
- Fruchtsaftgetränke und -nektare,
- Wein, Spirituosen.

Hinweise für die Beratung

Für die Beratung kristallisieren sich folgende Zielgruppen oder Situationen heraus, bei denen die ausreichende Zufuhr von Flüssigkeit unter Umständen existentielle Bedeutung erlangen kann:
- Bei **älteren Menschen** ist die Flüssigkeitszufuhr durch ein vermindertes Durstgefühl meist unzureichend.
- **Säuglinge und Kleinkinder** benötigen, bezogen auf ihr Körpergewicht, große Mengen an Flüssigkeit. Flüssigkeitsverluste führen schnell zu lebensbedrohlichen Zuständen wie Austrocknung und Nierenversagen.
- Bei **Reduktionsdiäten** muss besonders an eine ausreichende Flüssigkeitszufuhr erinnert werden. Je weniger gegessen wird, desto mehr muss getrunken werden, um den Stoffwechsel aufrechtzuerhalten. Außerdem reduziert die Flüssigkeit das aufkommende Hungergefühl.
- **Fieber** bedeutet immer verstärkte Flüssigkeitsabgabe durch Schweißbildung. Bei Durchfällen (Diarrhöen) müssen die Flüssigkeitsverluste ausgeglichen werden.
- **Obstipationen** beruhen oft auf einer unzureichenden Flüssigkeitsaufnahme. Generell ist auf die ausreichende Zufuhr von geeigneten Getränken, eventuell kombiniert mit Ballaststoffen hinzuweisen.
- **Erbrechen,** insbesondere langanhaltendes, bedeutet Verlust von Flüssigkeit und Elektrolyten. Bei Säuglingen, Kleinkindern und älteren Menschen führt es sehr schnell zu Austrocknungserscheinungen. Wenn die orale Zufuhr von Getränken nicht möglich ist, muss dringend zu einem Arztbesuch geraten werden, um unter Umständen eine parenterale Zufuhr einzuleiten.

3.3.2 Kaffee

Anbau und Inhaltsstoffe

Kaffeebohnen sind die Samen des Kaffeestrauchs. Die Anbaugebiete liegen in den tropischen und subtropischen Zonen längs des Äquators. Hauptanbaugebiete sind Brasilien und Kolumbien in Südamerika.

Nach der Ernte werden die Bohnen vom Fruchtfleisch getrennt. Die grünen Kaffeebohnen kommen als Rohkaffee in den Handel und werden erst in den Konsumländern geröstet. Die wichtigsten Inhaltsstoffe des Kaffees sind Coffein, Chlorogensäure und Trigonellin. Die Kaffeebohnen erhalten dadurch die braune Farbe und entfalten eine Reihe von Röst-, Farb- und Bitterstoffen, die den Kaffeetrinkern den feinen Geruch und Geschmack bringen. Kaffee ist nahezu kalorienfrei.

Physiologische Wirkungen der Bestandteile

Coffein. Es bewirkt die Ausschüttung von Adrenalin. Dadurch kommt es zum verstärkten Glykogen- und Fettabbau, zu einer allgemeinen Stimulierung des Zentralnervensystems, der Steigerung der Herztätigkeit und zur Steigerung der Darmperistaltik. Eine weitere Wirkung ist die Anregung der Nierentätigkeit und eine dadurch vermehrte Harnausscheidung. Jedoch beeinflusst regelmäßiger und gleichmäßiger Konsum von Kaffee den Flüssigkeitshaushalt allein durch die mit dem Kaffee zugeführten Wassermenge. Bei einmaligem Genuss kleiner Mengen von Kaffee reichen 24 Stunden aus, um die diuretische Wirkung des Coffeins durch Gegenregulationsmechanismen zu kompensieren. Damit ist Kaffee ein wichtiger Teil der täglichen Gesamt-Wasserzufuhr und kann in der Regel wie jedes andere Getränk behandelt werden. Einem moderaten Genuss von etwa vier Tassen pro Tag kann auch unter dem Aspekt der Coffeinzufuhr keine nachteilige Wirkung bei der Entstehung und Entwicklung von Bluthochdruck nachgesagt werden.

Eine tödliche Dosis von Coffein liegt beim Erwachsenen bei etwa 11 g und würde einer Menge von 150 Tassen Kaffee entsprechen, die in relativ kurzer Zeit aufgenommen werden müssten.

Chlorogensäure. Chlorogensäure ist die Gerbsäure des Kaffees und wird je nach Röstungsgrad unterschiedlich abgebaut. Sie bewirkt die dunkle Färbung des Kaffees und kann bei empfindlichen Personen die Magenschleimhaut reizen und Sodbrennen hervorrufen. Bei milden Kaffeesorten werden Reizstoffe, die beim Rösten entstehen, entfernt.

Trigonellin. Trigonellin wird beim Röstvorgang teilweise in Nicotinsäure, ein Vitamin der B-Gruppe umgewandelt.

3.3.3 Tee

Teesorten

Schwarzer Tee. Als schwarzer Tee sind die getrockneten, vollfermentierten Blätter des Teestrauches zu bezeichnen.

Grüner Tee. Beim grünen Tee entfällt die Fermentierung. Die Teeblätter werden nur getrocknet.

Aromatisierter Tee. Aromatisierter Tee auf der Basis von schwarzem Tee erfreut sich zunehmender Beliebtheit. Er wird hergestellt durch Zusatz von Blüten, aromatischen Pflanzenteilen oder naturidentischen (künstlichen) Aromen, die den spezifischen Geschmack ergeben.

Kräutertee, Früchtetee. Andere Inhaltsstoffe und Wirkungen besitzen Kräutertees und Früchtetees, die durch Trocknung von Pflanzenbestandteilen hergestellt werden und zum großen Teil vielfältige gesundheitsfördernde Bestandteile besitzen. Sie sind geeignete Getränke für die Deckung des Flüssigkeitsbedarfs des Körpers (s. Kap. 3.3.1).

Bestandteile

Schwarzer und grüner Tee enthalten als wichtige Bestandteile Coffein (Tein) und Gerbsäure. Das Coffein liegt im Tee an Gerbsäure und Aminosäuren gebunden vor und wird somit nur verzögert freigegeben. Dies erklärt seine milde, anregende Wirkung, die jedoch länger anhält. Tee (als Getränk) enthält weniger Coffein als gleiche Mengen an Kaffee. So findet man beispielsweise in einem Liter Bohnenkaffee 350–1100 mg Coffein, in der gleichen Menge schwarzem Tee 150–350 mg. Die Gerbstoffe wirken im Magen und Darm beruhigend und adstringierend und erklären die Anwendung von Tee bei Durchfall (Diarrhö). Tee ist kalium- und fluoridreich und enthält je nach Extraktionszeit eine Vielzahl antioxidativ wirkender Polyphenole (Gerbstoffe).

Wirkungen auf das Zentralnervensystem
Schwarzer und grüner Tee

- **Anregende Wirkung:** Tee nur 2–3 Minuten ziehen lassen; bereits nach dieser Zeit geht der überwiegende Teil des Coffeins in den Teeaufguss über, jedoch nur ein geringerer Teil an Gerbstoffen, die die Coffeinwirkung verringern würden.
- **Beruhigende Wirkung:** Tee 4–5 Minuten ziehen lassen; durch den höheren Anteil an Gerbstoffen wird die Coffeinwirkung abgeschwächt. Die beruhigende Wirkung bezieht sich auch auf den Magen und Darm und wird bei Diarrhö ausgenutzt. Inwieweit Coffein auf den Schlaf wirkt, ist sehr unterschiedlich und hängt zum großen Teil mit einem Gewöhnungseffekt zusammen.

Kräuter- und Früchtetees sind coffeinfrei und haben keine Wirkungen auf das Nervensystem.

3.3.4 Alkohol

Verbrauch

Alkoholische Getränke werden in unserem Kulturkreis seit Jahrtausenden als Genussmittel verwendet. Zu feiern gibt es nicht selten etwas und als Stimulans in geselliger Runde wird auf Alkohol ungern verzichtet. In der Bundesrepublik hat der Alkoholkonsum in den letzten Jahrzehnten jedoch Ausmaße angenommen, die längst die Rolle als Stimulans zu festlichen Anlässen sprengen: der Verbrauch in Deutschland liegt zur Zeit bei etwa 10,3 Liter Reinalkohol pro Kopf (Säuglinge und alte Menschen eingeschlossen). Insbesondere die Gruppe der Männer zwischen 25 und 50 Jahren erreicht dabei die höchsten Werte. Bei den jungen Erwachsenen (bis zum 25. Lebensjahr) geht der Alkoholkonsum leicht zurück. Dies könnte aber darin begründet sein, dass der Ersatz in Form anderer Drogen wie z. B. Cannabis und Ecstasy existiert. Die Bundesrepublik Deutschland nimmt dennoch weltweit einen der vordersten Plätze beim Alkoholkonsum ein.

Im Gegensatz zum illegalen Drogenkonsum kann die Droge Alkohol zu moderaten Preisen erworben und konsumiert werden (was nicht zuletzt auch dem Staat erhebliche Gelder über die Alkoholsteuer einbringt). Die Fähigkeit, Alkohol mäßig zu trinken und dabei zu genießen, haben viele Menschen verloren. Der Übergang zum süchtigen Trinken, bei dem die getrunkene Menge stets erhöht werden muss, ist fließend. Neben gesundheitlichen Problemen erwachsen für die Betroffenen und deren Familien vor allem Probleme im psycho-sozialen Bereich. Krisensituationen sind vorprogrammiert. In vielen Fällen werden sich Alkoholiker und ihre Angehörigen ihrer Lage gar nicht, oder erst sehr spät, bewusst, da beim Alkohol eine große soziale Toleranz besteht und ein regelmäßiger Alkoholkonsum oft noch dem »Normalkonsum« zugeordnet wird. Wer sich schließlich seine eigene Abhängigkeit eingesteht und zu einer Therapie entschließt, beginnt einen mühsamen und von vielen Rückfällen gezeichneten Weg. Nur bei etwa einem Drittel der Behandlungswilligen hinterlässt eine Therapie einen dauerhaften Erfolg.

Zahlen und Fakten zum Thema Alkohol in der Bundesrepublik (Blaues Kreuz in Deutschland, 2000)

- 12 % der Arbeitnehmer trinken täglich Alkohol am Arbeitsplatz,
- 25 % aller Arbeitsunfälle sind alkoholbedingt,
- Missbrauch von Alkohol besteht bei etwa 2,7 Millionen Menschen,
- Abhängigkeit besteht bei etwa 1,5 Millionen Menschen,
- 42 000 Personen sterben jährlich an Alkohol und seinen Folgeerscheinungen,
- Alkoholprobleme verursachen jährlich einen gesamtwirtschaftlichen Schaden von rund 40 Milliarden Euro.

Stoffwechsel des Alkohols im Körper

Die Resorption des Alkohols erfolgt schnell und praktisch vollständig. Ein kleiner Teil wird bereits in der Mundhöhle über die Schleimhaut aufgenommen. Hauptort der Resorption sind der Magen- (ca. 20 %) und der Darmbereich (ca. 80 %). Wie schnell der Alkohol ins Blut aufgenommen wird, hängt von vielen Faktoren ab.

Eine **Beschleunigung der Resorption** tritt ein beim Genuss von warmen und/oder zuckerhaltigen Getränken (Glühwein, Punsch), bei Anwesenheit von Kohlensäure (Sekt), beim schnellen Trinken auf leeren Magen. Schließlich sind das Körpergewicht und der allgemeine Gesundheitszustand ebenfalls Faktoren, die Einfluss auf die Resorptionsgeschwindigkeit haben. Eine Verlangsamung der Resorption erreicht man durch Trinken auf vollen Magen, wobei besonders die Anwesenheit von Milch, Proteinen, Fetten und schwer verdaulichen Speisen resorptionshemmend wirkt.

Ist der Alkohol im Blut, so verteilt er sich vornehmlich im Körperwasser. Da Frauen weniger Körperwasser haben und somit über weniger Verteilungsraum verfügen, vertragen sie Alkohol schlechter als Männer. Alkohol hat zudem die Fähigkeit, bei Schwangeren die Plazentaschranke zu überwinden und ebenso in die Muttermilch überzugehen.

Als Energielieferant steht Alkohol zwischen den Kohlenhydraten und den Fetten (ein Gramm Alkohol liefert 30 kJ/7,1 kcal). Allerdings unterscheidet sich Alkohol in den folgenden Punkten von den beiden anderen Nährstoffen:

- Abbau erfolgt fast ausschließlich in der Leber (zu 85 %). Nur dort steht das alkoholabbauende Enzym, die Alkohol-Dehydrogenase, zur Verfügung.
- Geringe Verstoffwechselung. Bis zu 10 % werden über Nieren, Lunge, Haut, Schweiß, Speichel, Magen- und Gallensaft ausgeschieden.
- Keine Speicherung als Glykogen.

Der Abbau des Alkohols in der Leber erfolgt, unabhängig von der aufgenommenen Menge, gleichmäßig. Die Alkohol-Dehydrogenase baut Alkohol zum toxischen Acetaldehyd ab. Die weitere Umwandlung erfolgt unter dem Einfluss der Acetaldehyd-Dehydrogenase über Essigsäure zu Acetyl-CoA. Letzteres wird zu CO_2 und H_2O oxidiert, es können aber auch Fettsäuren synthetisiert werden. Erwachsene können so pro Stunde maximal 175 mg Alkohol pro kg Körpergewicht über den Stoffwechsel eliminieren, d. h., unabhängig von der Blutalkohol-Konzentration werden pro Stunde ca. 0,1–0,2 Promille abgebaut und ausgeschieden (○ s. Abb. 3.12).

Gesundheitliche Auswirkungen des Alkoholkonsums

Als Vergiftungsschwelle wird beim Erwachsenen eine Blutalkoholkonzentration von 1,4 Promille angegeben. Dies entspricht ungefähr vier Flaschen Normalbier oder acht Schnäpsen. Je weiter der Blutalkoholspiegel ansteigt, desto extremer sind die Auswirkungen auf das zentrale Nervensystem bzw. die Körperfunktionen. Ab 2 Promille beobachtet man eine erhebliche Bewusstseinstrübung, motorische Zentren werden gelähmt, ein narkoseähnlicher Zustand zeichnet sich ab. Die Zurechnungsfähigkeit ist gänzlich aufgehoben. Akute Lebensgefahr besteht ab einer Schwelle von ca. 3 Promille, ein Blutalkoholgehalt von 4–5 Promille gilt als tödlich.

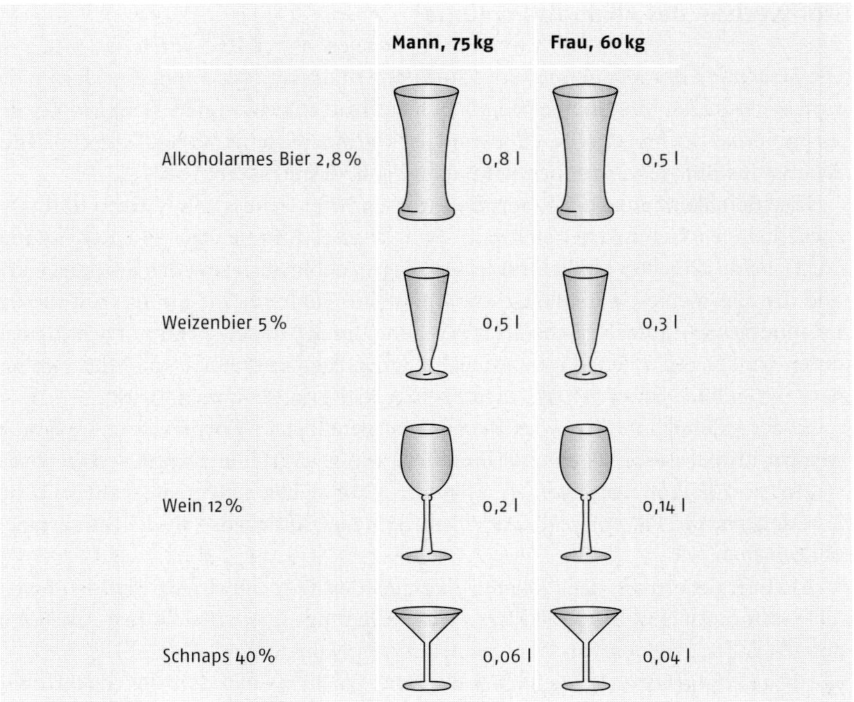

○ **Abb. 3.12:** Wie viel alkoholisches Getränk ergibt 0,5 Promille?

Die Wirkungen des Alkohols auf den Organismus als Folge eines Dauerkonsums sind vielfältig und sollen im Folgenden dargestellt werden:

- Mangelerscheinungen an Vitaminen und Mineralstoffen und anderen essenziellen Begleitstoffen treten auf, da Alkohol diese, mit Ausnahme vom Bier, nicht enthält.
- Alkoholische Getränke führen dem Körper nur »leere« Kalorien zu und begünstigen Übergewicht und Fettsucht.
- Erhöhter, regelmäßiger Alkoholkonsum führt zu Schäden an der Magen- und Dünndarmschleimhaut. Die Folge ist eine generell schlechtere Resorption, die sich insbesondere bei den Vitaminen und Mineralstoffen nachweisen lässt. Anämien sind die Folge des Mangels an Vitamin B_6, B_{12} und Folsäure, Nervenfunktionsstörungen werden durch einen Mangel an Vitamin B_1 verursacht. Nervenschäden äußern sich in Zittern, Lähmungen und Bewegungsstörungen.
- Der Mangel an Mineralstoffen wird durch eine vermehrte Mineralstoffausscheidung der Nieren verschärft. Man sieht in der erhöhten Mineralstoffabgabe der Niere ein Indiz für eine durch den Alkohol verursachte Nierenschädigung.
- Die Leber ist als Hauptabbauorgan des Alkohols besonders betroffen. Dabei ist es nicht nur der Alkohol, sondern vor allen Dingen Acetaldehyd, das toxisch wirkt. Bei regelmäßiger Aufnahme von mehr als 20 g Alkohol pro Tag bei Frauen und mehr als 40 g Alkohol bei Männern muss mit Schädigungen in Form einer alkoholischen Hepatitis oder einer Fettleber gerechnet werden. Beide Erkrankungen können sich zur

Leberzirrhose entwickeln. Darunter versteht man einen narbigen Gewebeumbau, der verbunden ist mit einer zunehmenden Funktionseinschränkung der Leber. Dies führt schließlich zum Versagen des Organs mit Todesfolge (s. Kap. 5.5.1).

- Bei regelmäßigem und erhöhtem Alkoholkonsum kann es zu einer sehr schmerzhaften Entzündung der Bauchspeicheldrüse (Pankreatitis) kommen, die rasch in eine chronische Verlaufsform mündet (s. Kap. 5.6.1 und 5.6.2).
- Alkohol erhöht das Risiko, an Krebs zu erkranken. Mit Sicherheit weiß man, dass Alkohol die Krebsentstehung im Mund, Rachen, Kehlkopf, Speiseröhre, Leber und im Pankreas fördert. Die Rolle des Alkohols bei der Krebsentstehung in anderen Organen ist noch nicht abschließend geklärt.
- Alkohol beeinflusst bereits bestehende Krankheiten. So führt Alkohol bei Diabetikern zur Unterzuckerung (Hypoglykämie) und bei Gichtkranken zur Verringerung der Harnsäureausscheidung, in deren Folge ein Gichtanfall ausgelöst werden kann.
- Frauen sollten in der Schwangerschaft ganz auf Alkohol verzichten, da Alkohol und seine Abbauprodukte über den Mutterkuchen (Plazenta) zum Ungeborenen gelangen. Alkoholikerinnen bringen zu einem hohen Prozentsatz untergewichtige Kinder zur Welt, denen körperliche und geistige Entwicklungsstörungen und körperliche Missbildungen drohen. Der medizinische Fachausdruck heißt bei solchen Erscheinungen »Alkoholembryopathie«. In der Bundesrepublik schätzt man, dass jedes dreihundertste Neugeborene von diesen Schäden betroffen ist.

Empfehlungen für die Beratung

Erkenntnisse für die negativen Wirkungen regelmäßigen und hohen Alkoholkonsums sind ausreichend belegt. Es existieren jedoch auch zahlreiche Studienergebnisse über positive Auswirkungen moderater Mengen Alkohols, z. B. zum Anregen des Appetits, zur Verbesserung der Verdauungstätigkeit und zur Beeinflussung von Herz-Kreislauferkrankungen. Bei Rotwein hat man z. B. herausgefunden, dass besonders die in Eichenfässern gelagerten Sorten (en barrique) Inhaltsstoffe besitzen, die einen positiven Einfluss auf die Reduktion von Erkrankungen des Herzens und der Gefäße sowie bestimmter Krebserkrankungen aufweisen. Die gesundheitlich wertvolle Trinkmenge liegt bei 1–2 Gläsern Wein pro Tag. Das Risiko erhöht sich bei Trinkmengen von mehr als 4 Gläsern pro Tag und bei Rauchern.

Trotzdem können solche Ergebnisse nicht isoliert betrachtet werden, denn Alkohol erhöht das Risiko für Schlaganfall und für Krebserkrankungen der Speiseröhre, des Magens und der Leber. Wenn Frauen 12 g Alkohol pro Tag trinken, haben sie ein um 40 % höheres Brustkrebsrisiko, bei 24 g pro Tag steigt dieses Risiko auf 70 %.

▶ TIPPS FÜR DIE BERATUNG

Empfohlene, maximale Alkoholmenge

Die Deutsche Gesellschaft für Ernährung rät, Alkohol nur mäßig und nicht regelmäßig zu trinken und Trinkmengen von 10 g Alkohol bei Frauen pro Tag nicht zu überschreiten. Männer sollten nicht mehr als 20 g Alkohol pro Tag trinken. Das entspricht bei ihnen 0,5 Liter Bier oder 0,25 Litern Wein, bei den Frauen entsprechend die Hälfte.

Wiederholungsfragen

1. Erläutern Sie die Rolle des Insulins im Stoffwechsel. Welche Empfehlungen würden Sie geben, um eine sinnvolle und ausreichende Versorgung mit kohlenhydrathaltigen Lebensmittel zu gewährleisten?
2. Überlegen Sie, in welchen Fällen Apothekenkunden die Verwendung von MCT-Fetten empfohlen wird.
3. Geben Sie Tipps zur Reduzierung der Fettzufuhr und zur Auswahl geeigneter Fettsorten bei bestimmten Erkrankungen.
4. Welche praktische Bedeutung hat die Kenntnis der biologischen Eiweißwertigkeit eines Nahrungsmittels? Geben Sie Tipps für eine sinnvolle Deckung des Eiweißbedarfs bei älteren Menschen und bei Sportlern.
5. Überlegen Sie, wie ein Kaliummangel entstehen kann und inwieweit Kalium als Gegenspieler von Natrium wirkt.
6. Weshalb wird Schwangeren, Stillenden und Sportlern eine ausreichende Magnesiumzufuhr empfohlen? An welchen Symptomen kann man einen Mangel erkennen?
7. Die Bundesrepublik Deutschland gilt als Iodmangelgebiet. Welche Folgen hat eine unzureichende Deckung des Bedarfs und welche Empfehlungen können Sie geben?
8. In Vitaminpräparaten sind oft die Vitamine A und E enthalten? Erläutern Sie deren Wirkung im Körper. Für welche Personengruppe ist die überhöhte Aufnahme von Vitamin A problematisch? Geben Sie Empfehlungen zur Deckung des Bedarfs an beiden Vitaminen mit Lebensmitteln.
9. Welche Rolle spielt Vitamin D im Knochenhaushalt? Bei welchen Personen ist die Bedarfsdeckung an Vitamin D oft problematisch und wie kann man einem Mangel vorbeugen?
10. Warum ist es wichtig, dass Frauen, die schwanger werden möchten/könnten, an eine ausreichende Folsäureversorgung denken sollten? Begründen Sie!
11. Setzen Sie sich mit dem Begriff der sekundären Pflanzenstoffe auseinander. Welche gesundheitsfördernden Wirkungen besitzen sie? Welche Ernährungsweise sichert eine ausreichende Versorgung?
12. Was sind Ballaststoffe? Nennen Sie 3 Beispiele und ihre Wirkungsweise im Verdauungstrakt des Menschen. Für welche therapeutische Zwecke lässt sich die Wirkung der Ballaststoffe ausnutzen? Diskutieren Sie ein konkretes Beschwerdebild. Wie würden Sie beraten?
13. Weshalb ist ein ausgeglichener Wasserhaushalt für den Organismus notwendig? Wodurch entsteht Flüssigkeitsmangel im Körper und welche negativen Folgen können sich daraus ergeben?
14. Überlegen Sie, bei welchen Personengruppen in Bezug auf die Flüssigkeitszufuhr besonders aufmerksam beraten werden sollte. Begründen Sie Ihre Antwort.

15. Welchen Personen empfehlen Sie
    a) entkoffeinierten Kaffee
    b) säurearmen Kaffee
16. Wovon hängt der Alkoholgehalt im Blut ab, und wodurch wird das Tempo der Alkoholresorption beeinflusst?
17. Diskutieren Sie das Für und Wider von moderatem Alkoholgenuss.

4 Ernährungsformen

4.1 Empfehlungen der Deutschen Gesellschaft für Ernährung

Die Ernährung nach den Empfehlungen der Deutschen Gesellschaft für Ernährung e. V. (DGE) soll dazu beitragen, die Aufnahme von Nährstoffen dem gegenwärtigen Stand der Ernährungswissenschaft anzupassen. Eine in diesem Sinne praktizierte Ernährung ist eine mengen- und sortenmäßige Auswahl an Lebensmitteln, die den Körper mit allen lebenswichtigen Nährstoffen versorgt. Dies erfordert Vielfältigkeit an Lebensmitteln in den richtigen Mengen.

Die DGE hat Lebensmittel in sieben Gruppen eingeteilt. Die Lebensmittel einer Gruppe haben jeweils gemeinsame Eigenschaften und sind in einem Kreis angeordnet, der symbolisieren soll, dass alle Lebensmittel nur zusammen zu einer gesunden Ernährung beitragen. Täglich sollten aus jeder Gruppe des Lebensmittelkreises Produkte ausgewählt und gegessen werden (○ s. Abb. 4.1).

Im Ergebnis groß angelegter epidemiologischer Studien, die den günstigen Effekt einer pflanzenbetonten Ernährung im Rahmen der Prävention ernährungsabhängiger Erkrankungen belegen, wurde 2000 von der DGE die Empfehlung für den Verzehr von Obst und Gemüse auf täglich 650 g erhöht (siehe Gruppe 2 und 3 des Ernährungskreises). Für alle weiteren Lebensmittelgruppen wurden die bisher empfohlenen Verzehrsmengen beibehalten. Sie sollen richtungsweisend und nicht als genaue Mengenvorgaben verstanden werden. Studien zur Umsetzbarkeit dieser neuen Empfehlungen machten deutlich, dass die Empfehlungen der DGE zum Verzehr von Obst und Gemüse mit den in Deutschland üblichen Ernährungsgewohnheiten erreichbar sind, wenn diese in Richtung einer pflanzlich betonten Kost umgestellt oder angepasst werden. Zu über-

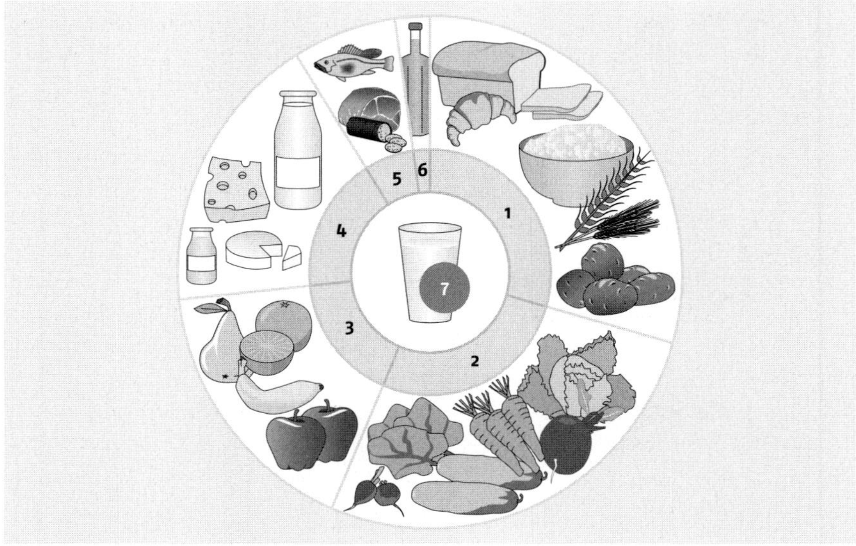

○ **Abb. 4.1:** Ernährungskreis der DGE (schematisch)

prüfen ist, ob bei der Erhöhung der Nahrungsmittel von Gruppe 2 und 3 die Aufnahme der empfohlenen Mengen aus den anderen Gruppen beibehalten werden kann. Zumindest für Frauen erscheint dies von der Menge und dem Richtwert für die Energieaufnahme her fraglich.

Gruppe 1: Getreide, Getreideprodukte und Kartoffeln

Brot und Backwaren. Sie zählen zu den Grundnahrungsmitteln und sind die Hauptlieferanten von Kohlenhydraten, Ballaststoffen, Vitaminen und Mineralstoffen. Zu den wichtigsten Getreidearten zählen Weizen, Roggen, Gerste und Hafer. Brot liefert den Hauptanteil der B-Vitamine und wichtige Ballaststoffe.
Kartoffeln. Sie zählen zu den wichtigsten Grundnahrungsmitteln da sie reich sind an Kohlenhydraten (Polysaccharide) und Mineralstoffen. Kartoffeln sind eine gute Kaliumquelle und enthalten Magnesium. Der Vitamingehalt nimmt im Laufe der Lagerungszeit ab.
Ernährungsempfehlungen. Täglich sollte verzehrt werden:
- Brot 200–300 g (4–6 Scheiben) oder Brot 150–250 g (3–5 Scheiben) und 50–60 g Getreideflocken,
- Kartoffeln 200–250 g (gegart) oder Teigwaren 200–250 g (gegart) oder Reis 150–180 g (gegart).

Produkte aus Vollkorn sollten bevorzugt werden.

Gruppe 2: Gemüse und Hülsenfrüchte

Gemüse. Es ist ein wichtiger Vitamin-, Mineral- und Ballaststofflieferant.
Hülsenfrüchte. Man versteht darunter getrocknete Samen u. a. von Bohnen, Erbsen und Linsen. Sie haben einen hohen Eiweißgehalt, sind reich an Vitaminen, Mineralstoffen und Ballaststoffen. Ihr Fettgehalt ist hoch. Ausgenommen davon sind Sojabohnen. Sprossen sind gekeimte Hülsenfrüchte, die leichtverdauliche Eiweiße enthalten.
Ernährungsempfehlungen. Täglich sollte gegessen werden:
- Gemüse: insgesamt 400 g und mehr; Gemüse 300 g gegart + Rohkost/Salat 100 g oder Gemüse 200 g gegart + Rohkost/Salat 200 g.

Gruppe 3: Obst

Obst. Es enthält je nach Sorte vor allem wichtige Vitamine, Mineralstoffe und Ballaststoffe. Hauptbestandteil des Obstes ist Wasser. Obst ist ein wichtiger Lieferant für Vitamin C.
Ernährungsempfehlungen. Täglich 2–3 Stück/Portionen frisches Obst, möglichst entsprechend der Saison (entspricht etwa 250–300 g bezogen auf ungeputzte Ware), essen. Davon kann täglich eine Portion durch Gemüse- bzw. Obstsaft (aber nicht Fruchtsaftgetränk oder -nektar) ersetzt werden.

Gruppe 4: Milch und Milchprodukte

Milch und Milchprodukte. Sie sind die wichtigsten Calciumlieferanten in unserer Nahrung. Milch enthält fast alle für den Menschen wichtigen Nährstoffe wie Eiweiße, Fette und Kohlenhydrate in Form von Milchzucker (Lactose). Milcheiweiß besitzt eine hohe biologische Eiweißwertigkeit, Milchfett ein breites Spektrum an Fettsäuren. Es ist dank der feinen Emulgierung gut verdaulich. Milchzucker wirkt sich positiv auf die Darmflora aus.

Ernährungsempfehlungen. Täglich 0,25 l fettarme Milch oder Milchprodukte (Joghurt, Sauermilch, Buttermilch) und zwei Scheiben Käse (50–60 g möglichst nicht über 45 % Fett i. Tr.).

▶ **TIPPS FÜR DIE BERATUNG**

Fettgehalt von Käse

Der Fettgehalt von Käse wird auf die Trockenmasse bezogen. Der absolute Fettgehalt ändert sich während der Reifung durch Wasserverdunstung. Der Fettgehalt der Trockenmasse bleibt jedoch konstant. Für die Praxis bedeutet dies: der absolute Fettgehalt ist etwa die Hälfte bis zwei Drittel (Hartkäse) des Fettgehaltes der Trockenmasse.

Gruppe 5: Fleisch, Geflügel, Eier, Fisch

Fleisch. Je nach Tierart, Alter und Fütterung der Tiere enthält es unterschiedliche Mengen an Fett und Eiweiß. Es liefert Eiweiß, Mineralstoffe, vor allem Eisen, das besonders gut vom Körper aufgenommen werden kann.

Fleischerzeugnisse haben einen unterschiedlichen Nährwert, der sich vor allem nach dem Anteil an Fett richtet. Daneben werden eine Reihe anderer Zutaten wie minderwertige Tierbestandteile, Gewürze, Konservierungs-, Farb- und Geschmacksstoffe zugesetzt, die für Allergiker nicht immer unbedenklich sind.

Geflügel. Geflügel hat in der Regel fettärmeres Fleisch als Schlachttiere (außer Mastgans und Ente). Es enthält im Vergleich zu Fleisch von anderen Tieren weniger Eisen.

▶ **TIPPS FÜR DIE BERATUNG**

Salmonellen bei Geflügel

Bei Geflügel gilt: Vorsicht vor Salmonellen. Gefrorenes Geflügel nur im Kühlschrank auftauen und das Auftauwasser weggießen. Geflügel immer gut durchgaren, damit mögliche Krankheitserreger vollständig abgetötet werden.

Eier. Im Ei sind wertvolle Nährstoffe. Der Eiweißgehalt ist im Eigelb höher als im Eiklar. Die biologische Eiweißwertigkeit ist wie bei Milch-, Fleisch und Fischeiweiß sehr hoch. Das Eiklar enthält kaum Fett, jedoch wasserlösliche Vitamine. Das Eigelb ist fettreich und enthält ca. 270 mg Cholesterol pro Eigelb, was den Tagesbedarf eines Erwachsenen leicht übersteigt. Es ist jedoch reich an fettlöslichen Vitaminen.

Fisch. Schon mit 200 g Fisch wird der tägliche Eiweißbedarf gedeckt. Eine wichtige Rolle für die Deckung des Iod- und Selenbedarfs spielen die Seefische. Im Fett dieser

Fische sind wertvolle Fischöle (Omega-3-Fettsäuren) enthalten, die einen positiven Effekt auf den Cholesterolspiegel und damit auf das Gefäßsystem des Menschen haben.

Fischerzeugnisse umfassen eine Vielzahl an Produkten, die je nach Zubereitungsart sehr fettreich sein können. Je nach Fischart und Zubereitungsweise wie Fritieren, Backen, Braten oder Kochen kann der Fettgehalt unterschiedlich hoch sein. Sie liefern aber je nach verwendeter Fischart und Zubereitungsweise ebenfalls wertvolles Eiweiß, Mineralstoffe, Fischöle und fettlösliche Vitamine.

Ernährungsempfehlungen. Höchstens zwei- bis dreimal wöchentlich 100–150 g mageres Fleisch; fettarmer Seefisch 80–150 g und fettreicher Seefisch 70 g pro Woche; täglich nicht mehr als 50 g magere Wurst; höchstens 3 Eier pro Woche. Die in Backwaren und Soßen verarbeiteten Eier sind darin eingeschlossen.

Gruppe 6: Fette und Öle

Fette und Öle. Sie können sowohl pflanzlicher als auch tierischer Herkunft sein und sind Träger der fettlöslichen Vitamine A, D, E und K sowie von Geschmacksstoffen. Pflanzliche Fette und Öle enthalten wichtige einfach und mehrfach ungesättigte Fettsäuren, die der Körper nicht selbst bilden kann. Diese Fettsäuren, wie z. B. Linol- und Linolensäure werden als essenzielle Fettsäuren bezeichnet.

Tierische Fette sind arm an zwei- und mehrfach ungesättigten Fettsäuren sowie an fettlöslichen Vitaminen. Ihr relativ hoher Cholesterolanteil verlangt einen sparsamen Einsatz in der Ernährung (s. Kap. 3.1.2). Butter gilt als wichtiges tierisches Fett. Sie ist ein natürliches Gemisch aus Wasser und Fett und besitzt einen hohen Anteil an kurzkettigen Fettsäuren. Butter ist deshalb leichter verdaulich als andere Fette. Je nach Jahreszeit besitzt sie einen unterschiedlichen Gehalt an Vitamin A. So ist der Vitamin-A-Gehalt der Sommerbutter wesentlich höher als der der Winterbutter, da die Kühe frisches Grünfutter erhalten. Im Winter hergestellter Butter wird meist Betacarotin zugesetzt, um die typische »Butterfarbe« zu erzielen.

Ernährungsempfehlungen. Täglich höchstens 40 g Streich- oder Kochfett, z. B. 2 Esslöffel Butter oder Margarine und 1 Esslöffel Pflanzenöl – bevorzugt kaltgepresste Öle.

Gruppe 7: Getränke

Getränke. Die Gruppe der Getränke setzt sich aus alkoholfreien, alkoholhaltigen und koffeinhaltigen Getränken zusammen. Hauptbestandteil der Getränke ist Wasser. Der Nährwert der Getränke unterscheidet sich je nach Produkt erheblich.

Ernährungsempfehlungen. Täglich mindestens 1,5–2 l trinken; Mineralwasser, Kräuter- und Früchtetee sowie verdünnte Obst- und Gemüsesäfte eignen sich am besten zur Deckung des täglichen Flüssigkeitsbedarfs. Alkoholische Getränke sind nicht in den Ernährungskreis aufgenommen. Sie sind Genussmittel und liefern einen beträchtlichen Anteil an Energie (pro g Alkohol 7 kcal). Coffeinhaltige Getränke – Kaffee und Tee – enthalten in unterschiedlicher Menge Coffein, das eine stimulierende Wirkung auf das zentrale Nervensystem besitzt. Weitere Anmerkungen zu Getränken befinden sich im Kapitel 3.3.

Der Ernährungskreis wird durch die 10 Regeln der Deutschen Gesellschaft für Ernährung ergänzt. Diese Regeln sind Hinweise für diejenigen, die bereits über einiges Ernährungswissen verfügen und in der Lage sind, sie in die konkrete Auswahl und Zubereitung der Lebensmittel umzusetzen.

Die 10 Regeln der DGE

1. Vielseitig, aber nicht zu viel essen (möglichst viele verschiedene Lebensmittel, aber kleine Portionen).
2. Weniger Fett und fettreiche Lebensmittel (insgesamt 30 % der Energiezufuhr).
3. Würzig, aber nicht zu salzig.
4. Wenig Süßes.
5. Mehr Vollkornprodukte.
6. Reichlich Gemüse, Kartoffeln und Obst.
7. Weniger tierisches Eiweiß.
8. Trinken mit Verstand.
9. Öfters kleinere Mahlzeiten.
10. Schmackhaft und schonend zubereiten.

Manche Lebensumstände wie Wachstum, Alter, Schwangerschaft, Stillzeit oder Erkrankungen wie Diabetes, Herz-Kreislauf-Erkrankungen und Verstopfung stellen jedoch spezielle Anforderungen an die Ernährung und werden im Kapitel 4.3 bzw. 5 besprochen.

4.2 Alternative Ernährungsformen

4.2.1 Vollwert-Ernährung

Prinzipien

Die Vollwert-Ernährung, wie sie heute empfohlen wird, hat sich in Jahrzehnten entwickelt. Als ihr wichtigster Begründer gilt Bircher-Benner.

MERKE

Vollwert-Ernährung ist eine überwiegend lacto-vegetabile Ernährungsweise (s. Kap. 4.2.2), bei der gering verarbeitete Lebensmittel bevorzugt werden. Die Zubereitung erfolgt mit wenig Fett und schonenden Verfahren aus möglichst frischen Lebensmitteln.

Neben dem gesundheitlichen Aspekt der Nahrung werden auch die Umweltverträglichkeit und die Sozialverträglichkeit des Ernährungssystems bei der Vollwert-Ernährung berücksichtigt. Dies bedeutet, dass möglichst Erzeugnisse regionaler Herkunft verwendet werden, die möglichst aus einer ökologisch anerkannten landwirtschaftlichen Produktion stammen (z. B. Demeter, Bioland, Gäa) und entsprechend der Jahreszeit ausgewählt werden. Anhänger der Vollwert-Ernährung achten auf unverpackte bzw. ökologisch sinnvoll verpackte Waren und auf Produkte aus einem sozial fairen Handel mit den Produzenten.

Wertigkeit der Lebensmittel

Die hauptsächlich verwendeten Lebensmittel sind Vollkornprodukte, Gemüse und Obst, Kartoffeln, Hülsenfrüchte, sowie Milch und Milcherzeugnisse. Fleisch und Wurstwaren, Geflügel, Eier und Fisch werden in geringen Mengen gegessen. Stark bearbeitete Nahrungsmittel, die unter Umständen viele Zusatzstoffe enthalten, sollen vermieden werden. Dazu gehören Auszugsmehle, isolierte Zucker, raffinierte und gehärtete Fette und daraus hergestellte Produkte. Anhänger der Vollwertkost vermeiden Lebensmittel aus bestimmten Technologien, z. B. Novel Food. Zur besseren Überschaubarkeit sind die Lebensmittel in die vier folgenden Wertstufen eingeteilt, die ihre Auswahl erleichtern.

Wertstufe I (sehr empfehlenswert). Sie umfasst alle rohen, nicht erhitzten Nahrungsmittel wie rohes Obst, Nüsse, kaltgepresste Öle, Vorzugsmilch, Rohmilch, -produkte, Mineralwasser, Kräuter- und Früchtetee, Getreide und Getreidekeime.

Die Ernährung sollte zur Hälfte aus dieser Wertstufe bestehen.

Wertstufe II (empfehlenswert). Sie umfasst erhitzte, jedoch nicht stark verarbeitete Lebensmittel wie Vollkornprodukte, Gemüse, Butter, pasteurisierte Milch, ungehärtete Pflanzenmargarine. Ein- bis zweimal pro Woche sind Fleisch, Fisch und Eier auf dem Speiseplan erlaubt.

Wertstufe III (weniger empfehlenswert). Hierzu gehören Lebensmittel, die stark verarbeitet sind wie Auszugsmehle, Konserven, Schmelzkäse, Wurstwaren, polierter Reis. Diese Lebensmittel sollten nur selten verzehrt werden.

Wertstufe IV (nicht empfehlenswert). In diese Wertstufe gehören isolierte Lebensmittelsubstanzen. Dazu zählen unter anderem Haushaltszucker und Süßigkeiten, Limonaden. Auch Vitamin- und Mineralstoffpräparate, Alkohol sowie Innereien werden dieser Gruppe zugeordnet.

Bewertung

Die Vollwert-Ernährung orientiert sich an den DGE-Regeln und ist daher für gesunde Personen als Dauerkost empfehlenswert.

4.2.2 Vegetarische Ernährung

Prinzipien

■ MERKE

Die vegetarische Ernährung besteht ausschließlich oder vorwiegend aus Lebensmitteln pflanzlicher Herkunft. Es werden drei Grundformen der vegetarischen Ernährung unterschieden: Ovo-Lacto-Vegetarismus, Lacto-Vegetarismus und die vegane Ernährung. Eine Sonderform sind bei Letzterer noch die Rohköstler.

Vegetarismus hat vielfältige Gründe: ökonomische, gesundheitliche und auch religiöse. Vegetarier gehen davon aus, dass der Mensch aus ethischen Gründen kein Recht hat, Produkte von getöteten Tieren zu essen und sie während ihrer Aufzucht zu quälen. In bestimmten Regionen der Welt sind auch die Nahrungsressourcen nicht vorhanden, und Teile der Bevölkerung sind eher unfreiwillig auf pflanzliche Nahrungsmittel angewiesen.

In Deutschland ist es zumeist der bewusste Verzicht auf Lebensmittel, die von getöteten Tieren stammen, bzw. der Verzicht auf Produkte lebender Tiere wie Eier und Milch. Zunehmend spielen leider auch Lebensmittelskandale bei der Entscheidungsfindung eine Rolle (BSE, Dioxin im Tierfutter usw.). Vegetarier vermeiden weitgehend Alkohol und Nikotin und achten insgesamt auf eine gesundheitsbewusste Lebensweise.

Grundformen

Ovo-Lacto-Vegetarismus. Neben pflanzlichen Lebensmitteln werden Produkte von lebenden Tieren wie Milch, Milcherzeugnisse und Eier gegessen.
Lacto-Vegetarismus. Lacto-Vegetarier verzichten zusätzlich zu den Ovo-Lacto-Vegetariern auf Eier.
Veganer. Veganer lehnen den Genuss sämtlicher von Tieren stammender Lebensmittel ab, also auch Milch und Milchprodukte und sogar Honig. Eine noch gesteigerte Form sind die Rohköstler, deren Nahrung nur aus roher, also ungekochter, pflanzlicher Nahrung besteht.

Bewertung

Allgemein gilt, dass Vegetarier, verglichen mit der Allgemeinbevölkerung, eine deutlich höhere Lebenserwartung haben. Lacto-Vegetarismus und noch mehr Ovo-Lacto-Vegetarismus sind bei entsprechend vielfältiger und sorgfältiger Auswahl der Lebensmittel empfehlenswert und führen nicht zu Mangelerscheinungen. Nicht, oder nur bedingt geeignet, sind sie jedoch für die Ernährung im Säuglingsalter (s. Kap. 4.3.2).
Positiv ist bei der ovo-lacto-vegetabilen und der lacto-vegetabilen Ernährung der geringe Gehalt der Nahrung an tierischem Fett, Cholesterol und Purinen sowie der hohe Gehalt an Mineralstoffen und Vitaminen. Die Ernährung ist ballaststoffreich. Durch die Kombination von pflanzlichen Proteinen mit den Eiweißstoffen aus Eiern und Milch enthält die ovo-lacto-vegetarische Ernährung Proteine mit hoher biologischer Wertigkeit und ist nicht schlechter als bei einer Mischkost. Der weitestgehende Verzicht auf Alkohol und Zucker unterstützt die positiven Aspekte dieser Ernährung.
Negativ ist das Risiko einer unzureichenden Deckung an Vitamin B_{12}, Vitamin D, Eisen und Iod durch den Verzicht auf Fleisch und Fisch. Die Calcium- und Eisenresorption wird ebenfalls durch einen hohen Phytingehalt der Nahrung behindert. Eisen wird aus pflanzlicher Nahrung schlechter resorbiert. Um dies zu steigern, ist es günstig, eisenhaltige Nahrung mit Vitamin-C-reichen Lebensmitteln zu kombinieren. Eine streng vegane Ernährung erfordert umfangreiches Ernährungswissen und kann als Dauernahrung für die Gesamtbevölkerung nicht akzeptiert werden.

4.2.3 Trennkostformen

Hay'sche Trennkost

■ MERKE

Die vom amerikanischen Arzt Dr. H. Hay zu Anfang des Jahrhunderts entwickelte Kostform geht davon aus, dass die gleichzeitige Verdauung von Eiweiß und Kohlenhydraten im Körper nicht möglich sei.

Prinzip. Die Begründung für die Trennkost sieht Hay darin, dass Kohlenhydrate basische und Eiweißstoffe saure Verdauungssäfte benötigen. Die Kohlenhydratverdauung beginnt in der Mundhöhle in einem basischen Milieu, die Eiweißverdauung im sauren Milieu des Magensafts. Bei einer Mischung von Kohlenhydraten und Eiweiß könnten diese nicht gleichzeitig basenbildend und säurebildend verdaut werden. Das Ergebnis wäre, dass die Stärke den Magen verlässt und im weiteren Verlauf zu einer Gärung im Darm führt.

Die Zufuhr eiweißreicher und ballaststoffarmer Nahrung ist nach Hay die Ursache für die Übersäuerung des Körpers, die er als Grundübel für die Zivilisationskrankheiten betrachtet. Hay trifft eine willkürliche Einteilung in basenbildende und säurebildende Nahrung.

Empfehlungen von Dr. Hay:

- 80 % der Nahrung soll aus »Basenbildnern« bestehen, also aus Obst und Gemüse, Milch, Buttermilch, Joghurt und Sahne; Obst und Gemüse sollen vorwiegend als Rohkost gegessen werden.
- 20 % der Kost soll aus »Säurebildnern« bestehen, wie Käse, Quark, Fisch, Fleisch, Eiern und Getreideprodukten.
- Außerdem soll eine Trennung von eiweiß- und kohlenhydratbetonten Mahlzeiten erfolgen; neutrale Lebensmittel (z. B. Nüsse, zahlreiche Gemüse und Gewürze) dürfen gleichzeitig verzehrt werden. Nur eine Eiweiß- oder Stärkeart pro Mahlzeit ist erlaubt.

Bewertung. Die »chemischen Verdauungsgesetze« sind heute überholt. Im Darm wirken die Verdauungsenzyme für Kohlenhydrate, Fette und Eiweiße stets gleichzeitig; eine Trennung der Nahrung ist daher nicht notwendig. Bestes Beispiel ist die Muttermilch als erste Nahrung. Sie enthält Eiweiß und Kohlenhydrate in fast gleicher Konzentration. Der Körper verfügt außerdem über Puffersysteme, die den pH-Wert konstant halten und damit die Übersäuerungstheorie entkräften.

Positiv zu bewerten sind Hays Empfehlungen, die sich auf die Zufuhr von Gemüse und Obst beziehen, bei denen auch der Rohkostanteil sehr hoch sein soll. Damit werden ausreichend Ballaststoffe, Vitamine und Mineralstoffe aufgenommen und ein hoher Sättigungsgrad erreicht. Fleisch und Fett gibt es nur in geringen Mengen, stark verarbeitete Lebensmittel wie weißes Mehl, Zucker, Konserven werden abgelehnt.

Mit den positiven Empfehlungen und der insgesamt stärkeren Beschäftigung mit Fragen einer gesunden Ernährung kommt es zu einem Nebeneffekt: bei den Trennkost-

Anhängern tritt Gewichtsverlust ein. Eine Bewertung dieser Kost als sinnvolle alternative Ernährung ergibt sich aber daraus nicht. Das Trennprinzip verhindert die optimale Ergänzung von pflanzlichen und tierischen Lebensmitteln. Beispielsweise ergänzen sich gerade Getreide und Kartoffeln optimal mit Milch und Eiern bezüglich der biologischen Eiweißwertigkeit. Im Fall der Hay'schen Trennkost kann dies aber nicht optimal ausgenutzt werden. Wissenschaftlich unbewiesen ist auch der Anspruch auf Heilung vieler Krankheiten. Die Fortführung der Trennkost ist die in den USA weit verbreitete »Fit-for-Life-Diät«.

Fit for Life

Prinzip. Bei der »Fit-for-Life-Diät« werden auf der Grundlage der »Hay'schen Trennkost« Schlankheit und Schönheit sowie Perspektiven für ein energiegeladenes Leben (Fit fürs Leben) versprochen. Darüber hinaus existiert eine »Theorie der natürlichen Körperzyklen der Verdauung«:

- Nahrungsaufnahme (»Essen und Aufschließen«) 12–20 Uhr,
- Ausnutzung 20–4 Uhr,
- Ausscheidung 4–12 Uhr.

Essgewohnheiten müssen diesen Körperzyklen angepasst werden und die Ausscheidungsphase darf nicht gestört werden, damit überflüssige »Abfallstoffe« (Schlacken) entfernt werden.

Die Auswahl der Lebensmittel orientiert sich an folgenden Prinzipien:

- Vorwiegend wasserhaltige Lebensmittel, als Durstlöscher wird destilliertes Wasser empfohlen.
- 70 % der Nahrung bestehen aus Obst, Gemüse, Salat als »lebendiger Nahrung«, die giftige Schlacken aus dem Körper spülen sollen.
- 30 % »konzentrierte Lebensmittel« wie Brot, Getreide, Fleisch und Fisch.
- Milch wird abgelehnt.
- Speisefolge: vormittags nur Obst; auf der täglichen »Energieleiter« folgen Salate und Gemüse. Die Eiweißmahlzeit wird abends aufgenommen.

Bewertung. Die »Fit-for-Life-Diät« ist als vollwertige Ernährung nicht zu empfehlen. Sie ist unausgewogen und als Dauerkost strikt abzulehnen. Vertreter dieser Ernährungsform meinen, dass mit der normalen Kost im Körper giftige Säuren, Gärungs- und Fäulnisprodukte sowie Schlacken entstehen. Die pseudowissenschaftlichen Behauptungen zeugen von Unkenntnis der menschlichen Verdauung, sie sind falsch und für die Verbraucher irreführend. Stoffwechselprodukte werden kontinuierlich verwertet oder ausgeschieden. Auch weitere Behauptungen sind falsch: »Milch sei etwas für Kälber und verklebe Darmwände und Schleimhäute.« Auch für den Menschen ist Milch als Calcium-Lieferant durchaus notwendig. Die Empfehlung, destilliertes Wasser zu trinken, weil es keine anorganischen verschlackenden Mineralstoffe enthalte, ist absurd. Mineralstoffe aus Mineralwässern werden resorbiert und vom Körper verwertet. Sie führen nicht zu Ablagerungen in den Arterien. Wie bei der Hay'schen Trennkost ist die getrennte Aufnahme von Eiweißen und Kohlenhydraten unsinnig. Die Theorie der »natürlichen Körperzyklen« ist irreführend.

4.2.4 Makrobiotik

MERKE

Die Makrobiotik verspricht ein langes Leben (griech.: makros= lang, bios = Leben). Ihr Begründer, der Japaner Georges Oshawa, der mit dieser Ernährung seine Tuberkulose ausheilte, ging davon aus, dass Getreide und Gemüse die wertvollsten Nahrungsmittel sind.

Prinzip. Stufe für Stufe soll bei der Makrobiotik auf dem Weg in die neue Kostform auf Fleisch und tierisches Eiweiß verzichtet werden, bis auf deren höchsten Stufe nur noch Getreide verzehrt wird. Religiös-philosophisch fußt die Makrobiotik im Zen-Buddhismus. Die dort dargestellten Gegensätze von Yin und Yang, von aktiv und passiv, von Tag und Nacht, weiblich und männlich werden auf die Nahrungsmittel übertragen. Vollkorngetreide besitzt ein optimales Verhältnis von Yin und Yang und ist deshalb Grundlage der makrobiotischen Küche. Die makrobiotischen Essgewohnheiten wurden 1966 nach dem Tod Oshawas für westliche Essgewohnheiten variiert.

Bewertung. Wenn die makrobiotische Kost über lange Zeit sehr konsequent durchgeführt wird, kann sie auch in ihrer neueren Form zu Mangelerscheinungen führen. Das betrifft vor allem die Eiweißversorgung, da Fleisch und Milch bzw. Milchprodukte abgelehnt werden. Die Mineralstoffe Calcium, Magnesium, Eisen und Zink werden zum Teil durch den hohen Phytingehalt der reichlich bemessenen Vollkornkost in ihrer Resorption behindert. Vitamine, die sich nur in tierischen Produkten wie das Vitamin B_{12} und Vitamin D, sowie Vitamin C aus frischem Obst und Gemüse, das in der Ernährung nicht vorgesehen ist, fehlen ebenfalls. Die streng makrobiotische Kost gefährdet die Gesundheit und ist deshalb abzulehnen. Wer jedoch seine Ernährung gelegentlich nach makrobiotischen Kriterien ausrichtet, wo neben dem hohen Ballaststoffanteil durch die Getreidenahrung auch Genügsamkeit bei der Ernährung gefordert wird, kann eine Schädigung ausschließen.

4.3 Spezielle Anforderungen an die Ernährung

4.3.1 Ernährung in Schwangerschaft und Stillzeit

Schwangerschaft

Ein normales Ausgangsgewicht, eine ausreichende Gewichtszunahme von insgesamt 10–12 kg und eine ausgewogene Ernährung nach den Empfehlungen der DGE (s. Kap. 4.1) sind wesentliche Faktoren für einen ungestörten Verlauf der Schwangerschaft. Beeinträchtigt werden kann die Versorgung des Kindes durch eine nicht angepasste Ernährungs- und Lebensweise, wie Stress, Krankheiten, Schlafdefizit, Rauchen und Alkohol. Abneigungen oder Unverträglichkeiten gegenüber bestimmten Speisen können dazu führen, dass essenzielle Nährstoffe nicht, oder nur in zu geringem Maße, aufgenommen werden. Morgendliche Übelkeit und Erbrechen sind dabei in der Frühschwangerschaft eine häufige Ursache.

▶ TIPPS FÜR DIE BERATUNG

Schwangerschaftsübelkeit

Als hilfreich erwiesen hat sich, etwa eine halbe Stunde vor dem Aufstehen eine Kleinigkeit, z. B. Zwieback oder Kekse, zu essen und etwas Tee zu trinken. Günstig ist ebenfalls der Ratschlag, häufig kleinere Mahlzeiten und ausreichend Flüssigkeit aufzunehmen.

Andererseits führen besondere Essgelüste (besonders zwischen dem vierten und siebten Monat) dazu, dass entweder ein ausgeprägter Appetit auf ganz bestimmte Speisen besteht oder wahllos gegessen wird, wobei oft mehr als erforderlich Kalorien aufgenommen werden.

Der Energiebedarf erhöht sich durch das Wachstum des Kindes, der Plazenta und des mütterlichen Gewebes jedoch erst etwa in der zweiten Schwangerschaftshälfte um ca. 300–480 kcal/Tag. Dies entspricht z. B. nur einer Portion Müsli mit frischem Obst und Milch.

Wünschenswerte Gewichtszunahme in der Schwangerschaft:

- erstes Drittel der Schwangerschaft insgesamt 1–2 kg,
- zweites und drittes Drittel etwa 0,5 kg pro Woche,
- während der gesamten Schwangerschaft 10–12 kg (bei Normalgewicht vor der Geburt).

Grundnährstoffe und Flüssigkeitsaufnahme. Geeignete Energielieferanten sind vor allem komplexe Kohlenhydrate wie Vollkornbrot, Vollkornreis, Vollkornnudeln, Kartoffeln, Obst und Gemüse. Diese Lebensmittel sichern zugleich eine ausreichende Zufuhr von Ballaststoffen, die die in der Schwangerschaft häufig auftretende Neigung zu Verstopfung (Obstipation) verbessern. Hinzuweisen ist auf eine ausreichende Flüssigkeitszufuhr von etwa 2 Litern pro Tag, die die Wirkung der Ballaststoffe unterstützt. Die bei etwa zwei Dritteln der Schwangeren vorhandenen physiologischen Schwangerschaftsödeme sollten kein Grund für eine Flüssigkeitseinschränkung sein. Geeignete Getränke sind ungesüßte Kräuter- oder Fruchttees, Wasser, verdünnte und unverdünnte Fruchtsäfte. Auf Alkohol sollte verzichtet werden, schwarzer Tee und Kaffee sind aufgrund des Coffeingehalts nur in Maßen erlaubt, jedoch nicht mehr als 2–3 Tassen pro Tag.

Wichtig ist die Aufnahme von mehrfach ungesättigten Fettsäuren durch die Verwendung pflanzlicher Öle (z. B. Distelöl, Sonnenblumenöl, Maiskeimöl) oder den Verzehr von Kaltwasserfischen (z. B. Makrele, Hering, Lachs).

Vitamine. Für die meisten Vitamine, besonders die der B-Gruppe, gibt es in der Schwangerschaft einen Mehrbedarf (□ s. Tab. 4.1). Defizite treten in der Schwangerschaft häufig für die Vitamine B_1, B_{12}, C und Folsäure auf.

□ **Tab. 4.1:** Empfohlene Mehrzufuhr an Vitaminen in der Schwangerschaft. Nach DEG, 2000

Vitamine	Empfohlene Mehrzufuhr	Relative Mehrzufuhr	Empfohlene Gesamtzufuhr
Vitamin A[1]	0,3 mg	38 %	1,1 mg
Vitamin E[2]	2,0 mg	17 %	14,0 mg
Vitamin (B_1)	0,2 mg	20 %	1,2 mg
Vitamin (B_2)	0,3 mg	25 %	1,5 mg
Vitamin (B_6)	0,17 mg	58 %	1,9 mg
Vitamin (B_{12})	0,5 µg	17 %	3,5 µg
Vitamin C	10,0 mg	10 %	110,0 mg
Niacin[3]	2,0 mg	15 %	15,0 mg
Folsäure[4]	0,2 mg	50 %	0,6 mg

[1] Retinol-Äquivalent (RÄ)
[2] α-Tocopherol-Äquivalent (TÄ)
[3] Niacin-Äquivalent (NÄ)
[4] Folat-Äquivalent (FÄ)

Eine generelle Empfehlung von Vitaminpräparaten ist mit Ausnahme von Folsäure nicht erforderlich (s. Kap. 3.2.2, wasserlösliche Vitamine). Der Körper benötigt Folsäure für die Zellneubildung und Zellteilung. Dieser Effekt ist besonders in der Frühschwangerschaft von Bedeutung und vermeidet unter Umständen schwere Schäden des Kindes. Die DGE empfiehlt für Schwangere in dieser Zeit eine tägliche Aufnahme von 600 µg. Für alle anderen Vitamine kann bei einer abwechslungsreichen Ernährung mit ausreichend Obst, Gemüse und Vollkornprodukten der Bedarf in der Regel ausreichend gedeckt werden.

Frauen, die schwanger werden wollen oder könnten, sollten 400 µg synthetische Folsäure in Form von Supplementen aufnehmen, um Neuralrohrdefekten vorzubeugen.

Mineralstoffe. In der Schwangerschaft ist der Bedarf an Calcium, Iod, Eisen und Zink erhöht (□ **s. Tab. 4.2**). Wie auch bei den Vitaminen ist eine Substitution von Mineralstoffen prinzipiell nicht erforderlich.

Zur Behandlung nächtlicher Wadenkrämpfe, Obstipation und bei der Neigung zu vorzeitigen Wehen ist jedoch eine zusätzliche Magnesiumzufuhr notwendig. Auch eine prophylaktische Gabe von Eisen zur Beeinflussung der Hämoglobinbildung im Blut kann im Rahmen der erforderlichen Mengen notwendig werden. Häufig ist auch ein Defizit bei Iod und Calcium. Schwangere haben einen um 30–60 µg höheren Bedarf an Iod pro Tag (s. Kap. 3.2.1; Spurenelemente) und sollten deshalb angehalten werden, ausreichend Fisch als Hauptiodlieferant zu essen und iodiertes Speisesalz zu verwenden. Zur Deckung des um 200 mg pro Tag gestiegenen Calciumbedarfs sind Milch und Milchprodukte, grünes Gemüse und Vollkornprodukte in ausreichenden Mengen in den Speiseplan aufzunehmen. Bei einem Calciummangel des Fetus wird dieser Mineralstoff dem mütterlichen Skelett und ihren Zähnen entzogen (s. Kap. 3.2.1; Mengenelemente).

□ **Tab. 4.2:** Empfohlene Mehrzufuhr von Mineralstoffen in der Schwangerschaft pro Tag (ab 4. Monat). DGE, 2000

Mineralstoff	Empfohlene Mehrzufuhr	Empfohlene Gesamtzufuhr
Calcium	200 mg	1200 mg (Schwangere < 19 Jahre)
Magnesium	10 mg	310 mg
Eisen	15 mg	30 mg
Zink	3 mg	10 mg
Iod	30 µg	230 µg

Stillzeit

Eine abwechslungsreiche und den Empfehlungen der DGE (s. Kap. 4.1) angepasste Ernährung in der Schwangerschaft bietet beste Voraussetzungen für die Stillzeit. Defizite in der Ernährung während der Schwangerschaft können in der Stillzeit zusätzlich verstärkt werden.

Die Flüssigkeitszufuhr sollte dem Mehrbedarf durch die Milchbildung (bis zu 1 Liter pro Tag) angepasst sein und mindestens 2 Liter betragen. Die Empfehlungen zu geeigneten Getränken entsprechen denen während der Schwangerschaft. Gelegentlich kann, bedingt durch die Fruchtsäuren bei bestimmten Obstsorten (z. B. Erdbeeren, Citrusfrüchte), ein verstärktes Wundsein des Säuglings beobachtet werden. Auch durch den Verzehr von Hülsenfrüchten (z. B. Linsen, Erbsen) oder bestimmte Gemüsesorten (z. B. Kohlarten, Broccoli) treten zum Teil verstärkt Blähungen beim Säugling auf. In diesen Fällen wird den Müttern geraten, diese Nahrungsmittel einzuschränken oder auf verträglichere Obst- und Gemüsesorten bzw. Hülsenfrüchte auszuweichen.

In der Stillzeit ist der Energiebedarf der Mutter deutlich gesteigert. Voll stillenden Müttern wird in den ersten vier Monaten eine zusätzliche Energieaufnahme von 655 kcal/Tag empfohlen. Nach dem vierten Monat beträgt diese dann 525 kcal/Tag. Bei teilweise stillenden Müttern wird eine zusätzliche Energieaufnahme von 280 kcal/Tag angeraten. Eine energetische Unterversorgung aus Gründen der Gewichtsreduktion sollte in der Stillzeit aus gesundheitlichen Gründen für die Mutter vermieden werden.

4.3.2 Säuglingsernährung

Stillen

Mit der Geburt endet die Nährstoffzufuhr über die Plazenta. Das gesunde, reife Neugeborene ist auf die Umstellung zur oralen Ernährung jedoch funktionell und anatomisch gut vorbereitet. Mit dem angeborenen Suchreflex, dem Saugreflex und dem Schluckreflex ausgestattet, steht der Nahrungsaufnahme an der mütterlichen Brust nichts im Wege.

Stillen stellt hohe Anforderungen, denen sich eine Mutter aber wegen der erwiesenen positiven gesundheitlichen Auswirkungen auf das Kind und die Mutter-Kind-Beziehung stellen sollte. Die Deutsche Gesellschaft für Ernährung empfiehlt deshalb auch eine Stillzeit von mindestens 4–6 Monaten.

Muttermilch ist die optimale Form der Ernährung. In der Vergangenheit wurde Muttermilch zeitweilig wegen ihrer Belastung durch unerwünschte Fremdstoffe abgelehnt, da insbesondere Schwermetalle, chlorierte Kohlenwasserstoffe und Pestizidrückstände in höheren Konzentrationen gefunden wurden. Leider werden in einigen Ländern nach wie vor Pestizide, z. B. DDT verwendet, die in der Bundesrepublik verboten sind. Unter Umständen gelangen sie immer noch mehr oder weniger in die Nahrungskette. Rückstände dieser Stoffe in der Muttermilch werden in der Bundesrepublik sehr genau überwacht. Sie sind in den letzten Jahren eindeutig rückläufig.

Die Deutsche Gesellschaft für Ernährung geht dennoch in ihrem Ernährungsbericht davon aus, dass die Vorteile des ausschließlichen Stillens die möglicherweise vorhandenen Risiken weit überwiegen und empfiehlt deshalb ausdrücklich das Stillen. Jede, auch noch so kurze, Stillzeit ist wertvoll. Ein Versuch zu Stillen, lohnt in jedem Fall.

TIPPS FÜR DIE BERATUNG

Vorteile des Stillens

- Alle Nährstoffe, Vitamine und Mineralstoffe, die das Kind in den ersten Monaten braucht sind enthalten.
- Optimale Zusammensetzung, die auf die Bedürfnisse und die Verdauung des Kindes abgestimmt ist.
- Leicht verdaulich und gut verträglich.
- Immer frisch, keimfrei und hat stets die richtige Temperatur.
- Schutz vor Infektionen durch ihren Gehalt an Abwehrstoffen. Die Wirkung hält auch nach der Säuglingszeit bis ins Schulalter an.
- Nur arteigenes Eiweiß; allergische Erkrankungen sind bei gestillten Kindern seltener als bei »Flaschenkindern«.
- Kostenlos und immer »griffbereit«.

Auswirkungen des Stillens

- Erhöhte emotionale Bindung zwischen Mutter und Kind, vermittelt Geborgenheit und Hautkontakt.
- Rückbildung der Gebärmutter wird gefördert.
- Kräftigung des Kiefers beim Kind und beugt damit späteren Zahnfehlstellungen vor.
- Saugreflex des Kindes wird befriedigt.

Muttermilchbildung und -zusammensetzung. Schon während der Schwangerschaft lassen sich aus der Brust einige Tropfen Milch herausdrücken. In den ersten Tagen nach der Geburt ist dies die erste, optimal an die Bedürfnisse des Säuglings angepasste Nahrung und wird als **Kolostrum (Vormilch)** bezeichnet. Das Kolostrum ist eine proteinreiche, fette Milch, die durch ihren Carotingehalt gelblich gefärbt ist. 20–30 Minuten nach der Geburt ist der Saugreflex des Kindes am stärksten und das Neugeborene sollte angelegt werden. Die Brustdrüsen brauchen diesen Reiz, um Milch zu bilden. Vom 6.

□ **Tab. 4.3:** Wichtigste Bestandteile der Muttermilch in mg/100 ml (Mittelwerte)

	Protein	Fett	Kohlenhydrate (Lactose)	Mineralstoffe	kJ (kcal)
Kolostrum	2000	3000	6000	320	260 (62)
Transitorische Milch	1600	3500	6600	270	276 (66)
Reife Milch	1200	4000	7000	200	295 (71)

bis etwa zum 15. Tag wird die **transitorische Milch** gebildet, die weniger Protein und Mineralsalze, aber mehr Fett und Kohlenhydrate (Lactose) enthält.

Ab dem 16. Tag spricht man von **reifer Muttermilch,** die in ihrem Protein- und Mineralsalzgehalt weitervermindert ist. Die Fett- und Kohlenhydratmengen sind nochmals erhöht.

All diese Veränderungen sind sinnvoll und stehen im Zusammenhang mit der körperlichen Entwicklung des Säuglings. Die langsame Verminderung der Wachstumsintensität vom Embryo über den Fetus zum Neugeborenen und Säugling bedingt eine Reduzierung des Protein- und Mineralstoffangebotes, die zunehmende körperliche Aktivität bedarf einer Erhöhung der energieliefernden Nährstoffe in Form von Fett und Lactose.

Die Zusammensetzung der Muttermilch ist ideal (□ s. Tab. 4.3) und passt sich ständig den Entwicklungsbedürfnissen des Kindes an. Selbst während einer Mahlzeit verändert sich die Zusammensetzung der Milch: zu Beginn ist sie gehaltvoller und wird dann dünner. Gestillte Kinder können somit nicht überfüttert werden, Hunger und Durst werden gleichzeitig befriedigt.

Muttermilch erzeugt im Darm des Säuglings eine Lactobacillus-bifidibus-Flora, die das Kind im Vergleich zu Flaschenkindern widerstandsfähiger gegenüber Durchfall und anderen Darmstörungen macht. Zur Vorbeugung gegen Rachitis und Karies ist auch beim Stillen die Gabe von Vitamin D (400–500 I.E./Tag) und Fluorid je nach Alter (0,25–0,50 mg/Tag) notwendig.

Vergleich von Muttermilch und Kuhmilch

Kuhmilch ist in Form der handelsüblichen Vollmilch zur Ernährung des Säuglings nicht geeignet, da sie in ihrer Zusammensetzung nach Menge und Art stark von der Muttermilch abweicht (□ s. Tab. 4.4).

Ernährung mit Säuglingsfertignahrung

Künstliche Nahrung herzustellen ist immer ein Kompromiss. Die meisten Hersteller nehmen für ihre Produkte als Basis Kuhmilch. Ein hoher technologischer Aufwand ist erforderlich, um aus der Kuhmilch eine Säuglingsnahrung werden zu lassen. Die Eiweiß- und Fettzusammensetzung wird stark verändert. Essenzielle Fettsäuren werden zugesetzt, ebenso mittelkettige Triglyceride, Vitamine, Eisen und Iod.

□ Tab. 4.4: Zusammensetzung der Muttermilch und der Kuhmilch in mg/100 ml (Mittelwerte)

Milchtyp		Reife Frauenmilch	Kuhmilch
Protein	Total	1200	3500
	Caseinogen	550	2800
	Lactalbumin	650	700
Fett	Total	4000	3500
	Essenzielle Fettsäuren	430	100
Kohlenhydrate	Lactose	7000	5000
	Höhere Kohlenhydrate	–	–
Mineralstoffe		280	800
kJ (kcal)		295 (71)	284 (68)

Obwohl die Aussagen der Hersteller von Säuglingsmilchnahrungen zur Qualität ihrer Produkte verlockend erscheinen, sollte auf diese Form der Ernährung nur dann gewechselt werden, wenn das Stillen aus den verschiedenen Gründen nicht (mehr), oder nicht mehr vollständig möglich ist. Eine Entscheidung von Müttern überhaupt nicht zu stillen kann nicht mehr rückgängig gemacht werden und sollte wohlbedacht sein!

Die heutigen technischen Möglichkeiten erlauben es, Säuglingsmilchnahrungen in fast jeder beliebigen Zusammensetzung herstellen zu können und der Muttermilch weitestgehend anzupassen, zu adaptieren. Säuglingsfertignahrung unterliegt der Diätverordnung und damit strengen Herstellungsvorschriften, sie muss in ihrer Zusammensetzung deklariert sein (□ s. Tab. 4.5). Was jedoch (noch) nicht gelingt, ist der Zusatz der mütterlichen Abwehrstoffe und die Präzision der Anpassung der Muttermilch an die jeweiligen Bedürfnisse ihres Kindes. Auch die psychische Komponente des Stillens kann bei Flaschenernährung nicht ersetzt werden.

Säuglingsanfangsnahrungen. Für den neugeborenen Säugling gibt es die Anfangs-Milchnahrungen. Dies sind Lebensmittel, die für die besondere Ernährung von Säuglingen während der ersten 4–6 Lebensmonate bestimmt sind. Sie sind so zusammengesetzt, dass das Kind keinerlei weiterer Ergänzungsnahrung bedarf.

Wird zur Herstellung einer Anfangsnahrung der Proteinanteil aus Kuhmilch gewonnen, muss die Nahrung als **Säuglingsmilchnahrung** bezeichnet werden. Mit dem Zusatz »pre« oder »Start« im Namen ausgewiesene Säuglingsmilchnahrungen enthalten wie die Muttermilch als einziges Kohlenhydrat Lactose. Da sie keine weiteren Zucker enthalten, kann man ein Baby damit nicht überfüttern und die Flasche nach Belieben des Kindes geben. Das ist in der Regel sechs Mal am Tag.

Reicht dem Säugling die dünnflüssigere Pre- oder Start-Nahrung nicht oder nicht mehr aus, kann auf eine stärker sättigende Milchnahrung gewechselt werden. Diese Produkte werden mit einer »1« bezeichnet und enthalten neben Lactose noch andere Kohlenhydrate, die die Milch sämiger machen und stärker sättigen. Deshalb müssen

□ **Tab. 4.5:** Übersicht über in der Apotheke gängige Säuglingsmilchnahrungen inklusive HA-Nahrungen. Donsbach, 2007

Hersteller	»Pre«-Nahrung	»1«-Nahrung	»2«-Nahrung	»3«-Nahrung
Alete/Nestlé	Alete Pre	Alete 1	Alete 2 plus* Alete 2 probiotisch	Alete 3 plus* Alete 3 Pfirsich Birne*
		Alete H.A. 1	Alete H.A. 2	
	Beba Start Pre	Beba 1	Beba 2	Beba 3
	Beba H.A. Start Pre	Beba H.A. 1	Beba H.A. 2	Beba H.A. 3
Hipp	Pre Hipp	Hipp 1	Hipp 2	Hipp 3*
		Hipp 1 probiotisch	Hipp 2 probiotisch	Hipp 3 probiotisch*
	Hipp Pre HA probiotisch	Hipp HA 1 probiotisch	Hipp Ha 2 probiotisch	
Humana	Humana Anfangsmilch Pre	Humana Dauermilch 1* Humana babyfit 1 mit Banane*	Humana Folgemilch 2* Humana babyfit 2 mit Banane*	Humana Folgemilch 3 mit Apfel* Humana Folgemilch 3 mit Banane-Vanille*
	Humana Pre-HA	Humana HA 1*	Humana HA 2	
Milupa	Aptamil Pre	Aptamil 1*	Aptamil 2*	Aptamil 3*
	Aptamil HA Pre	Aptamil HA 1*	Aptamil HA 2	Aptamil HA 3*
	Milumil Pre	Milumil 1	Milumil 2*	Milumil 3*
		Milumil HA 1*	Milumil HA 2*	

* Enthalten als Kohlenhydrate neben den wünschenswerten Mengen von Milchzucker (Lactose) und Stärke noch andere, aber überflüssige Kohlenhydrate

die vom Hersteller angegebenen Trinkmengen und die Anzahl der Mahlzeiten eingehalten werden, damit das Baby nicht zu dick wird. Produkte, die mit Pre oder der Ziffer 1 gekennzeichnet sind, können von Geburt an gefüttert werden. Mindestens 4–6 Monate reicht dem Säugling Pre- bzw. 1-Nahrung aus.

Folgenahrung. Für Säuglinge etwa ab dem 5. Lebensmonat kann die Ernährung auf Folgemilch umgestellt werden. Stammt der Proteinanteil aus Kuhmilch, muss die Nahrung als Folgemilch bzw. 2-Nahrung bezeichnet werden. Sie enthält mehr Kalorien, ist in ihrer Zusammensetzung nicht mehr so stark der Muttermilch angepasst und sättigt daher stärker. Frühestens ab dem 8. Lebensmonat können Folgemilchen mit der Ziffer »3« im Namen gegeben werden. Sie enthalten mehr Eisen, Calcium und Kalorien. Folgemilch wird je nach Beikostmenge zugefüttert.

Beikost

In den ersten 4–6 Lebensmonaten ernährt sich der Säugling ausschließlich von Milch – bestenfalls wird er voll gestillt, oder er bekommt ganz oder teilweise industriell hergestellte Säuglingsmilchnahrung. Ab dem 5. bis spätestens 7. Lebensmonat kann der wachsende Energie- und Nährstoffbedarf des Säuglings mit Milch allein nicht mehr gedeckt werden. Eine neue Form der Ernährung hält Einzug in den Babyspeiseplan: die Beikost. Die erste feste Nahrung wird zugefüttert und löst in den weiteren Lebensmonaten nach und nach die Milchnahrung ab, ohne diese jedoch gänzlich abzuschaffen. Schließlich ist und bleibt die Milch wichtigste Calciumquelle für Säuglinge und Kleinkinder.

Für die Einführung von Beikost frühestens ab dem **5. Monat** spricht, dass der Gehalt an Energie und Nährstoffen der Muttermilch und Säuglingsmilchnahrung nicht mehr ausreicht. Insbesondere die Eisenreserven des kleinen Organismus sind jetzt auch aufgebraucht und eisenhaltige Beikostmahlzeiten sind dringend nötig. Beikostgabe vor dem 5. Lebensmonat und Vielfalt in der Beikost erhöhen das Risiko für die Entwicklung einer Allergie. Die Umstellung auf das Füttern mit dem Löffel ist eine kleine Herausforderung für Kind und Eltern, erfordert sehr viel Geduld und darf nicht erzwungen werden. Vor dem 5. Monat zuzufüttern ist nicht nötig, und Gewichtsprobleme könnten die Folge sein.

Industriell hergestellte Beikost unterliegt der Diätverordnung und damit sehr strengen Bestimmungen. Die zugelassenen Höchstmengen an Pestizidrückständen, Nitrat und Nitrit sind erheblich niedriger als in der Rückstand-Höchstmengenverordnung für Lebensmittel des allgemeinen Verzehrs. Die Rohware wird erntefrisch verarbeitet und geringe Nährstoffverluste werden durch deklarierte Zusätze ausgeglichen. Bei selbsthergestellter Beikost mit Lebensmitteln aus dem konventionellen Anbau können diese Werte überschritten sein. Durch Eigenanbau im heimischen Garten kann man unter Umständen diese Werte reduzieren, muss aber die Nitrat- und Kupferbelastung des Gießwassers und die des Trinkwassers für die Zubereitung berücksichtigen. Zudem werden bei selbst hergestellter Beikost hohe Anforderungen an eine hygienische Herstellung gestellt und es ergeben sich zumeist höhere Nährstoffverluste. Man beginnt am besten mit einem reinen Möhrenbrei und kombiniert dann mit Kartoffeln.

Später werden auf 150 bis 200 g Brei 10 g Fett (hochwertiges Pflanzenöl oder Butter) im Wechsel zugesetzt, um die Versorgung mit essenziellen Fettsäuren zu gewährleisten. Zum Schluss folgt Fleisch für die Eisenversorgung in Mengen von 20 g pro Mahlzeit im 1. Lebenshalbjahr und 35 g im 2. Lebenshalbjahr. Die Umstellung auf feste Kost fällt dem Säugling leichter, wenn man nur alle drei bis vier Tage eine neue Komponente hinzufügt und damit auch mögliche Allergene sofort erkennen kann.

Ist der Brei zu fest, kann mit abgekochtem Wasser verdünnt werden oder mit etwas Orangensaft, was die Eisenresorption verbessert. Am Ende des 5. Lebensmonats wird auf diese Weise eine Milchmahlzeit komplett ersetzt.

Im **6. Monat** wird ein Vollmilch-Getreide-Brei eingeführt und etwa ab dem **7. Monat** ein milchfreier Getreide-Obst-Brei. Die vierte Mahlzeit im zweiten Lebenshalbjahr bleibt Milch. Wichtig ist, dass Baby-Menüs keinen Zucker enthalten und einfach zusammengesetzt sind. Die Säuglingsbreie müssen dem Baby und nicht dem Erwachsenen schmecken, denn das Baby hat noch einen völlig anderen Geschmackssinn. Eine zusätzliche Gabe von Milch und Milchprodukten (z. B. Joghurt oder Quark) mit der Beikost ist nicht erwünscht. Studien zeigen eine Verbindung von einer hohen Eiweißzufuhr im Säuglings- und Kleinkindalter und einem erhöhten Adipositasrisiko im höheren Lebensalter.

Die Umstellung auf die Familienkost beginnt ab dem **10. Monat.** Sofern der Säugling schon einige Zähne besitzt, kann von breiiger Nahrung auf zerdrückte Nahrung gewechselt werden, denn das Kind will und soll jetzt Kauen lernen. Der Becher ersetzt langsam die Flasche oder die Brusternährung. Der Getreide-Obst-Brei und der Vollmilch-Getreide-Brei wird nach und nach durch ein Abendessen ersetzt. Dem Kind kann Brot, Obst, Obstsaft und Gemüserohkost angeboten werden. Ungeeignet bleiben stark blähende Lebensmittel, auch harte, schwerverdauliche und stark gesalzene oder scharfe Mahlzeiten. Zucker ist sparsam zu verwenden. Zum Durstlöschen kann ungesüßter Fruchttee (Kamille, Hagebutte, Fenchel) oder Wasser gegeben werden.

Vollmilch ist als Ersatz der Säuglingsmilchnahrung als Milchmahlzeit bis zum Ende des 1. Lebensjahres ungeeignet, weil sie zu viel Eiweiß und Mineralstoffe und zu wenig mehrfach ungesättigte Fettsäuren und Spurenelemente enthält. Geringe Mengen an Vollmilch, wie sie zur Herstellung der Breie benötigt werden, sind ab dem 6. Monat unbedenklich. Wenn aber beide Elternteile Allergiker sind, ist es besser, im ersten Lebensjahr ganz auf Kuhmilch zu verzichten. Nach vollendetem 1. Lebensjahr steht der Verwendung von Vollmilch nichts im Wege.

Die Abbildung 4.2 zeigt den vom Forschungsinstitut für Kinderernährung Dortmund (FKE) entwickelten »Ernährungsplan für das 1. Lebensjahr«. Dieser Plan wird von der Ernährungskommission der Deutschen Gesellschaft für Kinderheilkunde und Jugendmedizin vertreten. Er berücksichtigt den ernährungsphysiologischen Bedarf und die neuromotorischen Fähigkeiten des Säuglings.

Für eine gesunde Ernährung des Säuglings werden nur wenige, nährstoffreiche Lebensmittel in gut aufeinander abgestimmten Mahlzeiten benötigt. □ Tab. 4.6 gibt eine Übersicht über die Lebensmittel in der Beikost am Beispiel der Selbstzubereitung.

Vegetarische Ernährung bei Säuglingen und Kindern

Vegetarische Ernährung kann für Erwachsene vollwertig gestaltet werden, vor allem bei der ovo-lacto-vegetarischen und lacto-vegetarischen Ernährungsweise (s. Kap. 4.2.2). Für Kinder mit ihrem hohen Nährstoffbedarf und dem noch nicht voll ausgeprägten Verdauungs- und Stoffwechselsystem kann sie jedoch problematisch werden. Mangelerscheinungen können auftreten, weil die Kost zu wenig Vitamin B_{12}, Eisen und Calcium, häufig auch zu wenig Eiweiß und Energie für den heranwachsenden kleinen Organismus liefert. Der hohe Anteil von Pflanzenfasern (Ballaststoffen) stellt hohe Ansprüche an das Verdauungssystem und behindert gleichzeitig die Aufnahme von wichtigen Nährstoffen, z. B. Mineralstoffen. Fleisch, das bei allen Formen der vegetarischen Ernährung abgelehnt wird, liefert wichtiges Eisen. Eine fleischlose Ernährung, die aber Milch, Milchprodukte und Eier enthält, muss jedoch nicht zwangsläufig zu Mangelerscheinungen führen. Es ist allerdings viel schwieriger, eine solche Kost vollwertig zu ge-

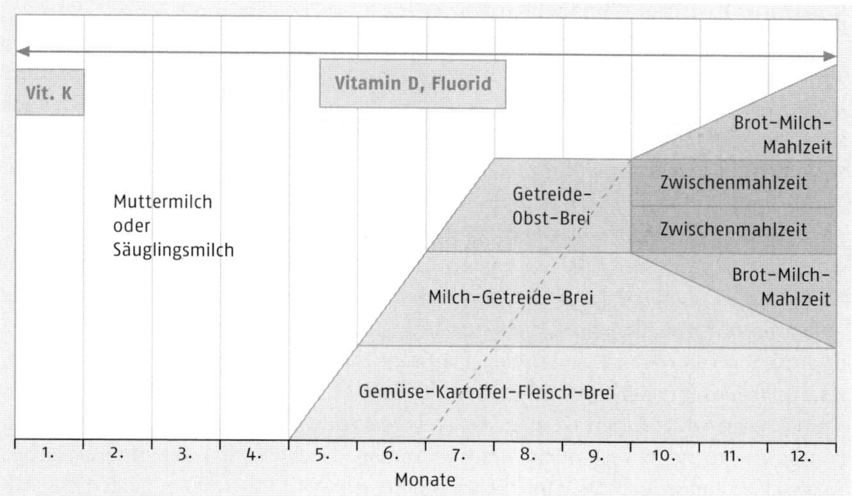

○ **Abb. 4.2:** Ernährungsplan für das erste Lebensjahr. Forschungsinstitut für Kinderernährung, Dortmund 2007

□ **Tab. 4.6:** Übersicht über die Lebensmittel in den verschiedenen Mahlzeiten der Beikost. Nach Forschungsinstitut für Kinderernährung Dortmund, 2007

Erster Brei	**Zweiter Brei**	**Dritter Brei**
Gemüse-Kartoffel-Fleisch-Brei	Vollmilch-Getreide-Brei	Getreide-Obst-Brei
	Selbstzubereitung	
20– 30 g Mageres Fleisch	200 g Vollmilch	20 g Getreideflocken
90–100 g Gemüse	20 g Getreideflocken	90 g Wasser
40– 60 g Kartoffeln	20 g Obstsaft, -püree	100 g Obst
20– 45 g Obstsaft		5 g Butter
8– 10 g Öl (Rapsöl)		
	oder industriell hergestellte Beikostmahlzeiten	
Baby-Juniormenü	Milchfertigbrei	Getreide-Obst-Brei
Gläschen	Trockenprodukte, Gläschen	Gläschen

stalten. Zur Vermeidung von Defiziten bei Säuglingen und Kleinkindern sollte aus diesem Grund nicht auf kleine Fleischbeigaben verzichtet werden. Für Kinder überhaupt nicht geeignet und daher abzulehnen ist eine streng vegetarische Ernährung (ohne Milch und Eier).

Spezialnahrungen für Säuglinge

Wenn Spezialnahrungen eingesetzt werden, so hat dies Gründe. Einige Säuglinge vertragen bestimmte Inhaltsstoffe der Säuglingsnahrungen nicht, oder bei ihnen muss krankheitsbedingt, z. B. bei Durchfall, zeitweilig die Ernährung umgestellt werden.

Hypoallergene Nahrung. Kuhmilchproteine können bei entsprechender genetischer Veranlagung zu allergischen Reaktionen wie Ekzem oder Asthma führen. Hypoallergene Nahrungen (HA-Nahrungen) sind antigenreduziert, d. h. sie können beim Verdacht auf Kuhmilcheiweißallergien den Säuglingen gegeben werden, die nicht sechs Monate ausschließlich gestillt werden können oder in allergiedisponierten Familien aufwachsen. Hypoallergene Säuglingsnahrung ist Kuhmilchnahrung, die vorverdaut (hydrolisiert) worden ist, sodass sie einen reduzierten Fremdeiweißgehalt und damit eine geringere allergene Potenz besitzt (z. B. Beba H.A. von Nestle oder Milupa Pregomin). Damit soll gesichert werden, dass keine Fremdeiweiße aufgenommen und Nahrungsmittelallergien verhindert werden können. Nachteilig ist der bittere Nachgeschmack. Wenn jedoch das Baby nichts anderes gewöhnt ist, trinkt es auch diese Nahrung meist mit Appetit. Wenn dies nicht der Fall ist, sollte man dem Säugling ein Produkt einer anderen Firma anbieten. Auf allergische Reaktionen durch das Klebereiweiß von Getreide wird im Kapitel 5.4.6 eingegangen.

Heilnahrungen. Heilnahrungen werden für die diätetische Therapie akuter und chronischer Ernährungsstörungen von Säuglingen und Kleinkindern eingesetzt. Dazu gehören vor allem Diarrhöen, Fettresorptionsstörungen und nahrungsmittelabhängige Allergien.

Heilnahrungen, die bei Durchfall empfohlen werden, haben einen reduzierten Anteil an vergärbaren Kohlenhydraten wie Lactose und Saccharose oder sie sind in ihrer Fettzusammensetzung geändert. Die Heilnahrung soll den Durchfall schneller zum Abklingen bringen und wird gefüttert, bis eine Besserung eintritt.

Soja-Milchnahrungen. Soja-Milchnahrungen sind in einem aufwändigen Verfahren hergestellte industrielle Formelnahrungen auf der Basis von Soja-Proteinisolaten, die nicht zur alltäglichen Ernährung bei gesunden Säuglingen verwendet werden sollen. Die Deutsche Gesellschaft für Kinder- und Jugendmedizin empfiehlt, Soja-Nahrung nur bei begründeter Indikation, z. B. einer angeborenen Lactoseintoleranz zu füttern. In den ersten sechs Lebensmonaten sollte Soja-Nahrung gar nicht eingesetzt werden, da bislang kaum Untersuchungen vorliegen, wie die in ihnen enthaltenen Phytoestrogene in Abhängigkeit von der aufgenommenen Menge langfristig wirken. Negative Effekte können deshalb nicht ausgeschlossen werden. Eltern, die aus ethischen Gründen tierisches Eiweiß bei nicht gestillten Säuglingen für deren Ernährung strikt ablehnen, sollten darüber informiert sein.

Ernährungstherapie bei Durchfallerkrankungen

Bei einer Durchfallerkrankung können erhebliche Mengen an Flüssigkeit und Salzen verloren gehen. Gradmesser für die Gefahr, die dem Säugling oder Kleinkind durch die Durchfallerkrankung droht, ist das Körpergewicht. Kommt es während eines akuten Durchfalls zu einer plötzlichen Gewichtsabnahme von mehr als 5 %, ist dringend ärztliche Hilfe erforderlich. Bei einem 5000 g schweren Säugling bedeutet dies einen Gewichtsverlust von nur 250 g! Für das Kind besteht durch die Austrocknung akute Lebensgefahr.

▶ **TIPPS FÜR DIE BERATUNG**

In einer Beratung sollte unbedingt darauf hingewiesen werden, dass Kinder mit Durchfall genauestens beobachtet werden müssen und verlorengegangene Flüssigkeit und Mineralstoffe ausreichend ersetzt werden. Dafür gibt es geeignete Getränke, die Glucose und Mineralstoffe in den richtigen Mengen enthalten (sogenannte Rehydratationslösungen). Aus dem Apothekensortiment kann als Fertigprodukt z. B. Oralpädon® angeboten werden.

Bei Durchfall ist wie folgt vorzugehen:

- Gestillte Kinder werden weiter nach Bedarf gestillt. Zwischen den Stillmahlzeiten werden Rehydratationslösungen zu trinken gegeben.
- Nicht gestillte Kinder mit Gewichtsabnahme durch Durchfall erhalten in der Regel für die Dauer von 6 Stunden nur Rehydratationslösungen.
- Nach Abklingen der Symptomatik wird je nach Alter und Befund vorsichtig zur Normalkost übergegangen. Bei älteren Säuglingen und Kleinkindern eignen sich besonders Reisschleim, Toastbrot, Kartoffelbrei (ohne Fettzugabe), Knäckebrot, geriebener Apfel (mit Schale), zerdrückte Banane, magere Fleischbrühe mit Nudeln, Reis oder Grieß sowie Zwieback.

4.3.3 Ernährung von Kindern und Jugendlichen

Nach Beendigung des ersten Lebensjahres gelten grundsätzlich die Empfehlungen für eine gesunde Ernährung von Erwachsenen. Darunter ist eine abwechslungsreiche Mischkost zu verstehen, wie sie im Kapitel 4.1 beschrieben ist. Sie berücksichtigt, dass Kinder im Wachstum eine Ernährung mit hoher Nährstoffdichte benötigen, die den hohen Bedarf an allen essenziellen Nährstoffen deckt.

In Deutschland ist es gegenwärtig kein Problem, Kindern ausreichende Energiemengen durch die Nahrung zuzuführen, im Gegenteil: 7–8 % der Kinder und Jugendlichen leiden an Fettleibigkeit, jedes fünfte Kind und jeder dritte Jugendliche hat Übergewicht. Die Ursachen für Übergewicht werden heute differenzierter betrachtet. Genetische Dispositionen wurden festgestellt. Biologische Regelkreise, die auch das Körpergewicht betreffen, sind ansatzweise bekannt. Evolutionsbiologische Prinzipien sind stärker in die Diskussion gekommen. Ein verändertes Essverhalten, aber auch die Bedeutung der körperlichen Aktivität sind wesentliche Faktoren, die in dem multikausalen Geschehen der Manifestation von Adipositas gesehen werden müssen. Es ist offensichtlich, dass Armut, Herkunft, Bildung und Übergewicht eindeutig zusammenhängen. Zusätzliche Pfunde machen Kindern das Leben schwer, sie sind häufig Hänseleien von Altersgefährten ausgesetzt, weil sie sich weniger gut bewegen können. Etwa 40 % der übergewichtigen Kinder und etwa 80 % der übergewichtigen Jugendlichen werden auch übergewichtige Erwachsene.

Im Kindesalter werden die Ernährungsgewohnheiten für das ganze Leben entscheidend geprägt. Kinder beobachten sehr genau das Essverhalten ihrer Umgebung und ahmen es nach. Wer als Kind an einseitige und damit ungesunde Lebensmittelauswahl gewöhnt wurde und Fastfood zum üblichen (Familien-)Essens-Alltag gehörte, wird dies kaum im Erwachsenenalter ändern. Auch negative Kochgewohnheiten überdauern häufig mehrere Generationen: Es wird zu fett, zu süß und zu salzig mit unzweckmäßigen Nahrungsmitteln gekocht. Über den Bedarf an essenziellen Nährstoffen (Eiweiße, Vitamine und Mineralstoffe) bei Kindern und Jugendlichen wurde bereits in den entsprechenden Abschnitten des Kapitel 3 geschrieben. Dort finden sich nach den Empfehlungen der DGE die notwendigen Mengen entsprechend des Lebensalters.

▶ TIPPS FÜR DIE BERATUNG

Ernährungsempfehlungen für Kinder und Jugendliche

- Reichlich pflanzliche Lebensmittel und (geeignete) Getränke in den Ernährungsplan aufnehmen.
- Möglichst mäßig sollten tierische Lebensmittel verwendet werden.
- Sparsam sollten fettreiche und süße Lebensmittel verzehrt werden.

Die Deutsche Gesellschaft für Ernährung empfiehlt drei Hauptmahlzeiten am Tag (morgens, mittags, abends) und zwei Zwischenmahlzeiten. Hersteller von Kinderlebensmitteln wie Milchprodukten, Riegeln und Schnitten werben damit, dass sich diese Produkte als gesunde Zwischenmahlzeit eignen würden und besonders auf die Bedürfnisse der Kinder abgestimmt seien.

Untersuchungen ergaben jedoch, dass die angebotenen Kinderlebensmittel in der Zusammensetzung der Zutaten und Nährstoffe keine Vorteile gegenüber vergleichbaren herkömmlichen Lebensmitteln bieten. Im Gegenteil handelt es sich dabei oft um Süßprodukte, die von Kindern nur in geringen Mengen verzehrt werden sollten – was aber durch ein spezielles Marketingkonzept Kindern und Eltern verschwiegen wird. Produkte wie Müsli-Riegel, Kinderschnitten oder Kindermilchprodukte sind zudem oftmals teuer und weisen einen hohen Fett- und Zuckergehalt auf.

Süßigkeiten auch bei übergewichtigen Kindern gänzlich aus dem Speiseplan zu streichen ist nicht ratsam, denn die geschmackliche Vorliebe für »süß« ist bei den meisten Kindern angeboren. Ein Verbot würde bei ihnen nur dazu führen, Süßigkeiten heimlich zu essen. Grundsätzlich ist gegen gewisse Mengen nichts einzuwenden. Nur wenn das Verlangen nach Süßem suchthafte Züge annimmt und ganze Mahlzeiten durch Süßigkeiten ersetzt werden, ist der Punkt erreicht, wo Fehlernährung beginnt.

Kinder dürfen naschen! Aber es gilt laut Deutscher Gesellschaft für Ernährung zu beachten:

- in Maßen zur richtigen Zeit,
- nach dem Naschen Zähne gründlich putzen,
- nach Mahlzeiten naschen,
- öfters süßen Nachtisch servieren,
- Wochenration gemeinsam festlegen und selbst einteilen lassen,
- Vorbild sein,
- keine süßen Geschenke machen,
- »versteckte« Zucker aufspüren,
- nicht auf Süßstoffe ausweichen.

4.3.4 Ernährung älterer Menschen

Richtige Ernährung spielt neben ausreichender körperlicher Bewegung, dem Verzicht auf das Rauchen und moderatem Alkoholgenuss als prophylaktische Maßnahmen gegen vorzeitiges Altern und Zivilisationskrankheiten eine große Rolle. Eine Spezialkost oder Wunderdiät, die das Leben verlängern soll, gibt es nicht.

Im Alter findet eine Reihe von physiologischen Veränderungen im Körper statt:

- Grund- und Leistungsumsatz sinken. Damit fällt der Energiebedarf bei Frauen ab dem 65. Lebensjahr auf 1700 kcal/Tag und bei Männern auf 1900 kcal/Tag ab.
- Die Drüsentätigkeit (Hormone und Verdauungsenzyme) lässt nach und damit u. a. die Fähigkeit zum Nahrungsaufschluss; die Nahrung wird nur vermindert ausgenutzt.
- Wassergehalt und Muskelmasse des Körpers nehmen weiter ab.
- Die Geschmacksempfindungen ändern sich und damit oft der Appetit.
- Das Durstempfinden lässt nach.
- Die Fähigkeit zu Syntheseleistungen verringert sich (z. B. Hormone, Körpereiweiße).
- Kau- und Schluckstörungen treten auf.

Im Alter findet sich ein breites Spektrum unterschiedlicher Lebens- und Gesundheitssituationen, die jeweils einer individuellen Lösung bedürfen. Bei den noch vitalen und gesunden älteren Menschen sind die o.g. Veränderungen oft nur teilweise ausgeprägt und es besteht bei einer abwechslungsreichen, ausgewogenen Kost kein besonderer Bedarf an speziellen Nährstoffen. Ihre Ernährung kann sich an den Empfehlungen der Deutschen Gesellschaft für Ernährung orientieren (s. Kap. 4.1). Auch mit einer ovo-lacto-vegetarischen Ernährung (s. Kap. 4.2.2) wird den Ernährungsbedürfnissen dieser Personengruppe Rechnung getragen.

Schwieriger ist es, allgemeine Ernährungsempfehlungen für die an verschiedenen Krankheiten leidenden älteren Menschen zu geben. Es besteht häufig die Tendenz, insgesamt weniger Nahrung aufzunehmen. Sehr alte Menschen sterben oft an Kräfteverfall (Kachexie), bzw. an den Folgen ungenügender Ernährung. Neben einer starken Einschränkung der Energiezufuhr werden wichtige Nährstoffe nur noch sehr unzureichend aufgenommen. Die kritischen Nahrungsinhaltsstoffe im Alter sind Iod, Calcium, Folsäure sowie die Vitamine B_{12}, D, C und A. In diesen Fällen ist die Zufuhr von essenziellen Nährstoffen nicht mehr gesichert. Dann kann es sinnvoll sein, in Absprache mit dem behandelnden Arzt auf Nahrungsergänzungsmittel und/oder Zusatznahrung zurückzugreifen.

Unzureichend ist auch meist die Flüssigkeitszufuhr von 1,5–2 l pro Tag mit geeigneten Getränken und, aufgrund verminderter Kaufunktion, die Aufnahme von ballaststoffhaltiger Nahrung zur Vermeidung von Obstipation (s. Kap. 3.2.4 und 3.3).

Soziale, psychologische und finanzielle Umstände haben einen starken Einfluss auf das Ernährungsverhalten. Alte Menschen sparen häufig zuerst am Essen und Trinken. Dazu tragen folgende Umstände bei:

- Viele ältere Menschen leben allein und vereinsamt. Ihnen fehlt die Motivation und oft die Kraft, sich etwas Frisches zu kaufen, regelmäßig Mahlzeiten zuzubereiten, die zudem noch abwechslungsreich sein sollen.

□ Tab. 4.7: Lebensmittelempfehlungen für Senioren*, individuelle Verpflegung. Nach aid (DGE, 2005)

Gruppe 1: Getreide, Getreideprodukte und Kartoffeln	200 bis 300 g* überwiegend feines Vollkornbrot oder Graubrot (4 bis 6 Scheiben), ersatzweise ein Teil als Getreideflocken, rund 200 bis 250 g Kartoffeln oder Nudeln bzw. 150–180 g Naturreis am Tag (gekochtes Gewicht)
Gruppe 2: Gemüse und Salat	400 g Gemüse (z. B. 200 g gegartes Gemüse, 100 g roh und eine große Portion Salat) am Tag. Auch Tiefkühl- und Konservengemüse zählen dazu.
Gruppe 3: Obst	Jeden Tag 2 Portionen bzw. 250 g Obst. Auch tiefgekühlte Produkte, Obstkonserven oder ein Glas Fruchtsaft am Tag zählen dazu.
Gruppe 4: Milch und Milchprodukte	200–250 ml fettarme Milch oder Joghurt (1,5 % Fett) und 2 Scheiben fettarmer Käse (ca. 60 g) täglich
Gruppe 5: Fleisch, Wurst, Fisch und Ei	300 bis 600 g Fleisch und Wurst pro Woche, z. B. als 3 kleine Portionen Fleisch und 3-mal fettarme Wurst/fettarmer Aufschnitt pro Woche. Ein bis zwei Fisch-Mahlzeiten pro Woche, davon eine als Seefisch, zusätzlich Jodsalz verwenden. Nur etwa 2 bis 3 Eier pro Woche (inkl. versteckter Eier im Eierkuchen, Gebäck etc.)
Gruppe 6: Fette und Öle	15 bis 30 g Streichfett (Butter, Magarine), 10 bis 15 g Zubereitungsfett (Raps-, Soja-, Olivenöl)
Gruppe 7: Getränke	Ca. 1,5 Liter Flüssigkeit, insbesondere Wasser, Mineralwasser, Kräuter- und Früchtetees, Gemüsesäfte, verdünnte Fruchtsäfte, in Maßen Kaffee und schwarzer Tee

* Bei Senioren mit niedrigem Energiebedarf orientieren Sie sich an den unteren Mengen, bei Senioren, die körperlich aktiver sind, an den oberen Mengen.

- Essensreste werden z. T. mehrfach aufgewärmt oder beim Zubereiten der Mahlzeiten wird nur Billigware eingesetzt. Zeitgemäßes Ernährungswissen fehlt häufig.
- Das Durstempfinden ist vermindert, deshalb trinken sie meist zu wenig.

Ein wichtiges Anliegen zur Reduzierung von Ernährungsdefiziten im Alter ist deshalb die Erhaltung des Appetitempfindens und eine regelmäßige Zufuhr einer leicht verdaulichen, altersgemäßen und vollwertigen Kost. Bei der Umsetzung helfen Lebensmittelempfehlungen für Senioren, die sich am DGE-Ernährungsweg orientieren (□ s. Tab. 4.7). Spezielle Ernährungsformen beim Vorliegen bestimmter Erkrankungen werden im Kapitel 5 besprochen.

4.3.5 Sportlerernährung

Für die Beratung in der Apotheke soll es in erster Linie um grundlegendes Wissen für den Breitensport/Freizeitsport wie Radfahren, Tanzen, Schwimmen, Wandern, Jogging und Gymnastik gehen. Wenn sich die Ernährung in diesem Bereich an den Empfehlungen der Deutschen Gesellschaft für Ernährung orientiert, die im Kapitel 4.1 beschrieben sind, werden die Anforderungen des Körpers an den Energie- und Nährstoffbedarf im Allgemeinen gedeckt. Im Folgenden sollen einige Aspekte der Ernährung im Breitensport näher erörtert werden.

Im Leistungssport gelten ganz spezielle Ernährungsregimes, auf die im Rahmen dieses Lehrbuches nicht ausführlicher eingegangen werden soll. Auch zusätzliche Gaben an Eiweiß, Vitaminen und Mineralstoffen sind nur bei diesen Sportlern nötig und müssen der jeweiligen Sportart und der Sportphase, in der sie sich gerade befinden (Training oder Wettkampf) angepasst sein.

Energiebedarfsdeckung

Der Energiebedarf ist abhängig von der Art des Sports. Häufig wird der Energieverbrauch jedoch bei körperlichen Aktivitäten überbewertet (□ s. Tab. 5.3).

Nährstoffbedarfsdeckung

Kohlenhydrate. Sie haben eine besondere Bedeutung in der Ernährung, da der arbeitende Muskel seine Energie hauptsächlich aus den Kohlenhydratreserven, also aus dem im Muskelgespeicherten Glykogen (durchschnittlich 400–450 g) bezieht. Diese Menge reicht jedoch nur für etwa 1–2 Stunden aus, kann aber durch systematisches Training auf 600–750 g erhöht werden. Erst wenn bei einer Ausdauerleistung die Glykogenreserven erschöpft sind, schaltet der Organismus auf den Fettabbau um.

Der Kohlenhydratbedarf sollte durch komplexe Kohlenhydrate (Polysaccharide), besonders in Form von Vollkornprodukten und nicht durch leicht resorbierbare Kohlenhydrate wie Zucker gedeckt werden, da durch deren schnelle Resorption vermehrt Insulin ausgeschüttet wird. Die Folge ist ein schnelles Absinken des Blutglucosespiegels. Polysaccharide werden langsamer abgebaut und stellen eine längere und gleichmäßigere Energiequelle dar.

Fette. Der Fettanteil in der Nahrung sollte nicht mehr als 30 % der Energie liefern.

Proteine. Sie sind als Energielieferanten zweitrangig. Bei gefüllten Glykogendepots beträgt ihr Anteil am Energieverbrauch bei sportlicher Betätigung ca. 3 bis (höchstens) 10 %. Proteine sind jedoch wichtig, wenn es um reinen Muskelaufbau geht.

Der Proteinbedarf wird meist überschätzt und der Muskelaufbau unter Umständen auch im Breiten- und Freizeitsport mittels zweifelhafter Produkte forciert. Auch in der Apotheke können sich daraus entsprechende Fragen nach Eiweißprodukten ergeben.

Sportler können in Zeiten intensiverer sportlicher Betätigung einen etwas höheren Proteinbedarf besitzen, der bei mit 1,2–1,5 g Protein pro Kilogramm Körpergewicht (normal 0,8 g pro kg Körpergewicht) angegeben wird. Man darf dennoch nicht vergessen, dass mit der heutigen Ernährung in der Regel mehr als erforderlich Proteine aufgenommen werden und damit eventuelle Aminosäureverluste mit Sicherheit kompensiert werden.

▶ TIPPS FÜR DIE BERATUNG

Eiweißreiche Ernährung für Sportler

Gute Eiweißlieferanten sind beispielsweise Milch- und Milchprodukte, Hülsenfrüchte, Nüsse, Eier, Fleisch, Fisch sowie Soja-Produkte. Durch sinnvolle Kombination pflanzlicher und tierischer Lebensmittel lässt sich die biologische Wertigkeit der einzelnen Proteinquellen noch erhöhen. So liefern z. B. die Kombinationen aus Kartoffeln und Ei oder Milch und Getreide besonders hochwertiges Eiweiß. Vorteilhaft an pflanzlichen Eiweißlieferanten ist, dass sie meist fettärmer und reich an Vitaminen, Mineralstoffen, Kohlenhydraten und Ballaststoffen sind und auch keine unerwünschten Begleitstoffe wie Cholesterin, zu viele ungesättigte Fettsäuren oder Purine enthalten.

Es ist nicht unproblematisch, wenn Sportler, aus dem verständlichen Wunsch nach einem raschen Muskelwachstum heraus, die Menge der Proteinzufuhr sehr hoch ansetzen. Folgendes spricht dagegen:

- Das Muskelwachstum hat physiologische Grenzen.
- Die Verdauungs- und Resorptionsleistung des Darms ist begrenzt.
- Tierische Proteine können beachtliche Mengen an unerwünschtem Fett, Cholesterol und Purine enthalten. Eine exzessive Proteinzufuhr kann zur Ausscheidung von Eiweißstoffen über den Harn und zu Nierenschäden führen.

Nahrungsergänzung mit Proteinen und Aminosäuren. Warum nehmen Menschen Proteine oder Aminosäuren als Supplemente ein? Sportler wollen mit ihnen Muskeln aufbauen. Menschen, die Hungerkuren machen, beabsichtigen, den Abbau von Muskelmasse aufzuhalten. Manch einer glaubt, dass diese Produkte Herpes heilen, dass man besser schlafen oder Depressionen heilen kann.

Wenn Proteine oder Aminosäuren als Ersatz für eine vollwertige Ernährung eingenommen werden, kann dies sogar gefährlich sein. Eine flüssige Protein-Ernährung, die vor einigen Jahren in den USA zum Gewichtsverlust angepriesen wurde, bewirkte bei Anwendern Herzrhythmusstörungen bis hin zu Todesfällen. Aminosäuren als Supplemente sind unnötig. Der menschliche Organismus ist so angelegt, dass bei der Nahrungszufuhr ganze Proteine aus dem Nahrungsmittelverbund verdaut und für den Organismus nutzbar gemacht werden können. Dabei werden Stück für Stück die Nahrungsproteine von Enzymen aufgespalten und nach physiologischen Anforderungen in die Blutbahn aufgenommen und im weiteren Verlauf zu körpereigenen Proteinen aufgebaut. Bei einer künstlichen Zufuhr einzelner Aminosäuren kann es dazu führen, dass diese »Überdosis« zu Verschiebungen bei der Resorption in die Blutbahn führt, in deren Folge diese Aminosäuren physiologisch inadäquat aufgenommen werden, jedoch andere benötigte Aminosäuren ungenutzt den Körper verlassen.

Protein-Supplemente sind bei Sportlern stark nachgefragt und werden als Modesubstanzen hemmungslos beworben (und teuer verkauft). Sie werden gemeinsam mit anderen Supplementen mit Wirkungen bedacht, die ihnen in vielen Fällen nach wissenschaftlichen Erkennntissen nicht zukommen oder die nicht hinreichend gesichert sind. Besonders bei Gewichthebern und Bodybuildern können sie jedoch Schaden verursachen, wenn sie regelmäßig und in großen Mengen mit der Absicht eingenommen werden, den Muskelaufbau zusätzlich zu fördern. Fest steht jedoch, dass nur durch Muskeltraining Muskeln aufgebaut werden können und nicht durch Supplemente.

▶ **TIPPS FÜR DIE BERATUNG**

Proteine und Aminosäuren für Sportler

Jeder, der beabsichtigt Aminosäuren oder Proteine zu supplementieren und damit die körperliche Belastbarkeit zu verbessern, sollte einen Arzt konsultieren. Die Sorge, nicht adäquate Mengen durch die Ernährung aufzunehmen, ist bei den vorherrschenden Ernährungsgewohnheiten und für die meisten Sportarten unbegründet.

Wasser und Mineralstoffe. In Abhängigkeit von Dauer und Intensität einer sportlichen Belastung werden unterschiedliche Mengen Schweiß produziert. Im Durchschnitt beträgt dies 1–1,5 Liter pro Stunde. Über den Schweiß werden beachtliche Energiemengen freigesetzt und über die Verdunstung eine Kühlwirkung erreicht. Schweiß ist eine hypotone Flüssigkeit, die arm an festen Bestandteilen ist. Im Wesentlichen sind es Harnstoff und Kochsalz, die ausgeschieden werden. Auch Kalium, Calcium, Eisen und Magnesium sind im Schweiß in kleinen Mengen enthalten.

Wenn es nicht zu einer Leistungsminderung kommen soll, ist der Organismus auf den Ersatz der ausgeschiedenen Flüssigkeit angewiesen. Die Leistungsminderung wird nicht durch den Mineralsalzverlust, sondern in erster Linie durch den Wasserverlust hervorgerufen und äußert sich durch ein mehr oder weniger vorhandenes Durstgefühl.

Ungeeignete Getränke sind:

- Reine Obstsäfte (z. B. aus Äpfeln, Trauben, Orangen), weil sie einen zu hohen Zuckergehalt aufweisen. Sie sind hyperton, d. h. sie binden Wasser und verstärken das Flüssigkeitsdefizit eher. Das Mineralsalzspektrum der Obstsäfte ist ungünstig, weil sie sehr wenig Natrium und unter Umständen gar kein Magnesium enthalten, dafür zu viel Kalium (zur Wirkung dieser Mineralstoffe s. Kap. 3.2.1).
- Limonaden und Colagetränke, da ihr Zuckergehalt zu hoch ist. Colagetränke haben, bedingt durch ihren Coffeingehalt, eine zusätzliche diuretische Wirkung.
- Spezielle Sportlergetränke, die in Fitnessclubs, Drogerien und Supermärkten angeboten werden. Sie sind meist nichts weiter als überteuertes Zuckerwasser mit Aromen, Säuerungs- und Antioxidationsmitteln oder Süßstoff. Mineralstoffe sind zwar in diesen Getränken auch enthalten, aber zu einem hohen Preis.
- Eiweißdrinks sind für den Freizeitsport auch überflüssig, weil durch die Ernährung genügend zugeführt wird und die zusätzlichen Eiweißmengen nur die Nieren belasten.

Die auf dem Markt angebotenen sogenannten isotonischen Getränke unterscheiden sich hinsichtlich ihrer Inhaltsstoffe stark, weil der Begriff »isotonisch« lebensmittelrechtlich nicht geschützt ist. Für Freizeitsportler sind sie ebenfalls nicht erforderlich.

Geeignete Getränke sind:

- Getränke ohne Zuckerzusatz wie Leitungswasser, Mineralwasser,
- Kräuter- oder Früchtetee,
- Gemüsesäfte und verdünnte Obstsäfte.

Es wird geraten, vor dem Sport 250–500 ml Mineralwasser oder eine Mischung daraus zu trinken.

Bei sportlichen Aktivitäten, die länger als 45–60 min. anhalten, sollten während des Sports in regelmäßigen Abständen kleine Mengen Flüssigkeit schluckweise getrunken werden. Bei kurzzeitigen Aktivitäten reicht das Trinken danach aus. Geeignet sind Obst- und Gemüsesäfte, die man mit Mineralwasser im Verhältnis 1:1–1:2 verdünnt. Die Flüssigkeiten müssen hypoton sein und sollten möglichst wenig Kohlensäure enthalten. Je schneller der Flüssigkeitsverlust nach dem Sport ausgeglichen werden soll, desto stärker muss die Verdünnung sein. Geeignet sind Mineralwässer mit einem Natriumgehalt von 500–700 mg/Liter.

4.3.6 Künstliche Ernährung

Die Indikation zur künstlichen Ernährung ist dann gegeben, wenn ein Patient über längere Zeit nicht mehr genügend Nahrung auf normalem Wege aufnehmen kann, darf oder will, und aufgrund eines langanhaltenden Krankheitsverlaufs eine Mangelernährung droht oder sogar schon besteht. Als »nicht mehr genügend« wird eine orale Nahrungsaufnahme von < 500 kcal/Tag voraussichtlich über mehr als 7 Tage definiert. In Deutschland zeigen im Krankenhaus behandelte Patienten zu etwa 20–50 % Symptome einer relevanten Mangelernährung. Vor allem frisch operierte Patienten, Krebskranke und alte Menschen, beziehungsweise solche mit gastrointestinalen Erkrankungen entwickeln leicht eine Mangelernährung. Zu deren unmittelbaren Folgen zählt die Abnahme der Muskelmasse, Hypoproteinämie mit Ödembildungen, eine verzögerte Wundheilung, schlechte Immunabwehr und somit ein erhöhtes Infektionsrisiko.

Mit der künstlichen Ernährung ist eine ausreichende Ernährung über einen beliebig langen Zeitraum möglich. Dem Organismus werden Nährstoffe, einschließlich Mineralstoffe und Vitamine vollständig oder bei Bedarf auch neben einer normalen Nahrungsaufnahme zugeführt.

Die künstliche Ernährung ist dabei ein Teil des Behandlungskonzepts und soll die Wiederherstellung der Gesundheit zum Ziel haben oder zumindest zu einer Steigerung des Wohlbefindens beitragen. Grundsätzlich kommen zwei Formen künstlicher Ernährung in Frage: die enterale und die parenterale Ernährung.

Enterale Ernährung

Die enterale Ernährung umfasst nicht nur Sondennahrung, sondern auch Trink- und Zusatznahrungen. Während Trink- und Zusatznahrungen oral zugeführt werden, wird Sondennahrung mittels eines dünnen Schlauchs über die Nase in den Magen, bzw. über die Nase in den Zwölffingerdarm verabreicht. Auch das Legen einer Sonde direkt in den Magen oder in den Dünndarm ist möglich. Die Zusammensetzung der Produkte zur enteralen Ernährung richtet sich nach den Referenzwerten für Gesunde und gewährleistet damit eine bedarfsgerechte Zufuhr. Spezialnahrungen zur Behandlung bestimmter Erkrankungen müssen deren diätetische Anforderungen erfüllen. Dabei unterscheidet die Diät-Verordnung **vollbilanzierte** Diäten zur ausschließlichen und vollständigen Ernährung von **bilanzierten** Diäten zur ergänzenden Ernährung.

Vollbilanzierte Nahrungen müssen in ihrem Energie- und Nährstoffgehalt so zusammengesetzt sein, dass sie den D-A-CH-Referenzwerten (s. Anhang) entsprechen und eine bedarfsgerechte Nährstoffzufuhr gewährleisten. Die bilanzierten Nahrungen, auch teilbilanzierte Nahrungen genannt, werden als ergänzende Diät eingesetzt. Sie decken bei ausschließlicher Zufuhr nicht den gesamten Energie- und Nährstoffbedarf.

Für die enterale Ernährung steht in der Apotheke eine Vielzahl von Produkten zur Verfügung. Die genaue Auswahl muss jedoch durch einen Arzt erfolgen, der den Energie- und Nährstoffbedarf des Patienten und seine Verdauungsleistung einschätzt sowie eventuelle Begleiterkrankungen kennt.

MERKE

Vollbilanzierte Diäten
Zur ausschließlichen und vollständigen Ernährung bei normalem Stoffwechsel. Sie müssen in ihrem Energie- und Nährstoffgehalt so zusammengesetzt sein, dass eine bedarfsgerechte Nährstoffzufuhr möglich ist.

Bilanzierte Diäten
Bilanzierte Diäten (teilbilanzierte Diäten) werden zur Ergänzung eingesetzt. Sie sind auf einen bestimmten Verwendungszweck ausgerichtet und decken bei ausschließlicher Zufuhr nicht den Energie- und Nährstoffbedarf.

Die enterale ist der parenteralen Ernährung (siehe dort) immer vorzuziehen, weil sie physiologischer (und kostengünstiger) ist. Die enterale Ernährung dient nicht nur der Aufnahme von Nährstoffen, sondern sie hat auch therapeutische Effekte. Ein gut und richtig ernährter Patient überwindet seine Krankheit besser und schneller als ein schlecht ernährter. Dies hat sich insbesondere bei Krebspatienten gezeigt, bei Patienten mit Morbus Crohn sowie bei einer akuten Pankreatitis.

Ist bei Patienten die Gabe von Medikamenten erforderlich, so lassen sich diese auch über die Sonde verabreichen: Flüssige Arzneimittel können mit Tee oder Wasser verdünnt werden; Tabletten werden zerstoßen und mit etwas Flüssigkeit gegeben.

Parenterale Ernährung

Eine parenterale Ernährung mit Infusionslösungen erfolgt unter Umgehung des Magen-Darm-Trakts mittels eines direkten Venenzugangs. Noch vor 20 Jahren wurden kritisch Kranke prinzipiell parenteral ernährt. Heute weiß man, dass der Darm dadurch atrophiert, d. h. »verkümmert« und »löchrig« wird und Bakterien aus dem Darmlumen in die Peripherie gelangen können. Sie muss jedoch dann gewählt werden, wenn der Magen-Darm-Trakt des Patienten aufgrund unterschiedlicher Erkrankungen nicht funktionsfähig ist (z. B. bei langanhaltendem Erbrechen) oder als begleitende Maßnahme bei unzureichender oraler Aufnahme von Nahrung (z. B. Appetitmangel bei Chemo- und Strahlentherapie). Essenzielle Nahrungsbestandteile können somit ganz oder teilweise venös gegeben werden.

Totale parenterale Ernährung bedeutet, dass alle Nährstoffe in der richtigen Menge und in einem geeigneten Verhältnis zugeführt werden, die einer optimalen Ernährung im jeweiligen individuellen Zustand des Patienten entsprechen. Dazu gehören Kohlenhydrate, Fette, Eiweiße, essenzielle Fettsäuren, Mineralstoffe und Vitamine.

4.4 Novel Food

Begriff. Direkt übersetzt bedeutet die Bezeichnung Novel Food »neuartiges Lebensmittel«. Darunter werden alle Lebensmittel oder Lebensmittelzusätze gezählt, die aufgrund von direkter Veränderung von den konventionellen Lebensmitteln oder Lebensmittelzusätzen abweichen, die bisher der Allgemeinheit noch nicht zum Verzehr angeboten wurden oder deren Herstellungsverfahren von den herkömmlichen Herstellungsverfahren abweicht. Mit Novel Food werden nach der Novel-Food-Verordnung Lebensmittel bezeichnet, die im Rahmen eines sich verändernden Lebensmittelangebots entstehen und die vor dem Frühjahr 1997 innerhalb der Europäischen Gemeinschaft noch nicht in nennenswertem Umfang für den menschlichen Verzehr verwendet wurden. Früher fielen auch Lebensmittel aus gentechnisch veränderten Organismen, so genanntes Gen Food, unter diesen Begriff. Seit 2004 gilt für sie aber eine eigene Verordnung, welche die besonderen Umstände der Herstellung von Nahrungsmitteln mit Gentechnik berücksichtigt.

Zu Novel Food zählen Lebensmittel und Lebensmittelzutaten

- mit neuer oder gezielt modifizierter primärer Molekularstruktur, z. B. Fettersatzstoffe oder Füllstoffe,
- die aus Mikroorganismen, Pilzen oder Algen bestehen oder aus diesen isoliert worden sind, z. B. Öl aus Mikroalgen,
- die aus Pflanzen bestehen oder aus Pflanzen isoliert worden sind, und aus Tieren isolierte Lebensmittelzutaten; ausgenommen Lebensmittel und Lebensmittelzutaten, die mit herkömmlichen Vermehrungs- oder Zuchtmethoden gewonnen wurden und die erfahrungsgemäß als unbedenkliche Lebensmittel gelten können, z. B. Phytosterine,
- bei deren Herstellung ein nicht übliches Verfahren angewandt worden ist und bei denen dieses Verfahren eine bedeutende Veränderung ihrer Zusammensetzung oder der Struktur der Lebensmittel oder der Lebensmittelzutaten bewirkt hat, was sich auf ihren Nährwert, ihren Stoffwechsel oder auf die Menge unerwünschter Stoffe im Lebensmittel auswirkt, z. B. Fruchtzubereitung für Joghurt.

Prüfung. Novel Food unterliegt einem strengen Prüf- und Genehmigungsverfahren, da aufgrund mangelnder Erfahrungswerte diese Produkte Risiken in sich bergen können. Der Hersteller oder Vertreiber muss deshalb nachweisen, dass das Produkt gesundheitlich unbedenklich ist und nicht zu Ernährungsmängeln führt.

Kennzeichnung. Da zu Novel Food sehr unterschiedliche Lebensmittel und Zutaten gehören, gibt es keine einheitlichen Regelungen für die Kennzeichnung. Allgemein muss deutlich werden, worin sich neuartige Erzeugnisse von herkömmlichen unterscheiden. Unterschiede müssen wissenschaftlich belegt sein. Gesondert erwähnt werden müssen Allergene oder Stoffe, gegen die ethische Vorbehalte bestehen.

4.5 Functional Food

Begriff. Angelehnt an Ernährungsweisen des asiatischen Raumes, wo funktionelles Essen Tradition hat, und aus dem reichen Schatz vieler regional wachsender Pflanzen Gesundheitsmenüs zusammengestellt werden, soll mit funktionellen Lebensmitteln dem Entstehen bzw. dem Auslösen ernährungsbedingter Krankheiten vorgebeugt werden.

Functional Food ist grundsätzlich von den neuartigen Lebensmitteln, dem Novel Food, zu trennen. Es sind in aller Regel natürliche Lebensmittel, die über ihren reinen Nährwert hinaus mit bestimmten Stoffen (z. B. sekundären Pflanzenstoffen, Antioxidanzien, Vitaminen, Mineralstoffen, Ballaststoffen, bestimmten Bakterienarten usw.) angereichert, oder bei denen bestimmte Einzelsubstanzen (z. B. Immunogene) entfernt worden sind.

Aus rechtlicher Sicht ist Functional Food nur schwer einzuordnen, eine einheitliche Definition fehlt zur Zeit noch. Fest steht, dass Functional Food den Lebensmitteln und nicht den Arzneimitteln zuzuordnen ist und es zusätzlich zu seinem Nährwert spezielle gesundheitsbezogene Eigenschaften und gesundheitliche Unbedenklichkeit aufweisen muss. Die behaupteten Wirkungen müssen wissenschaftlich hinreichend gesichert sein.

Produktgruppen und deren Wirkung. Den Verbrauchern steht heute ein vielfältiges und zunehmend umfangreicher werdendes Angebot an Produkten zur Verfügung. Ein Blick in die Regale der Supermärkte zeigt, dass es in wachsendem Maße Lebensmittel gibt, die wegen ihrer »gesundheitsfördernden Wirkung« beworben werden. Wenn man den Aussagen Glauben schenken will, soll der Verzehr von bestimmten Fruchtschnitten und Säften die Aufnahme von Obst ersetzen, Milchprodukte halten den Konsumenten »jung und vital« und mit handlich abgepackten, vitamin- und ballaststoffreichen Frühstücksgetränken können ganze Mahlzeiten auf die Straße oder in das Auto verlegt werden. Die so beworbenen Artikel rücken für den Verbraucher in Richtung einer Kombination aus Nahrungsmittel und arzneilich wirkendem Produkt und erreichen in den Produktaussagen oft die Grenzen des im Lebensmittel- und Bedarfsgegenständegesetz (LMBG) Erlaubten. In diesem Gesetz ist die gesundheitsbezogene Werbung geregelt. Danach ist es untersagt, Lebensmitteln den Anschein eines Arzneimittels zu geben oder mit Aussagen zu werben, die sich auf die Beseitigung, Linderung oder Verhütung von Krankheiten beziehen. Eine Ausnahme bilden die diätetischen Lebensmittel, bei denen gemäß § 3 der Diätverordnung solche Hinweise, wenn auch in engen Grenzen, zulässig sind.

Auf dem Lebensmittelmarkt etabliert haben sich die probiotischen Lebensmittel. **Probiotika** sind lebende Mikroorganismen, die in der Regel der Nahrung beigefügt werden und eine gesundheitsfördernde Wirkung haben (z. B. in Joghurt, Buttermilch, Sauermilch).Voraussetzung für die Wirkung ist, dass die Mikroorganismen lebend, in ausreichender Zahl und regelmäßig in den Darm gelangen. Probiotika sollen deshalb regelmäßig verzehrt werden, da sich die Organismen nur für wenige Tage bis Wochen im Darm ansiedeln. In einer Vielzahl von Studien konnte die Wirksamkeit von probiotischen Mikroorganismen zur Prävention und Therapie von Durchfallerkrankungen nachgewiesen werden. Von der günstigen Beeinflussung der Darmflora durch Probiotika profitieren ebenfalls Personen, die an einer Milchzuckerunverträglichkeit (Lactoseintoleranz) leiden. Als therapietauglich haben sich dabei zwei probiotische Mikroorganismen erwiesen: *Saccharomyces boulardii* und *Lactobacillus GG.* Zu den in Werbeaussagen zuweilen auch versprochenen Wirkungen gehören tumorsuppressive und immunstimulierende Effekte, die Therapie von Hypertonie und Hypercholesterolämie. Doch weder die schützenden Eigenschaften in der Krebsentstehung, bei der durch Probiotika nur ein hemmender Effekt auf bestimmte Enzyme bewiesen werden konnte, noch ein Einfluss auf den Blutdruck oder den Cholesterolspiegel konnten bislang in wissenschaftlichen Studien hinreichend belegt werden.

Neben den Probiotika haben sich außerdem Präbiotika und Synbiotika als Begriffe bei funktionellen Lebensmitteln etabliert. **Präbiotika** sind unverdauliche Oligosaccharide, also Kohlenhydrate, die von den menschlichen Verdauungsenzymen nicht aufgespalten werden können. Sie steigern die Anzahl und die Aktivität der (erwünschten) Milchsäure- und Bifidobakterien im Darm. Zu den Präbiotika gehören Inulin und Oligofructose. Lebensmittel, die Pro- und Präbiotika enthalten, werden als **Synbiotika** bezeichnet.

Dem »Functional Food« zuzuordnen ist auch die Gruppe der **sekundären Pflanzeninhaltsstoffe** (s. Kap. 3.2.3), wie zum Beispiel die Carotinoide, die Flavonoide, Monoterpene, Lycopene und die Tannine. Sie geben der Nahrung den Geschmack, die Farbe und das Aroma. Sekundäre Pflanzeninhaltsstoffe werden zunehmend als Stoffe entdeckt, die Körperfunktionen beeinflussen. Positiv, indem sie eine Rolle in der Vermeidung von Krankheiten spielen, negativ, indem sie zu Überdosierungen und Vergiftungen, zur Störung physiologischer Abwehrvorgänge oder zu unerwünschten Arzneimittelinteraktionen führen können. Medizinisch gesehen ist deshalb eine unkontrollierte, unkritische Zufuhr von isolierten, einzelnen sekundären Pflanzeninhaltsstoffen nicht unbedenklich. Vorsicht ist auch deshalb geboten, weil für die Sicherheit isolierter Stoffe die Beweise fehlen. Eine ausgewogene, abwechslungsreiche Ernährung sichert die optimale Versorgung des Körpers mit sekundären Pflanzeninhaltsstoffen in deren natürlichem Nahrungsverbund und ist deshalb die beste und auch preiswerteste Variante. Die Absicht, durch einen isolierten Zusatz einzelner sekundärer Pflanzeninhaltsstoffe zur Nahrung neue Produkte im Bereich »Functional Food« zu schaffen, ist für die Verbraucher sicher nicht der richtige Weg.

Von Lebensmitteln, die mit den Vitaminen A, C und E angereichert werden, erhofft man sich einen Beitrag zur Verhinderung bestimmter degenerativer Erkrankungen bzw. eine günstige Beeinflussung dieser Krankheiten. Für eine generelle Empfehlung dieser antioxidativen Vitamine liegen aber noch keine ausreichend epidemiologisch gesicherten Daten vor (s. Kap. 3.2.2). Mittlerweile gibt es erste Untersuchungen, die z. B. die Praxis der Vitaminzufuhr bei Kindern und Jugendlichen aufs Korn nehmen. Ein großer Teil der Functional-Food-Produkte ist auf diesen Personenkreis als Konsumentengruppe ausgerichtet. Die Anreicherungen dieser Produkte mit Vitaminen ist in ihrem Umfang, bezogen auf den realen Bedarf des Kindes, von den Eltern jedoch kaum noch zu überschauen. So nehmen Kinder und Jugendliche Vitamine auf, die sie gar nicht brauchen. Gleichzeitig können sie damit aber nicht ausgleichen, was ihnen in der natürlichen Nahrung fehlt. Wenn selbst in Bonbons und Schokolade »gesunde Zusätze« enthalten sind, so scheinen diese Süßigkeiten zur gesunden Ernährung einen

Tab. 4.8: Funktionelle Lebensmittel – das Angebot. Nach DGE, aid 2006

Wirkstoffe	Ausgelobte gesundheitliche Wirkungen	Produktbeispiele
Probiotische Milchsäurebakterien, zum Beispiel *Lactobacillus acidophilus* (Nestlé), *Lactobacillus casei* Shirota (Yakult), *Bifidobacterium lactis* (Säuglingsnahrung)	Wirken positiv auf die Darmflora, stärken die Abwehrkräfte	Joghurt, Trink-Joghurt, Quark, Hüttenkäse, Milchmischerzeugnisse, Müsli, Säuglingsnahrung, Trinkpulver
Präbiotisch wirkende Ballaststoffe, zum Beispiel Oligofructose, Inulin	Stimulieren die Vermehrung und/oder Aktivität von vorteilhaften Darmbakterien	Joghurt, Milchmischerzeugnisse, Brot, Backwaren, Backmischungen, Müsli, Margarine, Süßigkeiten, Säuglingsnahrung, Erfrischungsgetränke, Früchtetee
Provitamin A (= Betacarotin), Vitamine C und E	Unterstützen das antioxidative Schutzsystem des Körpers	ACE-Getränke, Milchprodukte, Müsli, Süßwaren, bestimmte Gemüsemischungen
Omega-3-Fettsäuren	Schützen vor Herz- und Kreislauferkrankungen	Brot, Backwaren, Joghurt, Erfrischungsgetränke, Eier, Öl, Margarine
Pflanzliche Sterine	Senken den Cholesterinspiegel	Becel pro activ: Diät-Halbfettmargarine, Diät-Joghurterzeugnis aus entrahmten Joghurt, Diät-Milchgetränk aus fettarmer Milch

wichtigen Beitrag zu leisten. Dadurch verlieren alle Empfehlungen zu einer gesunden Ernährung, die sich auf normale Lebensmittel beziehen, jede Grundlage.

Der Trend zu immer neuen Produkten ist jedoch ungebrochen und stellt schon jetzt einen prosperierender Markt dar. Obwohl die meisten Functional-Food-Produkte derzeit noch auf konventionellem Weg, also durch Beigaben, gewonnen werden, zeichnet sich eine weitere Entwicklung ab, die sich noch ausweiten wird: die gentechnische Veränderung von alltäglichen Lebensmitteln. Dann könnten sogenannte **Nutraceuticals,** Lebensmittel mit angestrebter Heil- oder Schutzwirkung, bestimmte Krankheiten vermeiden.

Die Grenzen zwischen Lebensmitteln und Heilmitteln werden damit zunehmend verwischt und die Gefahr liegt nahe, dass sich eine unübersichtliche rechtliche Situation ergibt. Für die Apotheken wird sich neben einer Ausweitung des Sortiments ein starker Beratungsbedarf entwickeln.

▶ **TIPPS FÜR DIE BERATUNG**

Verwendung von Functional Food

Argumente für die Auswahl angereicherter Lebensmittel sind häufig, dass heutige Lebensmittel nährstoffärmer als früher seien und eine ausreichende Zufuhr an essenziellen Lebensmitteln allein kaum zu erreichen sei. Diese Behauptungen sind jedoch nicht stichhaltig, da Analysen von Lebensmitteln aufzeigen, dass es keine Tendenz zu einem geringeren Nährstoffgehalt heutiger Lebensmittel gibt. Auch ohne Functional Food ist eine vollwertige Ernährung problemlos zu realisieren.

4.6 Convenience Food

Der mittlerweile auch im Deutschen gebräuchliche Begriff »Convenience« oder »Convenience Food« bezeichnet im Zusammenhang mit Lebensmitteln einen allgemeinen Trend zur Arbeitserleichterung. »Convenience« bedeutet im Deutschen »Bequemlichkeit«. Durch Fertigprodukte werden dem Verbraucher meist zeitaufwändige Zubereitungsschritte abgenommen. Eine einheitliche Definition dafür, welche unterschiedlichen Verarbeitungs- und Zubereitungsgrade als »Convenience« bezeichnet werden, gibt es nicht.

Angelehnt an diese Entwicklung stellen »**Smoothies**« eine neue Produktentwicklung auf dem Gebiet von Obst und Gemüse dar. Die Hersteller von Smoothies greifen die »5-am-Tag«-Empfehlung unter anderem der Deutschen Gesellschaft für Ernährung auf (s. Kap. 4.1), an deren Umsetzung es zum Teil in der Bevölkerung mangelt. Smoothies sind püriertes und in Flaschen abgefülltes Obst, manchmal auch Gemüse. Den Verbrauchern soll suggeriert werden, dass sie auf sehr einfache und praktische Weise die tägliche Portion Obst und Gemüse trinken können. Auf dem Markt befinden sich sowohl Produkte, die überwiegend aus Saft und Konzentraten hergestellt werden und somit nur ein eingeschränktes Spektrum der Inhaltsstoffe des Ausgangsprodukts liefern, als auch solche, die überwiegend aus komplettem Obst hergestellt werden. Bei Letzteren sind die Wirkstoffverluste im Vergleich zum Ausgangsprodukt relativ gering. Wichtig für die Zufuhr an sekundären Pflanzenstoffen ist jedoch die Verwendung der Schalenbestandteile von Obst und Gemüse, da bestimmte sekundäre Pflanzenstoffe fast ausschließlich in den äußeren Randschichten vorkommen. Diese Inhaltsstoffe bleiben jedoch im Herstellungsprozess von Smoothies häufig im Pressrückstand zurück. Ein weiterer für die Bewertung wichtiger Aspekt betrifft die Vielfalt der verwendeten Obst- und Gemüsearten, die in den bisher erhältlichen oft sehr gering ist. Frisches Obst und rohes oder schonend gegartes Gemüse sind jedoch einem Smoothie, das nicht aus ganzem Obst oder Gemüse besteht, sowohl aus ernährungsphysiologischer Sicht als auch aus den folgenden weiteren Gründen vorzuziehen:

- Der Gehalt an bestimmten Inhaltsstoffen ist höher als bei Saft oder Smoothies und die Energiedichte in aller Regel niedriger.
- Frische ganze Früchte und frisches Gemüse, roh oder schonend gegart, besitzen ein großes Volumen und tragen stärker zur Sättigung bei.

- Obst und Gemüse bieten ein »Kauerlebnis« und eine geschmackliche Variationsbreite, die bei den Smoothies verloren geht.
- Durch das Kauen dauert der Vorgang des Essens länger als beim raschen Hinunterschlucken eines Smoothies, sodass der Sättigungseffekt besser zur Geltung kommen kann.
- Der Bezug zu »natürlichen« Lebensmitteln geht verloren, wenn diese ausschließlich in (hoch) verarbeiteter Form konsumiert werden.
- Smoothies sind in der Regel teurer als Obst und Gemüse oder Saft.
- Es fällt viel Verpackung an.

Bevor aber gar kein Obst und Gemüse verzehrt wird, darf als Zwischenmahlzeit auch ein Smoothie auf dem Speiseplan stehen, diese Produkte sind gesünder als die meisten anderen Convenience-Snacks. Ein Smoothie (200–250 ml) kann dann gelegentlich bis zu zwei Portionen Obst oder Gemüse am Tag ersetzen. Smoothies sollten nicht zusätzlich verzehrt werden, denn insbesondere solche mit viel Obst haben einen hohen (fruchteigenen) Zuckergehalt.

▶ **TIPPS FÜR DIE BERATUNG**

Grundlage zur Beurteilung eines Smoothies
- Hoher Anteil (mind. 50 %) an »ganzem« Obst oder Gemüse als stückige Bestandteile oder als Püree von ganzen Früchten oder Gemüse,
- kein zugesetzter Zucker,
- keine Zusatzstoffe,
- kein Zusatz von isolierten Nährstoffen,
- keine Konzentration durch Entzug von Wasser.

4.7 Nahrungsergänzungsmittel

Nahrungsergänzungsmittel gehören rechtlich zu den Lebensmitteln und fallen in Deutschland unter die Regelung des Lebensmittel- und Futtermittelgesetzbuches. Im Gegensatz zu Lebensmitteln sind sie jedoch nicht vorrangig dazu bestimmt, zur normalen Ernährung oder zum Genuss verzehrt zu werden. Ein Nahrungsergänzungsmittel im Sinne der Verordnung ist ein Lebensmittel, das
1. dazu bestimmt ist, die allgemeine Ernährung zu ergänzen,
2. ein Konzentrat von Nährstoffen oder sonstigen Stoffen mit ernährungsspezifischer oder physiologischer Wirkung (allein oder in Zusammensetzung) darstellt und
3. in dosierter Form in den Verkehr gebracht wird.

Ein Nahrungsergänzungsmittel, das zur Abgabe an den Verbraucher bestimmt ist, darf nur in einer Fertigpackung in den Verkehr gebracht werden und muss durch die Hersteller beim Bundesamt für Verbraucherschutz und Lebensmittelsicherheit angezeigt werden. Die Meldung beinhaltet jedoch keine Prüfung auf Zulässigkeit und Sinnhaftigkeit der Präparate. Die Kennzeichnung und Aufmachung eines Nahrungsergänzungsmittels sowie die Werbung dürfen keinen Hinweis enthalten, mit dem behauptet oder unterstellt wird, dass bei einer ausgewogenen, abwechslungsreichen Ernährung im Allgemeinen die Zufuhr angemessener Nährstoffmengen nicht möglich sei.

MERKE

Echte Mangelerscheinungen, die die Einnahme von Nahrungsergänzungsmitteln generell rechtfertigen, sind in Deutschland kaum noch zu finden. Nur bei Iod, Calcium und Folsäure ist die Zufuhr in dieser Hinsicht bei einzelnen Personengruppen (s. Kap. 3.2.1 und 3.2.2) unzureichend.

Für einzelne Nährstoffe ist die Datenlage zur präventiven Wirksamkeit relativ gut, darunter Vitamin D und Calcium zur Prävention der Osteoporose. In anderen Bereichen, wie bei Herz-Kreislauf- und Krebserkrankungen, ist bisher wenig über die präventive Wirkung von Nahrungsergänzungsmitteln bekannt und wissenschaftlich belegt. Positive Wirkungen auf die Gesundheit resultieren nach derzeitiger Auffassung aus der Vielfalt biologischer Substanzen in Obst und Gemüse in seiner natürlichen Form und weniger aus der Aufnahme einzelner Inhaltsstoffe. Präparate mit isolierten Nährstoffen können keine vollständige Ernährung ersetzen und sind deshalb für **gesunde** Menschen überflüssig.

Um bei der Beratung in der Apotheke sinnvolle Produkte von unsinnigen zu unterscheiden und für die Auswahl geeigneter Nahrungsergänzungsmitteln in Frage kommende Kundengruppen beraten zu können, ist es notwendig auf die im Folgenden beschriebenen Fragen zu achten.

1. In welchen Bereichen können Nahrungsergänzungsmittel einen möglichen Nutzen besitzen?

- Zum Ausgleich oder zur Vermeidung einer unzureichenden Nährstoffzufuhr, vor allem bei hypokalorischer Ernährung unter 1800 kcal/Tag.
- Zur Deckung eines erhöhten Nährstoffbedarfs bei Schwangeren, Stillenden, Kranken, wenn dies über die normale Ernährung nicht möglich ist.
- Zur Prävention ernährungsabhängiger Krankheiten, z. B. mit Calcium zur Vermeidung der Osteoporose.

2. Was muss auf der Verpackung stehen?

Zusätzlich zu den durch die Lebensmittel-Kennzeichnungsverordnung vorgeschriebenen Angaben müssen folgende Angaben gemacht werden:

- Name des Anbieters bzw. Name des Herstellers.
- Verkehrsbezeichnung »Nahrungsergänzungsmittel«.
- Die Namen der enthaltenen Nährstoffkategorien, z. B. Vitamine, Mineralstoffe.
- Eine genaue Auflistung aller Zutaten, nach Menge sortiert.
- Die empfohlene tägliche Verzehrsmenge in Portionen des Erzeugnisses.
- Angaben zur prozentualen Deckung der europäischen Zufuhrempfehlungen für die einzelnen Vitamine und Mineralstoffe durch die empfohlene Verzehrsmenge (sind nicht immer mit den DGE-Empfehlungen identisch).
- Inhaltsangabe (Gewicht, Anzahl Kapseln etc.).

3. Sind vorgeschriebene Warnhinweise auf der Packung vorhanden?

Folgende Warnhinweise sollten vorhanden sein:

- »Die angegebene empfohlene tägliche Verzehrsmenge darf nicht überschritten werden.«
- »Nahrungsergänzungsmittel sollen nicht als Ersatz für eine ausgewogene abwechslungsreiche Ernährung verwendet werden.«
- »Das Produkt ist außerhalb der Reichweite von kleinen Kindern zu lagern.«

4.8 Kennzeichnung von Lebensmitteln

Innerhalb der EU ist die Kennzeichnung von Lebensmitteln insbesondere durch die Etikettierungsrichtlinie weitgehend vereinheitlicht. In Deutschland sind zwei Gesetze von großer Bedeutung: das Lebensmittel- und Futtermittelgesetzbuch das 2005 das Lebensmittel- und Bedarfsgegenständegesetz (LMBG) ablöste sowie das Eichgesetz. Außerdem gibt es viele Verordnungen, die Kennzeichnungsbelange regeln, wie die Lebensmittelkennzeichnungs- (LMKV), Fertigpackungs- oder Zusatzstoff-Zulassungsverordnung, produktspezifische Verordnungen und viele mehr. Grundsätzlich müssen folgende Angaben auf fertig verpackten Lebensmitteln stehen:

1. Verkehrsbezeichnung (Name des Lebensmittels).
2. Zutatenverzeichnis, in absteigender Reihenfolge aufgelistet nach Gewicht.
   Eine genaue Mengenangabe ist nur bei Zutaten notwendig, die in der Verkehrsbezeichnung genannt oder auf dem Etikett besonders hervorgehoben werden.
3. Mindesthaltbarkeitsdatum oder Verbrauchsdatum.
4. Füllmenge.
5. Name oder Firma und Anschrift des Herstellers, Verpackers oder Verkäufers.
6. Los-/Chargen-Nummer.

Bei Getränken mit mehr als 1,2 Vol.% Alkohol muss außerdem der Alkoholgehalt und bei allen Obst- und Gemüsearten das Ursprungsland angegeben werden. Hinzu kommen bei jedem Produkt an oder nahe der Packung der Endpreis des Lebensmittels sowie der Grundpreis je Mengeneinheit wie Kilogramm oder Liter. Darüber hinaus gibt es besondere Vorschriften für die Kennzeichnung von Lebensmittelzusatzstoffen und Bio-Produkten sowie von Lebensmitteln, die gentechnisch verändert oder bestrahlt sind. Wird mit dem Energie- oder Nährstoffgehalt des Lebensmittels geworben, dann müssen zusätzlich Nährwertangaben gemacht werden. In ganz Europa müssen allergieauslösende Zutaten auf verpackten Lebensmitteln gekennzeichnet werden (s. Kasten). Die zwölf als bedeutendste Auslöser von Allergien und Lebensmittel-Unverträglichkeiten bekannten Zutaten sind nach der neuen Kennzeichnungsvorschrift immer und ohne Ausnahme auf der Verpackung aufzuführen. Da diese Zutaten für ungefähr 90 Prozent aller Lebensmittel-Allergien und Lebensmittel-Unverträglichkeiten verantwortlich gemacht werden, ist den meisten Lebensmittel-Allergikern mit der Neuregelung weitergeholfen. Sie können zukünftig bedenkliche Produkte meiden und mit viel mehr Sicherheit einkaufen.

Allergene Zutaten, die immer gekennzeichnet werden müssen, sind:

- Krebstiere und Krebstiererzeugnisse,
- Eier und Eiererzeugnisse,
- Fisch und Fischerzeugnisse,
- Erdnüsse und Erdnusserzeugnisse,
- Soja und Sojaerzeugnisse,
- Milch und Milcherzeugnisse (einschließlich Lactose),
- Schalenfrüchte und Nebenerzeugnisse,
- Sellerie- und Sellerieerzeugnisse,
- Senf- und Senferzeugnisse,
- Sesamsamen und -erzeugnisse,
- glutenhaltiges Getreide und glutenhaltige Getreideerzeugnisse,
- Schwefeldioxid und Sulfite in einer Konzentration von mindestens 10 mg/kg oder 10 mg/l.

Wichtig für Allergiker ist auch der Hinweis, dass das Zutatenverzeichnis vor jedem Kauf neu gelesen werden sollte, auch bei regelmäßig gekauften, da die Hersteller jederzeit die Zusammensetzung ihrer Produkte ändern können. Produkte unbekannter Zusammensetzung sind vorsichtshalber zu meiden.

Seit dem 1. Juli 2007 gelten europaweit einheitliche gesetzliche Regelungen für nährwert- und gesundheitsbezogene Angaben auf Lebensmitteln. In der Europäischen Union ist von nun an verbindlich festgelegt, ab wann ein Lebensmittel mit Begriffen wie »fettarm«, »zuckerfrei« oder »mit hohem Ballaststoffgehalt« beworben werden darf.

Nährwertbezogene Angaben dürfen nur gemacht werden, wenn das Lebensmittel ein bestimmtes Nährwertprofil aufweist. So darf z. B. ein sehr zuckerhaltiges Nahrungsmittel nicht mit der Angabe »fettfrei« beworben werden. Nährwertbezogene Angaben auf alkoholischen Getränken sind verboten, mit der Ausnahme, dass sie sich auf einen geringen Alkohol- und Kaloriengehalt beziehen.

Wiederholungsfragen

1. Verschaffen Sie sich einen Überblick über die Ernährungsempfehlungen der DGE. Formulieren Sie für die einzelnen Segmente des Ernährungskreises Empfehlungen für eine sinnvolle Ernährung.
2. Sammeln Sie Argumente, die für eine Vollwert-Ernährung sprechen.
3. Beurteilen Sie die Prinzipien der vegetarischen Ernährung sowie der Hayschen Trennkost.
4. Setzen Sie sich mit den Prinzipien der »Fit-for-life-Diät« sowie der makrobiotischen Ernährungsweise auseinander. Wie bewerten Sie beide Ernährungsformen?
5. Geben Sie Tipps für die Ernährung in der Schwangerschaft. Worauf sollte besonders geachtet werden in Bezug auf die Zufuhr von Vitaminen, Mineralstoffen und energieliefernden Nährstoffen?

6. Diskutieren Sie die Vorteile des Stillens für Mutter und Kind.
7. Warum und wodurch unterscheiden sich Ernährungsgewohnheiten älterer Menschen oft von denen jüngerer Menschen? Überlegen Sie, wie man eventuell vorliegende Ernährungsdefizite ausgleichen könnte.
8. Überlegen Sie gemeinsam in Ihrer Lerngruppe, welche der Ihnen bekannten Lebensmittel der Gruppe »Functional Food« zugeordnet werden können und aus welchen Gründen diese Lebensmittel von den Konsumenten stark nachgefragt werden?
9. Setzen Sie sich mit den Vor- und Nachteilen von Smoothies auseinander! Welche Gründe haben Verbraucher, Smoothies zu kaufen?
10. In welchen Bereichen können Nahrungsergänzungsmittel einen möglichen Nutzen erzielen?
11. Worauf müssen Sie bei der Auswahl geeigneter Produkte zur Nahrungsergänzung achten?
12. Welche Vorteile bringen die Regelungen für die Kennzeichnung von Lebensmitteln für den Verbraucher?

5 Diätetik

5.1 Einleitung

Die Behandlung von Krankheiten auf dem Wege der Ernährung gehörte im Altertum und im Mittelalter zu den wichtigen Therapieformen der Medizin. Häufig stellte eine an die Krankheit angepasste Ernährung, Diät genannt, die entscheidende Voraussetzung zur Gesundung des Patienten dar. Ergänzt wurden die Ernährungsempfehlungen durch Regeln zu einer angemessenen Lebensführung, bei der die individuelle Disposition und die Besonderheiten in den verschiedenen Lebensaltern und Lebenssituationen berücksichtigt wurden.

Heute reflektieren ernährungstherapeutische Maßnahmen ein umfangreiches Wissen über die Zusammenhänge von Ernährung und Gesundheit bzw. Ernährung und Krankheit. Nicht nur Mediziner beschäftigen sich mit diesen Zusammenhängen. Auch andere Wissenschaftler wie Biochemiker, Physiologen, Neurobiologen, Immunologen und Psychologen arbeiten an neuen Erkenntnissen.

Man weiß, dass bestimmte Erkrankungen (z. B. Mukoviszidose, Lactoseintoleranz, familiäre Hypercholesterolämie) angeboren sind, aber auf bestimmte Ernährungsformen gut ansprechen und eine medikamentöse Therapie unterstützen bzw. diese vermeiden. Andererseits gibt es für bestimmte Krankheiten auch eine genetische Disposition, die dann als Folge von unangepasster oder falscher Ernährung ausgelöst wird (z. B. bei Diabetes mellitus, bei der primären Form von Hypertonie). Eine dritte Gruppe von Krankheiten entsteht meist allein durch falsche Ernährung, z. B. bei Jodmangel, hyperkalorischer Ernährung und Alkoholmissbrauch (s. Kap. 1.2). Eine eindeutige Trennung ist auch nicht immer möglich, da ernährungsbedingte Krankheiten mehrere Ursachen haben können.

■ MERKE

Mit Hilfe von Ernährungsmaßnahmen kann man auf ernährungsbedingte Krankheiten sowohl prophylaktisch als auch therapeutisch reagieren. Selbst wenn diese schon organisch manifest geworden sind, kann deren Verlauf günstig beeinflusst und die Lebensqualität der Betroffenen erhöht werden.

Neben dem Arzt, der für Ernährungsberatung meist nicht genügend Zeit findet oder dessen Leistungen in dieser Hinsicht nicht angemessen honoriert werden, haben die pharmazeutischen Mitarbeiter/-innen in der Apotheke als Ansprechpartner für Ernährungsfragen eine wichtige und verantwortungsvolle Aufgabe. Voraussetzung für eine Ernährungsberatung in der Apotheke ist die möglichst genaue Kenntnis der konkreten Lebenssituation des Patienten. Dazu gehört auch das Erfragen von bisherigen Ernährungsgewohnheiten (Ernährungsanamnese) und eventuell vorangegangene Arztbesuche. Eine Beratung soll Möglichkeiten der ernährungstherapeutischen Beeinflussung von Krankheiten oder deren Prävention bewusst machen. Wenn dies erfolgreich sein soll, dann muss es auch darum gehen, den Patienten zur Durchführung der Maßnahmen zu motivieren, praktische Anleitung in der Handhabung der Empfehlungen zu geben und, wenn dies akzeptiert wird, eine Kontrolle anzubieten (z. B. durch Blutdruckmessungen, Bestimmungen der Blutfettwerte oder des Gewichts).

5.2 Übergewicht

5.2.1 Begriff und Klassifizierung

Übergewicht (Adipositas) ist eine über das normale Maß hinausgehende Erhöhung des Körpergewichts, das hohe gesundheitliche Risiken birgt. Die Weltgesundheitsorganisation (WHO) spricht bei Adipositas sogar von einer Epidemie, von der weltweit über 200 Millionen Menschen betroffen sind. In Deutschland besteht bei mehr als der Hälfte der Menschen Übergewicht. Davon haben ca. 20 % einen Body-Mass-Index von mehr als 30. Besorgnis erregend ist die steigende Zahl von Kindern und Jugendlichen mit Übergewicht.

Zur Klassifizierung des Übergewichts stehen die im Folgenden beschriebenen Kriterien zur Verfügung.

Das **Broca-Normalgewicht** ist in Kilogramm definiert. Es errechnet sich aus Körpergröße in Zentimeter minus 100. Bei Frauen werden davon noch 5–10 Prozent abgezogen; das Über- oder Unterschreiten dieses Wertes wird in Prozent angegeben. Bis zu 20 % liegt mäßiges Übergewicht, von 20–70 % deutliches und bei mehr als 70 % extremes Übergewicht vor. Der Broca-Index bezeichnet den Quotienten aus tatsächlichem Gewicht und Broca-Normalgewicht.

Der **Körpermassenindex,** oder häufiger **Body-Mass-Index** (BMI) ist in kg/m² definiert, und ist der Quotient aus dem Körpergewicht und dem Quadrat der Körpergröße. Dieser Index korreliert am besten mit der Körperfettmasse (□ s. Tab. 5.1 u. Tab. 5.2). Der BMI wird in verschiedene Gewichtsbereiche eingeteilt. Entsprechend dieser Bereiche wird die Adipositas nach Tabelle 5.1 in drei Grade unterteilt.

MERKE

Broca-Normalgewicht [kg] = Körpergröße [cm] −100

$$\text{BMI (kg/m}^2\text{)} = \frac{\text{Körpergewicht [kg]}}{\text{Körpergröße [m}^2\text{]}}$$

Waist-to-Hip-Ratio = Taillenumfang [cm] : Hüftumfang [cm]

□ **Tab. 5.1:** Klassifizierung des Übergewichts anhand der BMI-Indizes

Klassifikation	BMI in kg/m²	Beispiel Mann oder Frau, Größe 1,80 m
Untergewicht	< 20	< 64,8 kg
Normalgewicht	20–24,9	64,8–80,7 kg
Übergewicht (Adipositas Grad I)	25–29,9	80,8–96,9 kg
Adipositas (Adipositas Grad II)	30–30,9	97,0–129,3
Extreme Adipositas (Adipositas Grad III)	> 40	> 129,3

□ **Tab. 5.2:** Wünschenswerter Körpermassenindex (BMI) in Abhängigkeit vom Alter

Altersgruppe	BMI (kg/m²)
19–24 Jahre	19–24
25–34 Jahre	20–25
35–44 Jahre	21–26
45–54 Jahre	22–27
55–65 Jahre	23–28
Über 65 Jahre	24–29

Das **Verhältnis von Taille/Hüftumfang** (waist-to-hip ratio) ist der Quotient aus Taillen- und Hüftumfang. Wenn der Wert bei Männern größer als 1,0 bzw. bei Frauen größer als 0,85 ist, spricht man von einem androiden oder abdominellen Fettverteilungsmuster (Stammfettsucht).

Die Messung der **Hautfaltendicke** auf der Streckseite des Oberarms oder zwischen den Schulterblättern kann zur Beurteilung der Fetteinlagerung herangezogen werden.

5.2.2 Ursachen und Folgen

Warum gibt es immer mehr übergewichtige Menschen, warum bleiben andere trotz reichlichem Essen schlank oder halten ihr Gewicht? Wird das Körpergewicht beeinflusst durch unsere Gene, oder wird es beeinflusst durch unser Essverhalten und unsere Lebensbedingungen?

Die Entstehung von Adipositas ist in ihren Ursachen überaus komplex. Physiologische, genetische, psychische und psychosoziale Faktoren greifen ineinander. Darüber hinaus beeinflusst körperliche Aktivität in starkem Maße den Energieverbrauch und damit das Körpergewicht. Weshalb bei manchen Menschen – bei gleicher Energiezufuhr und vergleichbarer Lebenssituation – das Gewicht stabil bleibt, während es bei anderen ansteigt, ist nicht abschließend geklärt. Fest steht, dass die genannten Faktoren zusammenwirken und in individuell unterschiedlichem Maße zum Tragen kommen.

Physiologische Ursachen. Hunger- und Sättigungsempfinden sind Vorgänge, die durch vielfältige Faktoren ausgelöst und reguliert werden. Zwei Regulationsmechanismen sind bisher bekannt, die darauf einen kurzfristigen und längerfristigen Einfluss haben.

Bei den **kurzfristig wirkenden Mechanismen** sind die Neurotransmitter bedeutsam, die ein starkes Stimulans für die Nahrungszufuhr und den Appetit sind. Ein solcher Neurotransmitter ist Neuropeptid Y, ein Hormon, das im Gehirn gebildet wird und speziell die Aufnahme von Kohlenhydraten beeinflusst. Die Nahrungsaufnahme wird darüber hinaus von weiteren Faktoren beeinflusst. Dazu gehören Insulin, Endorphine, eine niedrige Glucosekonzentration im Blut von unter 4,5 mmol/l und die Dehnung von Magen- und Zwölffingerdarm, die durch die Zusammensetzung und Portionsgröße der letzten Mahlzeit bestimmt wird. Normalerweise macht sich ein erneutes

Hungergefühl durchschnittlich vier bis sechs Stunden nach der letzten Mahlzeit bemerkbar.

Bei den **längerfristig wirkenden Mechanismen** sorgt ein ausgeklügeltes System dafür, dass sich Hunger- und Sättigungsgefühle in einem ausgewogenen Verhältnis befinden und der Körper langfristig über ausreichende Energiereserven verfügt. Dieses System wird im starken Maße von Leptin beeinflusst, einem Hormon, das im Fettgewebe produziert wird und über den Blutkreislauf verteilt wird. Dem Gehirn meldet es, dass die Fettspeicher im Körper gefüllt sind. Als Folge wird die Ausschüttung von Neuropeptid Y reduziert und das Sättigungsempfinden ausgelöst. Bei adipösen Menschen scheint die Leptin-Wirkung trotz erhöhten Blutspiegels auszubleiben. Als Ursache wird sowohl ein eingeschränkter Transport über die Blut-Hirn-Schranke als auch eine Störung der Leptin-Bindung an den Rezeptoren diskutiert.

Genetische Ursachen. Übergewicht kann auch eine Ursache in einer genetischen Veranlagung haben. Ist ein Elternteil übergewichtig, so hat das Kind eine Chance von 60 %, ebenfalls übergewichtig zu werden. Sind beide Elternteile adipös, so erhöht sich die Wahrscheinlichkeit auf 90 %. Die Vermutung für eine genetische Ursache zeigt sich in den beiden folgenden Fällen: Im ersten Fall hat man beobachtet, dass Kinder, die bei Adoptiveltern aufwachsen, zum Gewicht ihrer biologischen Eltern tendieren. In einem anderen Fall wurden ein- und zweieiige Zwillinge untersucht, die selbst bei getrenntem Aufwachsen tendenziell ein gleiches Gewicht aufweisen. Diese Ergebnisse unterstützen die Annahme, dass die genetische Veranlagung eine Rolle bei Übergewicht und Fettsucht spielt.

Psychische Ursachen. Essen und Trinken haben einen Einfluss auf die Gefühlslage – und umgekehrt. Menschen essen nicht nur aus Hunger, sondern auch um zu feiern, sich zu belohnen, sich zu entspannen oder sich zu trösten. All diese emotionalen Zustände gehören zum normalen Essverhalten. Problematisch wird es, wenn dieses Verhalten gestört ist, wenn zu viel oder zu wenig gegessen wird, wenn man sich nicht mehr anders als mit Essen und Trinken entspannen kann oder Minderwertigkeitsgefühle, Frust, Ärger und Langeweile ein unkontrolliertes Essverhalten auslösen. Essen wird dann häufig Ersatzhandlung für fehlende emotionale Zuwendung.

Psychosoziale Ursachen. Psychosoziale Ursachen bestehen darin, wie die Familie und das soziale Umfeld das individuelle Ernährungsverhalten prägen. So erleben Kinder sehr intensiv das Verhalten ihrer Umgebung, insbesondere wie, was und wann gegessen wird. Die Nahrungsauswahl beim Einkaufen, die Kochgewohnheiten, gemeinsame Mahlzeiten und ein regelmäßiger Mahlzeitenrhythmus prägen sehr früh spätere Essgewohnheiten. Ungünstig auf die Ernährung wirken sich finanzielle Probleme, Konfliktsituationen in der Familie, im Beruf und in der Freizeit aus. Generell zeigt sich auch als Tendenz, dass Übergewicht bei Personen mit niedrigem Bildungsniveau und geringem Einkommen häufiger vorkommt.

Die Stigmatisierung adipöser Menschen beginnt schon früh. In der Kindergarten- und Schulzeit werden Kinder mitunter ausgegrenzt und mit verletzenden Bemerkungen gehänselt. Bei Erwachsenen ist allgemein bekannt, dass stark Übergewichtige vermehrt gesundheitliche Probleme haben. So gibt es zum Beispiel in den USA Tendenzen, dass bei Neueinstellungen übergewichtige Erwachsene für eine bestimmte Arbeit öfters als schlanke Menschen als nicht genügend leistungsfähig und attraktiv genug eingeschätzt werden. Übergewichtige ziehen sich unter Umständen auch aus bestimmten sozialen Aktivitäten zurück (z. B. Sport, Sauna, Baden), weil sie sich unter kritischen Blicken unwohl fühlen oder mit negativen Bemerkungen konfrontiert werden, die ihnen die Freude verderben. Der Teufelskreis der schlechteren Chancen und der sozialen Isolation wirkt krankheitsverstärkend.

Körperliche Aktivität. Körperliche Aktivität hat einen großen Einfluss auf den Energieverbrauch und damit auf das Körpergewicht. Der Anteil körperlicher Aktivität am Energieverbrauch sank in den letzten 100 Jahren ständig. Die Reduzierung von körperlicher Belastung in der Arbeits- und Lebenswelt hat zur Folge, dass der Energiebedarf geringer geworden ist, die Ernährungsgewohnheiten sich aber dieser Situation nicht angepasst haben. Im Gegenteil: Gemessen am Verbrauch nehmen viele Menschen unproportional zu viele Kalorien auf.

Bei allen Diskussionen zu den Ursachen des Übergewichts muss auch gesehen werden, dass die Industrie ebenfalls ihren Anteil an der Überernährung hat. Sie bietet vor allem im Bereich der Fertigprodukte in den letzten Jahrzehnten immer größere Portionen an. So vergrößerte sich z. B. das Flaschenvolumen von Cola und Co., »Hamburger« wuchsen auf die doppelte Größe und bei einem Kinobesuch gibt es eine Tüte Popcorn XXL-Größe. Verglichen mit dem durchschnittlichen Konsum Mitte der 70er Jahre bedeutet dies ein Vielfaches an Gewicht und Kalorien. Als Fazit bleibt: Um Übergewicht und Fettsucht zu reduzieren, müssen die aufgenommenen Mengen an Energie der individuellen Verfassung und den körperlichen Aktivitäten angemessen sein.

Folgen. Adipositas hat psychosoziale Folgen (Diskriminierung, schlechtere Karrierechancen), psychische Folgen (geringeres Selbstbewusstsein, Depressivität, Ängste und Verlust an Lebensqualität) und bewirkt körperliche Folgeerkrankungen wie z. B. Herz-Kreislauf-Erkrankungen, Diabetes mellitus, degenerative Gelenkerkrankungen, Venenleiden und bestimmte Karzinome. Diese Folgeerkrankungen stellen bei einem Anteil von 50 % der Deutschen, von denen 20 % einen BMI von über 30 haben, ein gesundheitsrelevantes Problem dar (○ s. Abb. 5.1). Allein in Deutschland werden wegen falscher Ernährung pro Jahr etwa 75 Milliarden Euro ausgegeben. Nachweisbar ist in Abhängigkeit zum Grad des Übergewichts und der Fettsucht auch eine deutlich erhöhte Sterblichkeit (○ s. Abb. 5.2).

5.2.3 Grundlagen der Therapie

Da Übergewicht ein chronisches Problem darstellt, muss jede Therapie langfristig und ganzheitlich angelegt werden sowie realistische Ziele beinhalten. Vorrangiges Ziel ist dabei nicht in jedem Falle das Erreichen eines Normalgewichts. Bei stark Übergewichtigen ist dies unrealistisch und führt zu Frustrationen und Therapieabbruch. Bereits eine geringe Gewichtsreduktion (z. B. um 2–3 kg) ist der Gesundheit förderlich und ein erster Schritt in die richtige Richtung. Verbote und zweifelhafte Diäten helfen nicht weiter, sondern schaden nachweislich der Gesundheit bzw. fördern das Auftreten von Ess-Störungen. Entscheidend ist sowohl bei der Prävention als auch der Therapie des Übergewichts nicht mehr eine initiale Gewichtsabnahme, sondern die Stabilisierung des Gewichts im reduzierten Bereich.

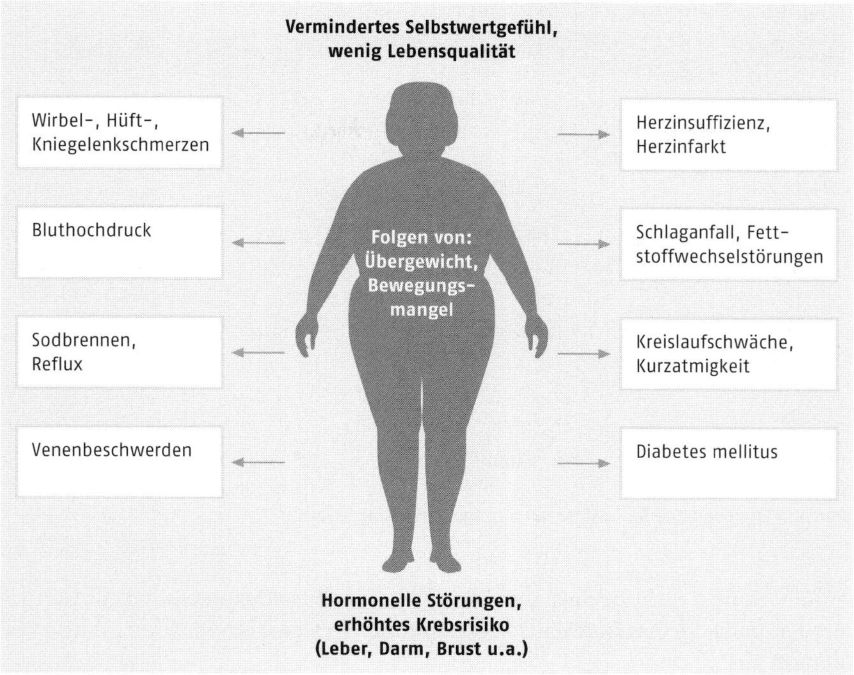

Abb. 5.1: Folgeerkrankungen durch Übergewicht

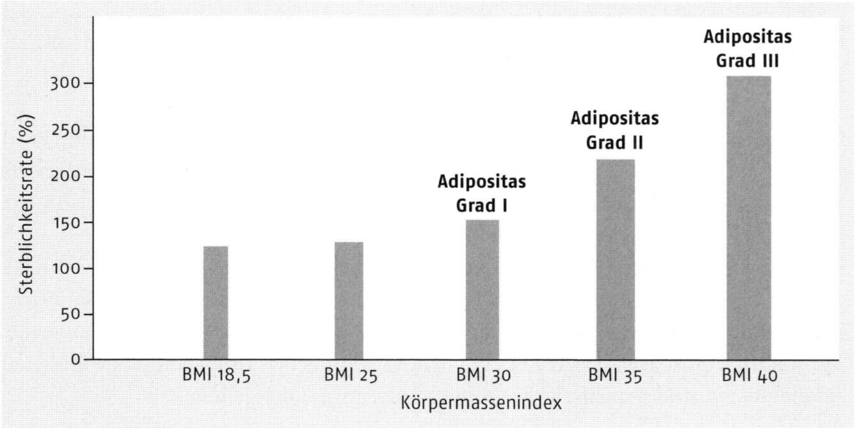

Abb. 5.2: Sterblichkeit abhängig vom Körpermasseindex

Das einzig sinnvolle diätetische Prinzip ist die Umstellung der Ernährung auf eine kalorienreduzierte Mischkost und das Erlernen eines individuell angepassten Essverhaltens. Übergewichtige müssen auch lernen, zwischen psychischem und physischem Hunger zu unterscheiden. Unterstützt wird die Gewichtsreduktion mit körperlicher Aktivität. Obwohl sportliche Aktivitäten allein, d. h. ohne Einschränkung der Energie-

□ **Tab. 5.3:** Energiemehrverbrauch durch einzelne sportliche Leistungen (kcal/h)

Sportart	Leistung	Energiemehrverbrauch (kcal/h)
Gehen	4,5 km/h	200
Laufen	9 km	665
Radfahren	15 km	380
Schwimmen	20 m/min	310
Paddeln	4,5 km/h	165
Tischtennis		315
Tennis		360
Tanzen		360
Skilaufen	9 km/h	630

Durch 18 Stunden Dauerlauf würde nur 1 kg Speicherfett abgebaut.

zufuhr, zumeist nicht zu einer nennenswerten Gewichtsreduktion führen, übt körperliche Aktivität als unterstützende Maßnahme bei der Gewichtsreduktion positive Wirkungen aus:

- Durch den Aufbau von Muskelmasse erhöht sich der durch den Gewichtsverlust zurückgegangene Grundumsatz.
- Der Körperfettabbau wird gefördert.
- Körperliches Training vermittelt ein positives Körpergefühl und trägt langfristig zur Vermeidung einer erneuten Gewichtszunahme bei (□ s. Tab. 5.3).

Die Gewichtsreduktion sollte nicht drastisch und über einen längeren Zeitraum erfolgen. Bei einem Gewichtsverlust von 1 kg/Woche wird fast ausschließlich Fettgewebe abgebaut. Deutlich höhere Gewichtsverluste sind kritisch zu bewerten, da dann fettfreie, aktive Körpermasse (Körpereiweiß) abgebaut wird.
Eine Gewichtsreduktion gelingt nur dann, wenn das Essverhalten dauerhaft verändert wird. (Übergewichtige merken meist gar nicht, was sie essen und wie viel sie essen!) Eine andere Auswahl an Nahrungsmitteln würde oft schon ausreichen und überflüssige Kalorien einsparen. Dazu ist es notwendig, die eigenen Ernährungsgewohnheiten zu analysieren und realistische Verhaltensänderungen abzuleiten.

▶ **TIPPS FÜR DIE BERATUNG**

Regeln für ein besseres Essverhalten

- Feststellen, was man eigentlich isst. Dazu empfiehlt es sich, eine Woche lang ein Ernährungsprotokoll zu schreiben.
- Einhalten fester Essenszeiten.
- Einhalten von vor dem Essen festgelegten Portionsgrößen.
- Anfangs zur Kontrolle die Lebensmittel abwiegen und im Protokoll die verzehrten Mengen aufschreiben.

- Nur das kaufen, was wirklich gegessen wird und auf die richtige, d. h. energiearme, Auswahl der Lebensmittel achten. Nicht hungrig einkaufen, da dann größere Mengen genommen werden.
- Mahlzeiten über den Tag verteilen, fünf kleinere Mahlzeiten sind besser als drei üppigere.
- In Ruhe essen; das Sättigungsgefühl tritt erst etwa 15 Min. nach Essensbeginn ein.
- Nicht aus Langeweile und Frust essen oder weil etwas übrig geblieben ist.
- Verlockungen widerstehen. Keine Knabbereien und Süßigkeiten in der Wohnung herumstehen lassen.
- Erfahrungsaustausch und Solidarität in einer Gruppe können den Erfolg und das Durchhaltevermögen erhöhen.
- Light-Produkte sind oft stark bearbeitet und enthalten unnötige Zusatzstoffe. Außerdem sind sie teuer und verleiten zum Mehressen. Man ist besser beraten, wenn man den Energiegehalt der Lebensmittel kennt und beim Einkauf diejenigen Nahrungsmittel berücksichtigt, die von Natur aus energiearm sind.

Bei der Fülle von immer neuen, »einmalig erfolgreichen« Diäten, die sogar ohne jegliche Umstellung der Ernährungsgewohnheiten funktionieren sollen, ist es für den Laien sehr schwer, seriöse von nicht-seriösen Diäten zu unterscheiden. Eine grundlegende Hilfe zu einer ersten Bewertung liefern folgende Kriterien:

- Es darf kein Mangel an essenziellen Nährstoffen auftreten.
- Die Leistungsfähigkeit soll erhalten bleiben.
- Das Körpereiweiß darf nicht angegriffen werden.
- Es darf keine Abhängigkeit erzeugt werden (keine Verwendung von Mitteln mit Suchtpotenzial).
- Es darf nicht zu einer übermäßigen Belastung, bzw. Umstellung des Stoffwechsels kommen.
- Die Diät sollte einen Lerneffekt besitzen, d. h. die Ernährungsgewohnheiten müssen dauerhaft und positiv beeinflusst und verändert werden.
- Die Gewichtsreduktion sollte langanhaltend sein, also auch nach der Diät bestehen.

Viele der angepriesenen Diäten widersprechen den genannten Kriterien meist in mehreren, wenn nicht gar in allen Punkten. Nicht wenige dieser »Erfolgsrezepte« sind gar gesundheitsschädlich und füllen nur die Kassen der Produzenten. Im Folgenden wird deshalb eine Auswahl der gängigsten Reduktionsdiäten vorgestellt.

5.2.4 Reduktionsdiäten

Empfehlenswerte Reduktionsdiäten

Energiereduzierte Mischkost

Beschreibung. Unter energiereduzierter Mischkost ist eine Ernährungsweise mit mäßig reduziertem Energiegehalt zu verstehen. Dabei wird der Organismus mit allen essenziellen Nährstoffen versorgt, sodass diese Ernährungsform unbedenklich über einen längeren Zeitraum durchgeführt werden kann. Die energiereduzierte Mischkost bietet beste Voraussetzungen für eine dauerhafte Veränderung des Essverhaltens und damit für einen langfristigen Abnahmeerfolg. Durch die Auswahl von energiearmen Lebensmitteln und durch ein bewusstes Ernährungsverhalten kommt es zu einer verminderten Energiezufuhr und so zu einer Gewichtsabnahme.

Der Abbau von Körperfett wird erreicht, indem der tägliche Energiebedarf um mindestens ein Drittel unterschritten wird. Das bedeutet, dass Frauen ca. 500–600 kcal und Männer ca. 1000 kcal täglich einsparen müssen, um zu einer langsamen, gleichzeitig aber gefahrlosen Gewichtsreduktion von 0,5–1 kg pro Woche, bei der fast ausschließlich Körperfett abgebaut wird. Drastischere Einsparungen von Energie, bei der weniger als 1000–1200 kcal pro Tag aufgenommen werden, führen leicht zu Verlusten an essenziellen Nährstoffen und Eiweißabbau (Muskeleiweiß) im Körper und sind längerfristig nur schwer durchzuhalten.

Lebensmittelauswahl. Neben Entscheidungen, inwieweit die körperliche Aktivität gesteigert werden kann, gehören Überlegungen, wie die Gewichtsreduktion durch die Auswahl geeigneter Lebensmittel unterstützt werden kann. Kein Nahrungsmittel kann »Wunder« bewirken, kein Nahrungsmittel muss extra in die »neue« Ernährung aufgenommen werden. Priorität hat die Einschränkung (nicht völliges Weglassen!) energiereicher Nahrungsmittel auf dem Speiseplan. Dazu gehören Zucker und alle Lebensmittel, die Kohlenhydrate in leicht resorbierbarer Form enthalten. Ein Mehr an körperlicher Aktivität, verbunden mit einem Weniger bei leicht resorbierbaren Kohlenhydraten, verhindert, dass diese bei einem Überangebot in Körperfett umgewandelt werden.

Zu den energiereichen Nahrungsmitteln gehören auch die Fette. Fette sind die Nährstoffe mit dem höchsten Energiegehalt. So liegt die Empfehlung nahe, auf Fett möglichst zu verzichten und auf versteckte Fette in der Nahrung zu achten. Diesem Trend hat sich die Lebensmittelindustrie angeschlossen und Fette aus vielen Produkten herausgenommen oder reduziert. Trotzdem steigt der Anteil übergewichtiger Menschen kontinuierlich an und zunehmend sorgen auch immer mehr übergewichtige Kinder für Diskussionen nach dem Warum dieser unheilvollen Entwicklung. Da Fett ein Geschmacksträger ist und das Sättigungsgefühl beeinflusst, weichen Konsumenten wahrscheinlich auf andere Produkte aus. Sie greifen zu Chips, süßen Riegeln, Kuchen etc., die alle neben einem hohen Zuckergehalt auch einen hohen Fettgehalt haben und in Kombination mit Bewegungsarmut entsprechende Wirkung beim Körpergewicht zeigen. Auf Fett kann und sollte man jedoch auch bei einer Reduktionsdiät nicht gänzlich verzichten, denn Fett ist nicht nur Kalorienlieferant. Es gibt den Speisen den Geschmack und sorgt für ihre entsprechende Konsistenz. Darüber hinaus ist seine Zusammensetzung, d. h. sein Fettsäurespektrum für unsere Gesundheit von großer Bedeutung (s. Kap. 3.1.2). Es kommt also nicht nur auf die aufgenommene Menge an, sondern vor allem auf die Beschaffenheit der Fette. Bei pflanzlichen Fetten und Fetten, die sich in Seefischen befinden, sollte es keine Einschränkungen in der Zufuhr geben. Im Gegenteil, diese Fette fördern die Gesundheit (s. Kap. 3.1.2). Insgesamt sollten pro Tag nicht mehr als 60–80 g aufgenommen werden (○ s. Abb. 5.3). Keine Gewissensbisse muss man sich beim maßvollen Verzehr von magerem (Muskel-)Fleisch machen. Insgesamt gilt: Es gibt keine generellen Verbote, alles ist in Maßen erlaubt, wenn es im Rahmen des Kalorienverbrauchs liegt.

Empfohlene Tagesmenge Fett	60 bis 80 Gramm
Vier Teelöffel Streichfett fürs Brot	20 g
	+
Zwei Teelöffel Fett zum Kochen	10 g
	+
Zwei Teelöffel Öl für den Salat	10 g
	+
„Versteckte Fette" in: Fleisch, Wurst, Käse, Joghurt, Kuchen, Keksen usw.	20 bis 40 g

○ **Abb. 5.3:** Empfohlene Tagesmenge Fett

▶ **TIPPS FÜR DIE BERATUNG**

Unterstützung der Gewichtsreduktion

- Fettarme Fleischsorten- und Wurstwaren auswählen, ggf. sichtbares Fett entfernen.
- Lebensmittel, die viel Zucker enthalten (z. B. Limonaden, Cola, Süßigkeiten, Kuchen, Süßriegel, Süßspeisen) und verfeinerte Lebensmittel (z. B. Auszugsmehle) meiden. Diese Lebensmittel enthalten nur »leere Kalorien«. Besser, weil sättigender und energieärmer, sind kohlenhydrathaltige Lebensmittel mit einem hohen Ballaststoffanteil wie Vollkornprodukte und Kartoffeln (s. Kap. 3.2.4).
- Mehr frisches Obst und Gemüse essen, möglichst roh verzehren. Damit wird die ausreichende Zufuhr von Vitaminen, Mineralstoffen und Ballaststoffen gesichert; vor den Mahlzeiten eine Portion Rohkost essen oder ein Glas Wasser trinken, das Sättigungsgefühl tritt dann eher ein.
- Ausreichend kalorienfreie bzw. kalorienarme Getränke trinken, mindestens 1,5–2 Liter täglich.
- Speisen nicht übermäßig salzen und Fertigprodukte aufgrund ihres hohen Salzgehalts meiden. Ein hoher Salzkonsum kann den Nieren schaden und die Flüssigkeitseinlagerung ins Gewebe erhöhen. Besser sind frische Kräuter und Gewürze.
- Auf Alkohol verzichten bzw. stark einschränken. 1 g Alkohol liefert 7 kcal.

Zu den empfehlenswerten Reduktionsdiäten gehören auch:

- LOGI-Methode (low-glycemic-index),
- »Brigitte-Diät«,
- »Abnehmen, aber mit Vernunft«,
- »Ich nehme ab«,
- »Vier-Jahreszeiten-Kur«,
- »Weight-Watchers-Diät«.

Bewertung. Diese Reduktionsdiäten beruhen alle auf der Empfehlung einer energiereduzierten Mischkost und sind ausgewogen. Sie haben gute Erfolgsaussichten auf eine dauerhafte Gewichtsreduktion, wenn das neu erlernte Essverhalten beibehalten wird (□ **s. Tab. 5.4**).

☐ **Tab. 5.4:** Lebensmittelauswahl für eine energiereduzierte Kost

	Geeignete Lebensmittel	Weniger geeignete Lebensmittel
Brot- und Backwaren	Vollkornbrot, -brötchen	Produkte aus Weißmehl, Feinbackwaren, Knabberartikel
Kartoffeln	Pell-, Folien-, Blechkartoffeln, Kartoffelklöße, Kartoffelpüree, Salzkartoffeln	Bratkartoffeln, Pommes frites, Kroketten, Reibekuchen, (-plätzchen), Kartoffelchips
Gemüse	Frisches Gemüse (alle Sorten), tiefgefrorenes Gemüse (natürlich belassen) Gemüsesäfte	Konservengemüse, Gemüsefertiggerichte
Obst	Frisches und tiefgefrorenes Obst	Obstkonserven, Trockenobst
Getränke (Fruchtsäfte)	Mindestens 1,5 l/d: Mineralwasser verdünnter Obstsaft, ungesüßter Tee oder Kaffee	Mit Zucker gesüßter Fruchtnektar und Fruchtsäfte, Limonaden, Cola, stark gesüßte Tees oder Kaffee, alkoholische Getränke
Milch- und Milchprodukte	Frische, fettarme Milch, fettarmer Joghurt (bis 1,5 % Fett), Magerquark, Buttermilch, saure Sahne 10 % Fett	Süße Sahne, saure Sahne 20 % Fett, Crème fraîche, Sahnequark, Kondensmilch
Fleisch	Mageres Fleisch ohne sichtbares Fett, Geflügel (ohne Haut), Wild	Fettes Fleisch, Innereien, Fleischkonserven, -fertiggerichte
Fisch	Magere Sorten z. B. Forelle, Kabeljau, Scholle, Seelachs	Fette Fische, z. B. Aal, Fischkonserven in Öl, Fischfertiggerichte
Wurst	Magere Wurstsorten, z. B. Corned Beef, Geflügelwurst, Sülze	Fette Wurstsorten, z. B. Salami, Koch- und Bratwürste
Käse	Fettarme Käsesorten bis 30 % Fett i. Tr., Harzer, fettarmer Frischkäse, Edamer	Käse mit mehr als 40 % Fett i. Tr. (Vollfett-, Rahm-, Doppelrahmstufe)
Eier	3 Eier/Wo	
Speisefett	Pflanzenöle, z. B. Sonnenblumenöl, Maiskeimöl, Margarine, Butter	Mayonnaise, Kokosfett, Palmkernfett
Getreideprodukte	Ungesüßtes Müsli, Haferflocken, Getreidevollkornprodukte	Gesüßte Frühstückscerealien
Reis/Teigwaren	Vollkornnudeln, Hartweizengrießteigwaren, Naturreis, parboiled Reis	Weißmehlnudeln, Teigwaren mit erhöhtem Eianteil, geschälter Reis

■ MERKE

Grundlagen einer energiereduzierten Kost

1. Fettarme Lebensmittel
2. Mehr Vollkornprodukte, reichlich Gemüse
3. Täglich 1,5–2 l kalorienfreie bzw. -arme Getränke

Abzulehnende Reduktionsdiäten

Atkins-Diät

Beschreibung

- Extreme Einschränkung der Kohlenhydratzufuhr,
- keine Energiebegrenzung, kein Kalorienzählen,
- Nahrungsergänzung wird empfohlen,
- Sport spielt untergeordnete Rolle.

Lebensmittelauswahl

- Fleisch, auch fettes Fleisch, Eier, Speck, Fisch und fetter Käse stehen im Mittelpunkt.
- Keine Kartoffeln, Nudeln, Reis, Vollkornprodukte, Obst und Hülsenfrüchte.

Bewertung. Die Atkins-Diät ist eine einseitige Ernährungsweise mit unausgewogener Nährstoffzufuhr bei der es vor allem in der ersten Phase der Diät zu einer ausgeprägten Gewichtsreduktion kommt. Der dieser kohlenhydratarmen Diät zu Grunde liegende Mechanismus ist bisher nicht eindeutig entschlüsselt. Darüber hinaus fehlen derzeit noch Ergebnisse von Langzeitstudien im Hinblick auf gesundheitliche Risiken dieser Diät, sodass keine Klarheit vorliegt, um Empfehlungen **für** oder **gegen** eine kohlenhydratarme Kostform wie die einer Atkins-Diät auszusprechen. Dies gilt insbesondere für Menschen, die älter sind als 50 Jahre oder für eine Diät-Zeitspanne von mehr als sechs Monaten. Größere Mengen an Fleisch und Wurst führen jedoch dazu, dass die Harnsäurekonzentration im Blut steigt; Gicht wird dadurch begünstigt (s. Kap. 5.8.3). Die Empfehlung, bei dieser Diät viel zu trinken, ist wichtig, damit die Nieren die gebildeten Ketonkörper und die Harnsäure ausscheiden können. Ballaststoffe, Mineralstoffe und Vitamine werden bei der Atkins-Diät ohne zusätzliche Substitution zu wenig aufgenommen. Auch aus diesen Gründen ist diese Diät als Dauerkost ungeeignet, was aber nötig wäre, um das niedrigere Gewicht zu halten. Eine nach Diätende wieder normale Kohlenhydratzufuhr wird automatisch zu einer Erhöhung des Körpergewichts führen. Der Mangel an Kohlenhydraten kann bei Übergewichtigen, deren Vorlieben bei Brot, Kartoffeln, Nudeln und Obst liegen, bereits nach kurzer Zeit zum Abbrechen der Diät führen. Außerdem kann der Kohlenhydratmangel zu Stimmungstiefs und Depressionen führen.

Fettdiät nach Dr. Felix

Beschreibung und Lebensmittelauswahl

- Die Fettdiät nach Dr. Felix entspricht den Grundsätzen der Atkins-Diät.
- Es findet keine Energiebegrenzung statt.
- Fette dürfen in unbegrenzter Menge zugeführt werden.

Bewertung. Die Fettdiät nach Dr. Felix ist keine vollwertige Ernährung, sie ist generell abzulehnen.

Dr.-Lutz-Diät

Beschreibung

- »Leben ohne Brot«, es soll auf Brot und Kohlenhydrate weitgehend verzichtet werden.
- Fleischreiche, extrem kohlenhydratarme Kost.

Lebensmittelauswahl

- Abgesehen von Knäckebrot ist Brot verboten.
- Im Mittelpunkt der Lebensmittelauswahl steht Fleisch.
- Der Verzehr von Obst, Gemüse und Getreideprodukten ist stark eingeschränkt.

Bewertung. Keine vollwertige Ernährungsform. Wie die Atkins- und Fettdiät nach Dr. Felix eine extrem einseitige Ernährungsweise mit unausgewogener Nährstoffzufuhr und negativen gesundheitlichen Auswirkungen. Widerspricht ernährungsmedizinischen Erkenntnissen, die ein Mehr an komplexen Kohlenhydraten propagiert und den Fleisch- und Fettkonsum einschränkt. Strikt abzulehnen.

Hollywood-Diät

Beschreibung

- Proteinreiche, sehr energiearme Kost.
- Strenge Rezeptvorgaben, bestimmte Lebensmittelmengen müssen eingehalten werden.
- Ähnlichkeiten mit dem Trennkost-Prinzip.

Lebensmittelauswahl

- Hoher Verzehr von Obst, vor allem tropischen Früchten, da deren Enzyme für die Verdauung unerlässlich sein sollen.
- Geflügel, mageres Fleisch, Fisch.

Bewertung. Keine vollwertige Ernährung, sehr einseitig. Kein Lerneffekt, generell abzulehnen.

Max-Planck-Diät

Beschreibung

- Energie- und kohlenhydratarme Kost mit einem hohen Eiweißanteil.
- Diese Diät muss nach einem vorgegebenen Plan durchgeführt werden.
- Beim Durchhalten dieser Diät von zwei Wochen wird ein Gewichtsverlust von 8 kg versprochen, der durch Stoffwechselumstellung 2 Jahre anhalten soll.
- Diese Diät wurde nicht vom Max-Planck-Institut entwickelt!

Lebensmittelauswahl

- Innerhalb einer Woche 7 Eier,
- viel Fleisch, etwas Milch,
- Obst und bestimmte Gemüsesorten beliebig.

Bewertung. Einseitige Kostform, die mit einer hohen Cholesterolzufuhr verbunden ist. Kein Lerneffekt. Die versprochene Gewichtsreduktion ist unrealistisch, ebenso die Stoffwechselumstellung. Generell abzulehnen.

Blutgruppendiät

Beschreibung

- Die Blutgruppendiät geht zurück auf den amerikanischen Naturheilkundler Peter D'Adamo.
- Die Diät basiert auf seiner Annahme, dass Menschen mit unterschiedlichen Blutgruppen Nahrung unterschiedlich verarbeiten. Bestimmte Eiweiße in der Nahrung sollen dafür verantwortlich sein, die als Lektine bekannt sind und die bestimmten Blutgruppenmerkmalen im Blut ähneln.
- Werden die »falschen« Lektine aufgenommen, könne es nach dieser Theorie zur Verklumpung des Blutes kommen und zahlreiche Krankheiten auslösen.
- Das eigentliche Ziel der »blutgruppengerechten Ernährung« ist die Vorbeugung bzw. Heilung diverser Krankheiten sowie die Verbesserung des Allgemeinbefindens.

Lebensmittelauswahl

- Menschen mit der Blutgruppe 0, die als älteste Blutgruppe gesehen wird, sollen viel Eiweiß, Obst und Gemüse zuführen, jedoch wenig Milch- und Getreideprodukte.
- Menschen mit der Blutgruppe A, deren Verdauungssystem sich laut Peter J. D'Adamo weiter entwickelt hat, sollen sich vorwiegend vegetarisch ernähren und Milchprodukte stark einschränken. Fisch, Hülsenfrüchte und Sojaprodukte sind als Eiweißlieferanten erlaubt.
- Wer die Blutgruppe B hat, kann fast alles essen, soll aber Roggen und Weizen vermeiden. Hühner- und Schweinefleisch sind nicht erlaubt.
- Die Blutgruppe AB gilt als Mischtyp. Personen mit dieser Blutgruppe wird wenig Fleisch, aber viele Milchprodukte, Eier, Getreide und Brot empfohlen.

Zur Lebensmittelauswahl siehe auch □ **Tab. 5.5**.

□ **Tab. 5.5:** Lebensmittelauswahl bei der Blutgruppendiät

Lebensmittel	Blutgruppe			
	0	A	B	AB
Fleisch	+	–	+	+
Gemüse	+	+	+	+
Obst	+	+	+	○
Getreide	–	+	–	–
Fisch	+	+	○	+
Milch	–	–	+	–

+ lt. Blutgruppendiät vorteilhaft
○ lt. Blutgruppendiät neutral
– lt. Blutgruppendiät vermeiden

Bewertung. Insgesamt erscheinen D'Adamos Ratschläge auf den ersten Blick verblüffend einsichtig. Als Dauerernährung ist diese Diät jedoch schwer umsetzbar, da viele geforderte Produkte nicht überall erhältlich sind. Durchaus positiv ist der hohe Anteil an Obst und Gemüse. Allerdings ist das Mitkochen für Familienmitglieder vor allem dann, wenn unterschiedliche Blutgruppen vorhanden sind, sehr aufwändig. Kritisch zu beurteilen ist, dass ungesicherte Annahmen als Fakten dargestellt werden, z. B. dass Lektine in Nahrungsmitteln eine generelle Gefahr darstellen. Wissenschaftlich geprüfte, in Fachzeitschriften veröffentlichte Daten zur Bestätigung dieser Ideen liegen nicht vor. Negativ anzusehen ist, dass bei Kranken Hoffnungen geweckt werden, ohne sich im Einzelfall festzulegen.

Eingeschränkt empfehlenswerte Reduktionsdiäten

Diese Diäten sind nicht generell abzulehnen, da sie in ihrer Nährstoffrelation und Lebensmittelauswahl vernünftig sind. Die Kritik bei diesen Ernährungsformen bezieht sich auf die Einhaltung eines (eintönigen) Diätregimes, bei dem der Lerneffekt und eine langfristige Umstellung der Ernährung auf energieärmere Lebensmittel nicht im Vordergrund stehen.

Dr. Haas Top-Diät

Beschreibung

»Eat to win« (Iss, um zu siegen) ist das Prinzip, mit dem die Erfolgreichen angesprochen werden sollen.

- Kohlenhydrat- und ballaststoffreiche Kost mit geringem Fettanteil, ca. 1000 kcal pro Tag.
- Empfehlung zur zusätzlichen Einnahme von Aminosäuren, Vitaminen und Mineralstoffen.

Lebensmittelauswahl

- Reichlich Vollkorn- und Getreideprodukte, Gemüse, Kartoffeln,
- magere Milchprodukte,
- wenig Fleisch, Fisch und Eier.

Bewertung. Diese Diät ist eingeschränkt vollwertig, die Nährstoffzusammensetzung und Lebensmittelauswahl sind vernünftig. Diäten mit einem Kaloriengehalt unter 1200 kcal sichern jedoch keine ausgewogene Zufuhr von Nahrungsinhaltsstoffen. Bei längerer Anwendung kann es deshalb zu Defiziten bei Eisen, Vitamin B_{12}, Iod und Calcium kommen, da zu wenig Milch, Milchprodukte, Fisch und Fleisch empfohlen werden. Eine Supplementierung mit Nahrungsergänzungsmitteln ist deshalb nur bei Diäten unter 1200 kcal/Tag relevant.

Kartoffel-Diät/Reis-Diät

Beschreibung

- Im Mittelpunkt stehen Kartoffeln,
- Energiezufuhr pro Tag 1000–1200 kcal,

- außer zum Frühstück abwechslungsreiche Kartoffel-Mahlzeiten,
- fettarme Diät.

Lebensmittelauswahl
- Außer Kartoffeln auch Gemüse und Obst,
- magere Milchprodukte,
- wenig Fleisch und Fisch.

Bewertung. Vollwertige Ernährung, die zur Gewichtsreduktion durchaus geeignet ist. Bei der Reis-Diät erfolgt ein relativ rascher Gewichtsverlust (Wasserverlust) durch den hohen Kaliumanteil. Kartoffeln sind nährstoffreich und kalorienarm. Die Diät ist preiswert und erfährt eine gute Akzeptanz, da sie einfach in der Zubereitung ist und sättigt. Allerdings ist mit 1000–1200 kcal eine vollwertige Dauerkost nicht möglich.

Trennkost-Diäten

Hay'sche Trennkost und Fit for Life

Diese beiden Diätformen wurden bereits im Kapitel 4.2.3 beschrieben.
Zur Gewichtsreduktion sind beide nicht zu empfehlen.

Fasten

Fasten als Reinigung des Körpers und der Seele hatte ursprünglich einen ausschließlich religiösen Hintergrund. Einige Weltreligionen kennen bestimmte Fastenzeiten, bei denen Fasten als Akt der Demut und Buße gilt. Fasten wird als Leben aus sich selbst (ohne Nahrungszufuhr) verstanden, als Gewinn von Selbstbewusstsein, als Ablösung von Genussmitteln, Medikamenten und zur Wiederbesinnung auf bewusstes Genießen können. Heute wird das Fasten in den Industrieländern in erster Linie als Möglichkeit der Gewichtsabnahme und als Maßnahme zur Entschlackung gesehen. Der Begriff der Entschlackung ist aber wissenschaftlich nicht begründbar, denn der gesunde menschliche Organismus ist bei ausreichender Flüssigkeits- und Ballaststoffzufuhr durchaus in der Lage, nicht verwertbare Stoffe über die Nieren und den Darm auszuscheiden. Jedoch wird durch das Fasten der Abbau von Fettdepots und die Bewegungs- und Atmungsfreiheit gesteigert, Kreislauffunktionen verbessern sich, der Blutdruck und die Blutglucose sinken. Auch Gicht oder chronische Arthrose können durch den Abbau von Fett während des Fastens positiv beeinflusst werden. Eine verminderte Neusynthese von Cholesterol und LDL (s. Kap. 5.8.2) wirken Fettstoffwechselstörungen und ihren Folgen entgegen. Diese Vorgänge werden dann als Entschlackung oder Reinigung bezeichnet.

Zunehmende Hinwendung erfährt Fasten auch bei der Beeinflussung von Allergien verschiedener Art. Die Betroffenen berichten von Besserung ihres Befindens. In der Naturheilkunde wird Fasten zur Stärkung der körperlichen Abwehrkräfte angewendet.

Fasten für Gesunde ist in Europa durch den Arzt Dr. Otto Buchinger bekannt geworden. Es wird geschätzt, dass jährlich 3 Millionen gesunde Menschen eine »Fastenwoche« machen – zu etwa 50 % angeleitet durch ausgebildete Fastenleiter. Der Wert einer Fastenwoche wird in der Förderung der Grundgesundheit und als Impuls zur Veränderung des Lebensstils gesehen. Es ist eine erlebnisdichte Form der gesundheitlichen Prävention, die in einer Welt des Überflusses an Nahrungsmitteln nachhaltig positive Gefühle erzeugt.

Beim Fasten soll nur Depotfett und möglichst nur ein geringer Anteil von Körpereiweiß abgebaut werden. Dies wird erreicht, wenn ausreichende Mengen von hochwertigem Nahrungseiweiß aufgenommen werden. Zusätzlich sollen Vitamine und Mineralstoffe zugeführt werden und ein das Fasten begleitendes körperliches Training (Spaziergänge, Gymnastik) stattfinden. Es existieren verschiedene Formen des Fastens.

Totales Fasten

Beschreibung. Das totale Fasten (Nulldiät) ist die strengste Form des Fastens. Es werden nach einem Entlastungstag mit Reis, Hafer und Obst und einer Darmentleerung am ersten Fastentag nur energiefreie Getränke (2–3 l pro Tag) aufgenommen. Zur Vermeidung eines Defizits essenzieller Nährstoffe müssen Mineralstoff- und Vitaminpräparate genommen werden. Die Gewichtsabnahme von etwa 400 g pro Tag beruht zum großen Teil auf dem Eiweiß- und Wasserverlust. Nach 8–10 Tagen wird der Grundumsatz gesenkt, das Stoffwechselgeschehen verlangsamt sich. Eine Fastenkur sollte mindestens 8–10 Tage dauern. Dazu kommen ein Entlastungstag vorher und drei Aufbautage danach. Gesunde Menschen können bis zu vier Wochen fasten.

Bewertung. Wegen der Verluste an Körpereiweiß birgt das totale Fasten erhebliche gesundheitliche Risiken. Nur gesunde Erwachsene sollten deshalb über längere Zeit unter ärztlicher Kontrolle fasten. Für Schwangere, Stillende, Kinder und Jugendliche, alte Menschen, Menschen mit schweren Allgemeinkrankheiten sowie bestehender Herzerkrankung oder zu hohem Harnsäurespiegel ist längeres Fasten ungeeignet. Da der Energiebedarf während des Fastens weitgehend aus Depotfett gedeckt wird, kommt es zu einer vermehrten Bildung von Ketonkörpern, die wiederum die Ausscheidung von Harnsäure über die Nieren reduzieren. Bei erhöhten Harnsäurewerten kann deshalb ein Gichtanfall ausgelöst werden. Aufgrund dieser Risiken ist das totale Fasten heute als Therapie zur Gewichtsreduktion abzulehnen. Durch das Fasten allein kommt es zu keiner Umstellung der Ernährung und einer Änderung des Essverhaltens.

Heilfasten nach Dr. Otto Buchinger

Beschreibung. Heilfasten umfasst neben den therapeutischen Fasten auch die vorbeugende Seite des Fastens, d. h. auch Gesunden wird Heilfasten als freiwillige Möglichkeit zur Selbsterfahrung, zur Besinnung auf innere Werte und als Einstieg zur Veränderung des Ernährungs- und Lebensstils empfohlen.

Das therapeutische Heilfasten dient der Behandlung von durch die Ernährung mitverursachten Stoffwechselkrankheiten, bestimmten chronischen Krankheiten und verschiedenen Erkrankungen des Bewegungsapparates. Vorrangig ist die sogenannte Entschlackung, wobei der Abbau und die Ausscheidung von Schwermetallen, Cholesterol und Salzen aus dem Gewebe gefördert werden soll. Eine Heilfastenkur dauert ca. 3–4 Wochen. Das Fastenprogramm umfasst neben der Vorbereitung auf das Fasten (1–3 Entlastungstage mit Obst oder Reis) eine Darmreinigung am ersten Fastentag (Einlauf), eine ausreichende Flüssigkeitszufuhr und eine regelmäßige Darmentleerung (alle 2 Tage einen Einlauf). Auf eine ausreichende Bewegung an frischer Luft wird Wert gelegt. Die Fastenkur endet mit einem sogenannten Fastenbrechen, bei dem schrittweise und langsam die Nahrungszufuhr gesteigert wird.

Auch als Kuren zum Entschlacken und Eliminieren werden auch die besonders rigorose Schroth-Kur und die Semmel-Milch-Kur propagiert. Bei allen Formen des Heilfastens soll die Selbstheilung des Körpers gefördert werden.

Bewertung. Heilfasten eignet sich nicht zur Gewichtsabnahme, da Muskeleiweiß abgebaut wird. Das Fasten lohnt sich dann, wenn gleichzeitig die Ernährungsgewohnheiten langfristig geändert werden. In der Naturheilkunde und der ganzheitlichen Medizin wird das Heilfasten unter anderem zur Behandlung von chronischen Infektionen, bei Allergien und Autoimmunkrankheiten wie Rheuma eingesetzt. Auch wenn das Heilfasten zum Teil abgelehnt wird, mehren sich Hinweise auf positive gesundheitliche Wirkungen. So entlastet Fasten deutlich das Herz-Kreislauf-System; erhöhte Cholesterin-, Harnsäure- und Blutfettwerte und der Blutdruck sinken. Dass eine Fastenkur den Körper von innen »reinigt« und »Schlackenstoffe« freisetzt, lässt sich nicht nachweisen, da der Organismus Endprodukte des Stoffwechsels über Niere, Darm, Lunge oder Haut ausscheidet. Nachvollziehbar ist jedoch, dass während einer Fastenkur der Darm und damit auch sein Immunsystem fast stillgelegt werden. Diese Ruhe könnte sich positiv auf Erkrankungen auswirken, die mit einem gestörten Immunsystem zusammenhängen. Entzündungsreaktionen gehen zurück, weil mit der Nahrung keine Arachidonsäure, die besonders in Fleisch, Eigelb und Milchfett vorkommt, als Vorstufe der entzündungsfördernden Prostaglandine mehr aufgenommen wird. Dadurch können Schmerzen zurückgehen und die Gelenkfunktion sowie die Befindlichkeit von Betroffenen verbessern sich deutlich. Diese positiven Effekte können noch für einige Monate anhalten. Bei allen anderen Beschwerden beschränkt sich die Wirkung nur auf die Zeit des Fastens. Wird zu ungünstigen Gewohnheiten zurückgekehrt, kehren auch die alten Beschwerden zurück.

Modifiziertes Fasten

Beschreibung. Das modifizierte Fasten ist eine weiterentwickelte Form des Fastens, bei der Minimalmengen an Protein, Fett und Kohlenhydraten substituiert werden. Mit der Gabe von etwa 50 g Eiweiß pro Tag ist die Stickstoffbilanz ausgeglichen und es kommt nicht zum Abbau von Körpereiweiß. Mit 5–10 g Fett pro Tag wird der Bedarf an essenziellen Fettsäuren gedeckt und mit 25–45 g Kohlenhydraten die Ketosegefahr reduziert. Notwendig sind ausreichende Flüssigkeitsmengen (2–3 Liter pro Tag) und eine Substitution der empfohlenen Mengen an Vitaminen und Mineralstoffen. Die tägliche Energieaufnahme liegt bei 400–450 kcal. Meist wird diese Form des Fastens mit industriell hergestellten Präparaten (Formula-Diät) durchgeführt und bewirkt einen Gewichtsverlust von 2–3 kg pro Woche.

Bewertung. Das modifizierte Fasten kann für eine schnelle Gewichtsabnahme, die medizinisch notwendig ist (z. B. vor dringenden Operationen oder bei extremer Fettsucht) akzeptiert werden. Formuladiäten, die eine breite Verwendung als sogenannte Crash-Diät vor der Urlaubssaison besitzen und in dieser Zeit in der Apotheke häufig verlangt werden, sollten nicht länger als drei Wochen ohne ärztlichen Rat verwendet werden. Mangelzustände an essenziellen Nährstoffen treten in dieser Zeit nicht auf, wenn die Hinweise des Herstellers zur Substitution einer oder mehrerer Mahlzeiten beachtet werden. Wegen gesundheitlicher Risiken sollten Formuladiäten, die weniger als 1200 kcal pro Tag enthalten, nur unter ärztlicher Aufsicht (und dann auch nicht länger als sechs Wochen) durchgeführt werden. Wichtig ist, dass die Anwender nach Absetzen der Formuladiät lernen, ihre Ernährungs- und Lebensgewohnheiten dauerhaft umzustellen. Mit einer hohen Rückfallquote von mehr als 50 % sowie einer schnellen Gewichtszunahme nach der Diät ist zu rechnen. Das vorherige Gewicht wird dabei oft noch überschritten (Jo-Jo-Effekt). Nach etwa 12 Monaten ist bei den meisten der Diätwilligen mindestens das alte Gewicht wieder erreicht. Positiv ist, dass Allgemeinbefinden und Leistungsfähigkeit bei dieser Diät deutlich besser sind als beim totalen Fasten.

Molke-Trinkkur

Beschreibung. Die Molke-Trinkkur ist eine modifizierte Form des totalen Fastens. Beim Molkefasten wird 1 Liter Kur-Molke (eine mit hochwertigem Eiweiß und Kohlenhydraten angereicherte Molke), in kleinen Portionen über den Tag verteilt, getrunken. Ergänzend wird ungezuckerter Kräuter- und Früchtetee bis zu 3 Liter/Tag aufgenommen.

Bewertung. Bei dieser Form des Fastens wird dem Eiweißabbau entgegengesteuert.

Gesundheitliche Risiken als Folgen einer langfristigen kalorienarmen Diät:

Mögliche Ursache	Mögliche Erkrankung
Die Diät enthält zu wenig Kohlenhydrate:	→ Herzmuskelschwund, Arrhythmien, plötzlicher Herztod.
Die Diät enthält nicht genügend Vitamine und Mineralstoffe:	→ Haarausfall, trockene Haut; bei Calciummangel: Osteoporose.
Allgemeine Nebenwirkungen:	→ Magenbeschwerden, Verstopfung, Gallensteine, Antriebsschwäche, Schwindel, Blutdruckabfall, Menstruationsstörungen.

Sonstige Mittel zur Reduktion des Körpergewichts

Produkte, die auch in der Apotheke als Schlankheitsmittel angeboten werden, enthalten oft eine Reihe von Inhaltsstoffen, die auch in einer ausgewogenen Ernährung vorkommen. Dies sind z. B. Ballaststoffe, Vitamine, Mineralstoffe, Gemüse- und Fruchtsaftextrakte, aber auch bestimmte Enzyme, die die Verdauung beeinflussen sollen. Fast alle diese Mittel dienen der Verbesserung der Ausscheidungsfunktion (Ballastsstoffe, Cholagoga), sie können die Wasserausscheidung steigern (diuretisch wirksame Bestandteile) und das Sättigungsgefühl verstärken (Quellstoffe). Mit Zusätzen von Hemmstoffen für Verdauungsenzyme (z. B. mit rohem Papaya-, Ananas- oder Kartoffelsaft beziehungsweise Algen- oder Sojaextrakten) wird die Verdauung oder Verwertung von Fetten, aber auch von fettlöslichen Vitaminen, Kohlenhydraten und/oder

Nahrungseiweißen gehemmt. Mit dem Zusatz von Iod/Meeralgenextrakten etc. soll die Schilddrüsenfunktion zur Steigerung des Stoffwechsels angeregt werden. Coffein (z. B. in Mate-Tee) dient der Verbesserung der Befindlichkeit, aktiviert und erhöht den Energieverbrauch.

Viele dieser Mittel enthalten in ihrer Zusammensetzung oft Widersprüchliches, sind einseitig, können die Gesundheit gefährden und sind, auch aus psychologischen Gründen, oft teuer. Am Ernährungs- und Lebensverhalten ändern sie nichts. Frustrationen sind vorprogrammiert. Auf die Anwendung von Arzneimitteln und Fettersatzstoffen bei stark Übergewichtigen kann im Rahmen dieses Lehrbuches nicht eingegangen werden.

5.3 Ess-Störungen

5.3.1 Begriff und Klassifizierung

Unter dem Begriff »Ess-Störung« werden im Wesentlichen folgende Krankheitsbilder verstanden:

- Magersucht (Anorexia nervosa),
- Ess-Brech-Sucht (Bulimia nervosa),
- Heißhungerstörung (Binge Eating Disorder),
- Ess-Sucht,
- Orthorexia nervosa.

Ess-Störungen sind in Deutschland erstmals in den 60er Jahren aufgetaucht. Damals wusste man noch nicht, welche Rolle diese Störungen einmal spielen würden. Essen ist inzwischen für eine wachsende Zahl von Mädchen und Frauen ein Problem geworden. Jede fünfte bis achte junge Frau leidet darunter. Zunehmend wird auch beobachtet, dass bei immer mehr Jungen und jüngeren Männern Ess-Störungen auftreten.

Für die Betroffenen ist Essen weit davon entfernt, schön, genussreich und sinnlich zu sein. Im Gegenteil: Es jagt ihnen oft eine große Angst ein, was sie gerade in den Mund nehmen wollen. Sie beurteilen jede Portion oder sie ziehen sich zurück wenn sie essen. Das alles hat nichts mehr mit Appetit und einem normalen Essverhalten zu tun. Den Essgestörten gemeinsam ist, dass sie eine riesige Angst haben, ihre eigenen Bedürfnisse zu erkennen. Nicht nur was das Essen anbelangt, sondern Bedürfnisse aller Art, auch wenn die Betroffenen diese Angst über das Essen oder Nicht-Essen ausdrücken.

Als Hinweis für eine Ess-Störung kann gelten, wenn ein bestimmtes Essverhalten zwanghaft erscheint. Schlankheitsdiäten stellen oftmals – jedoch nicht immer – den Einstieg in eine Ess-Störung dar.

5.3.2 Ursachen und Krankheitsbilder

Eindeutige Aussagen zu Ursachen und Krankheitsentstehung der Ess-Störungen können derzeit noch nicht gemacht werden. Es ist jedoch davon auszugehen, dass mehrere Faktoren für die Entstehung und Aufrechterhaltung dieser Krankheiten vorhanden sind. Gesellschaft, sozio-kulturelle Einflüsse und Familienstruktur spielen dabei eine wichtige Rolle, wenn sie auf eine entsprechende Persönlichkeitsstruktur treffen. Ess-Störungen können Lösungsversuche für tiefer liegende seelische Probleme, Ausweg, Flucht oder Ersatz für verdrängte Gefühle und Bedürfnisse sein, ebenso stummer Protest oder Ablehnung. Sie signalisieren Verweigerung und stehen zugleich auch für Resignation oder Anpassung. In der westlichen Welt hat sich innerhalb der letzten Jahrzehnte das Körperbild mit dem wachsenden Nahrungsangebot und dem Überfluss an Nahrung unproportional entwickelt. Je mehr wir über die Vielfalt an Nahrungsressourcen verfügen, desto dünner sind diejenigen, die uns aus Hochglanzprospekten und aus dem Fernsehen anschauen. Der Körper eines schlanken Menschen wird heute in Verbindung gebracht mit Gesundheit, Vitalität, mehr Chancen und Erfolg im Leben. Wer diesem Ideal nicht, oder vermeintlich nicht, entspricht, kann unter dem Diktat des Schlankheitswahns eine Identitätskrise entwickeln, die mit einer falschen Körperwahrnehmung verbunden ist. Was dem »Ideal« entspricht, bestimmen überwiegend die Medien, die ein Körperbild zeichnen, das mit normalem Ernährungsverhalten nichts mehr zu tun haben kann. Diese Entwicklung hat ihren Einfluss auch auf andere Regionen der Welt. Interessant ist in diesem Zusammenhang eine Beobachtung, die 1995 auf den Fidschi-Inseln gemacht wurde. Dort ist die Zahl bulimischer Frauen immens angestiegen, nachdem ein US-amerikanischer Fernsehkanal auf Sendung ging. Schon binnen drei Jahren waren 15 Prozent der Mädchen von dieser Form der Ess-Störung betroffen. Auch ein Blick nach Afrika ist deprimierend. Als dort ein französisches Modemagazin auf den Markt kam, reagierten junge Mädchen mit einer Total-Diät auf das »neue« Schönheitsideal. Vor allem Frauenkörper sind heute ein Markenartikel. Das Diktat, wie ein Körper auszusehen hat, beraubt die Frauen ihrer eigenen Identität. Im Streben nach Bestätigung, Anerkennung, Glück und Erfolg, verzehren sich die Betroffenen im Kampf gegen den eigenen Körper. Der Alltag kreist vor allem um die Nahrungsaufnahme, die aber primär nichts mehr mit Ernährung zu tun hat. Für viele bleibt die Ess-Störung ein lebenslanges Problem, das einer psychotherapeutischen Betreuung bedarf. Bei etwa fünf Prozent nimmt dieser Kampf einen tödlichen Ausgang.

Magersucht (Anorexia nervosa)

Krankheitsbild. Die Anorexia nervosa ist eine komplexe psychosomatische Krankheit, die als hervorstechendes Merkmal die bewusste Nahrungsverweigerung zum Ziel hat. Meist sind Frauen betroffen. Magersüchtige wiegen mindestens 15 Prozent weniger als Normalgewichtige beziehungsweise liegt ihr Body-Mass-Index (BMI) unter 17,5. Der BMI für Normalgewichtige liegt zwischen 20 und 27. Durch ein gestörtes Selbst- und Körperbild nehmen sich Magersüchtige selbst bei deutlichem Untergewicht als zu dick wahr. Ihr Ziel, das Körpergewicht weiter zu reduzieren, wird durch rigorose Einschränkung der Energiezufuhr und in den meisten Fällen auch mit exzessiven sportlichen Betätigungen verfolgt. Andere Maßnahmen wie die Einnahme von Diuretika, Appetitzüglern und Laxanzien werden zur Unterstützung eingesetzt. Die Gedanken der Betroffenen kreisen ständig ums Essen, um Nahrungsmittel, die nicht »fett« machen und solche, die strikt abzulehnen sind. Täglich, manchmal sogar mehrfach am Tag, wird auf die Waage gestiegen. Selbst bei ausgeprägtem Untergewicht fühlen sich Magersüchtige noch zu dick und erleben eine innere Genugtuung, wenn sich der Zeiger der Waage durch ihre Willensstärke weiter senkt.

Die Betroffenen fühlen sich als Beherrscher ihres Körpers, indem sie den natürlichen Trieb zur Nahrungsaufnahme unterdrücken. Hinter dieser vermeintlichen Stärke verbergen sich jedoch oft Hoffnungslosigkeit und Verzweiflung sowie tiefsitzende Unsicherheits- und Minderwertigkeitskomplexe. Depressionen und Selbstmordabsichten treten in der Folge häufiger auf. Die selbstauferlegte Askese und der ständige Kampf gegen sich selbst können jedoch nicht von allen Betroffenen auf Dauer unterdrückt werden: irgendwann verlieren sie diesen Kampf und sie ergeben sich einer hemmungslosen Essattacke – der Übergang zur Bulimie ist gelegt (siehe dort).

Folgen. Neben gravierendem Gewichtsverlust mit Verlust von Fettgewebe und Skelettmuskulatur sinken Körpertemperatur und Blutdruck, der Puls verlangsamt sich. Die Mangelernährung führt zu Defiziten in der Mineralstoff- und Vitaminversorgung. Bei Frauen kommt es zum Ausbleiben der Regelblutung.

Ess-Brech-Sucht (Bulimia nervosa)

Krankheitsbild. Hinter Bulimia nervosa verbirgt sich ein Krankheitsbild, das sich durch ein pathologisches Essverhalten auszeichnet. Unkontrolliertem Verschlingen großer Nahrungsmittelmengen (häufig fett- und kalorienreich) folgt selbst herbeigeführtes Erbrechen. Gleichermaßen werden Laxanzien, Diuretika, Fasten und sportliche Betätigung eingesetzt, um eine Gewichtszunahme durch das exzessive Essen zu verhindern. Als Folge des phasenweisen Diätverhaltens sind häufig deutliche Gewichtsschwankungen (bis zu fünf Kilogramm in wenigen Tagen) zu verzeichnen. Bulimiker halten sich in aller Regel für zu dick, sie nehmen ihren Körper als übergewichtig und unförmig wahr. Im Gegensatz zur Anorexia nervosa besteht bei der Bulimie aber Krankheitseinsicht und Leidensdruck. Nach außen kann der Leidensdruck jedoch häufig gut verborgen werden, denn die Essanfälle finden meist im Verborgenen statt. Nicht selten sind es attraktive, selbstbewusst wirkende und gepflegte Frauen, die jedoch eine ausgeprägte emotionale Labilität besitzen, an Depressionen leiden und sehr vom Urteil anderer abhängig sind. Mit ihrem gestörten Essverhalten weisen diese Frauen still darauf hin, dass sie in der heutigen Gesellschaft keinen Platz finden konnten.

Folgen. Neben den starken Gewichtsschwankungen fallen vor allem Entzündungen und Verletzungen der Speiseröhre auf, die durch das häufige Erbrechen herbeigeführt sind. Auch Schädigungen des Zahnschmelzes und Bissverletzungen an den Fingern (durch das selbst ausgelöste Erbrechen) stehen in diesem Zusammenhang. Mineralstoffe, insbesondere Kalium, fehlen durch das häufige Erbrechen und den Gebrauch von Laxanzien bzw. Diuretika. Bei den meisten Bulimikerinnen ist der Menstruationszyklus gestört.

Heißhungerstörungen (Binge Eating Disorder)

Krankheitsbild. Wiederholte Heißhungeranfälle, bei denen innerhalb kurzer Zeit sehr große Mengen gegessen werden, die unter gleichen Bedingungen von anderen Personen nicht gegessen werden könnten. Die Essanfälle treten mindestens zwei Mal pro Woche über einen Zeitraum von mindestens sechs Monaten auf. Betroffene essen unabhängig von »physischem Hunger« und Appetit. In ihrer Gier bevorzugen sie Nahrungsmittel, die leicht zu essen sind, die süß sind und weich wie zum Beispiel Kuchen, Eiscreme und Süßigkeiten. Bei dieser Form der Ess-Störung wird nicht wie bei der Ess-Brech-Sucht auf gewichtsregulierende Maßnahmen, wie z. B. Erbrechen, Fasten oder Missbrauch von Abführmitteln, zurückgegriffen. Die Betroffenen sind deshalb meist übergewichtig. Sie empfinden während ihrer Heißhungeranfälle kein Gefühl der Kontrolle darüber, was oder wie viel sie essen sollten. Sie essen solange, bis nichts mehr geht. Scham und Verachtung der eigenen Person sind nach den Essattacken vorprogrammiert. Heißhungerstörungen treten periodisch auch bei etwa bei der Hälfte derer auf, die sich vor Körperfett fürchten: den Magersüchtigen und den Ess-Brech-Süchtigen.

Folgen. Zu den Folgen von Übergewicht, vgl. Kapitel 5.2.

Ess-Sucht (Adipositas)

Krankheitsbild. Adipositas gilt nicht als eigentliche Ess-Störung. Fettleibigkeit kann durch regelmäßiges zu viel Essen, die Sucht nach Essen oft ohne Hungergefühl oder weit über die Sättigung hinaus, verursacht sein, aber auch genetische oder andere Gründe haben (siehe Kap. 5.2.1). Sie ist gekennzeichnet durch eine übermäßige Bildung von Fettgewebe. Ab einem Body-Mass-Index (BMI)von 25–29 wird Übergewicht definiert, ab einem BMI von 30 beginnt die Fettleibigkeit.

Folgen. Gesundheitliche Folgen wie Diabetes, Bluthochdruck und Herz-Keislauf-Erkrankungen stehen im Mittelpunkt. Dazu kommen psychosoziale und psychische Folgen (siehe auch Kap. 5.2.1).

Orthorexia nervosa

Krankheitsbild. Orthorexia nervosa bedeutet **krankhaftes Gesund-Essen.** Betroffene verbringen mehrere Stunden täglich damit, zwanghaft Vitamingehalt und Nährwerte zu berechnen und Lebensmittel auszuwählen, wobei sich die Auswahl an »erlaubten« Lebensmitteln immer mehr verringert.

Folgen. Untererernährung, Mangelernährung und soziale Isolation. Die Betroffenen zeigen teilweise Angst vor Lebensmitteln, die sie für ungesund halten.

5.3.3 Grundlagen der Therapie

Das grundlegende Problem ist, eine Ess-Störung zu erkennen, denn die Betroffenen versuchen alles, um ihr verändertes Essverhalten zu kaschieren. In jedem Falle ist bei der Diagnose und Therapie von Ess-Störungen die Zusammenarbeit von Ernährungsberatern, Psychologen und Medizinern sinnvoll. Im Mittelpunkt der Therapie steht vor allem eine Verhaltenstherapie, durch die das normale Essverhalten wieder eingeübt wird. Die Fehlwahrnehmungen im Hinblick auf Gewicht und Figur sowie Methoden der Stressbewältigung ohne exzessives Essen als Regulativ müssen korrigiert werden. Bei den Ess-Brech-Süchtigen und den von Heißhungerattacken Betroffenen ist eine Therapie in etwa 50 Prozent erfolgreich. Da bei diesen Ess-Störungen auch oft ein erheblicher Leidensdruck besteht, willigen Betroffene auch schneller und leichter in eine Therapie ein. Die Behandlung kann sich trotzdem in einigen Fällen über viele Jahre erstrecken bis der verhängnisvolle Kreislauf zwischen den Ursachen der Krankheit und ihren Auswirkungen durchbrochen werden kann. Die Therapie von Magersüchtigen ist hingegen komplizierter, da die Betroffenen keinen Leidensdruck spüren und oft nicht einsehen, dass sie völlig unterernährt sind und ihre Gesundheit ruinieren. Die Einsicht und Bereitschaft zu einer Therapie kommt erst dann, wenn der eigene Körper systematisch heruntergewirtschaftet ist. Dies kann Jahre dauern und stellt für Angehörige und Freunde eine extreme Belastung dar. Im Mittelpunkt der Therapie von Magersüchtigen steht zunächst die Gewichtsstabilisierung, das Erlernen eines veränderten Essverhaltens und möglichst ein Gewichtsanstieg. Im weiteren Verlauf geht es um die Stärkung der Persönlichkeit der Betroffenen. In etwa der Hälfte der Fälle gelingt es, das Körpergewicht soweit zu normalisieren, dass sich der Gesundheitszustand bessert und bei den Frauen die Menstruation wieder einsetzt. Die andere Hälfte spricht auf Therapien wenig an. Bei zwei Dritteln dieser Patientinnen werden die zerstörerischen Gedanken um das aktuelle Körpergewicht zum weiteren Leben gehören, ungefähr ein Drittel fällt zurück in ein abnormales Essverhalten. Bis zu 10 % sterben während der Behandlung, davon 1 % durch Suizid.

5.4 Ernährung bei Erkrankungen des Magen-Darm-Trakts

5.4.1 Grundlagen der Therapie

Während früher bei der diätetischen Behandlung von Erkrankungen des Magen-Darm-Trakts davon ausgegangen wurde, das erkrankte Organ mit speziellen Diäten zu schonen, weiß man heute, dass sich diese Diäten mit pauschalen Verbotslisten als ziemlich nutzlos erwiesen haben. Der Ausgleich von Ernährungsdefiziten, der auf die Restfunktionen erkrankter Organe abgestimmt ist, bzw. das Weglassen bestimmter Nahrungsbestandteile, sind deshalb eine vorrangige Aufgabe. Dabei wird eine Ernährung empfohlen, die im Wesentlichen den Prinzipien einer normalen, vollwertigen Kost folgt (s. Kap. 4.1 und 4.2.1) und bei der lediglich Lebensmittel und Speisen vermieden werden, die dem Patienten erfahrungsgemäß Beschwerden bereiten. Alle essenziellen Nährstoffe müssen dabei in ausreichender Menge zugeführt werden. Die Entlastung einzelner Verdauungsorgane und des gesamten Stoffwechselgeschehens wird am besten erreicht, wenn täglich fünf bis sechs kleinen Mahlzeiten in Ruhe aufgenommen werden. Häufig werden blähende Nahrungsmittel schlecht vertragen, stark Gewürztes, Scharfes und Fettes.

5.4.2 Akute Gastritis

Ursachen

Eine akute Gastritis entsteht bei alimentären Belastungen durch exzessiven Alkoholmissbrauch, verdorbene Nahrungsmittel oder zu kalte/heiße Speisen. Die Reizung der Magenschleimhaut kann auch durch schleimhautschädigende Medikamente hervorgerufen werden.

Symptome

Die Erkrankung ist geprägt durch stechende, krampfartige Schmerzen im mittleren Oberbauch, Appetitlosigkeit, Übelkeit und Erbrechen.

Ernährungsempfehlung

Als ernährungstherapeutische Maßnahme müssen zuerst die auslösenden Faktoren erkannt und ausgeschaltet werden. Zusätzlich erfolgt ein ein- bis zweitägiges Fasten. Bedingt durch die Schmerzen wird der Patient ohnehin auf feste Nahrung verzichten wollen. Wichtig ist die Zufuhr von Flüssigkeit, bevorzugt Kamillen-, Fencheltee oder dünnem schwarzem Tee. Als Übergang zur Normalkost wird an einem weiteren Tag nur Schleimsuppe z. B. mit Wasser gekochter Hafer- oder Reisschleim verabreicht. Auch Suppe aus passierten Möhren kann gegessen werden. Nach dem Abheilen der akuten Symptome wird vorsichtig zur Normalkost zurückgekehrt.

5.4.3 Chronische Gastritis

Ursachen

Die chronische Gastritis ist relativ häufig. Ihre Ursachen sind verschieden und lassen sich in drei Erkrankungsformen klassifizieren:

- Bakterielle Gastritis. Sie ist die häufigste Form und wird durch die Besiedelung des Magens mit *Heliobacter pylori* hervorgerufen. Mit zunehmendem Alter steigt die Erkrankungshäufigkeit an.
- Autoimmungastritis. Seltene Erkrankungsform mit Autoantikörperbildung gegen die Salzsäure produzierenden Zellen und den **Intrinsic Factor**. Infolgedessen kommt es zu einem Salzsäuremangel im Magensaft und perniziöser Anämie. Es besteht ein erhöhtes Magenkarzinomrisiko.
- Chemisch-toxische Gastritis aufgrund eines Gallenrefluxes oder durch die Einnahme nicht steroidaler Antiphlogistika (NSAR).

Ernährungsempfehlung

Eine allgemeingültige wirksame Diät ist nicht bekannt. Es ist sinnvoll, individuell schlecht vertragene Lebensmittel wegzulassen. Insbesondere sollten Röstprodukte (z. B. Kaffee), extrem kalte oder heiße Getränke, scharfe Gewürze und Alkohol gemieden werden. Die Beschwerden werden auch in Abhängigkeit von der Ursache medikamentös behandelt.

5.4.4 Dyspepsie

Ursachen

Die Ursachen der Dyspepsie, die auch als so genannter Reizmagen bekannt ist, sind weitgehend unklar, diskutiert werden eine reduzierte Peristaltik des Magens wie auch psychologische Einflüsse wie Ärger und Stress.

Symptome

Schmerzen im mittleren Oberbauch, Völlegefühl, Aufstoßen und Übelkeit ohne organisch fassbaren Befund. Verschlechterung tritt meist nach Mahlzeiten auf.

Ernährungsempfehlung

Es ist sinnvoll, individuell schlecht vertragene Nahrungsmittel zu meiden und durch Stressminderung und geeignete Entspannungstechniken die Verdauungsarbeit des Magens positiv zu beeinflussen.

5.4.5 Akute Enteritis

Ursache

Die akute Enteritis wird ausgelöst durch Lebensmittel, die pathogene Keime (besonders Salmonellen) enthalten. Die pathogenen Keime vermehren sich in Lebensmitteln bei unzureichender Kühlung oder unter schlechten küchenhygienischen Bedingungen. Eine akute Enteritis kann aber auch durch den Verzehr größerer Mengen unreifen Obstes, sehr kalter oder fetter Speisen, nach reichlich Alkohol oder bestimmten Medikamenten (z. B. Eisenpräparate, nichtsteroidale Antiphlogistika) ausgelöst werden.

Symptome

Übelkeit, Erbrechen, krampfartige Schmerzen, Durchfall, ggf. Fieber.

Ernährungsempfehlung

Bei allen mit Durchfall verbundenen Erkrankungen ist das Augenmerk besonders auf den Wasserhaushalt des Organismus zu richten. Durchfälle führen immer zu Wasser- und Mineralstoffverlusten über den Darm, die unter Umständen so groß sein können, dass sie durch ernährungstherapeutische Maßnahmen nicht mehr ausgeglichen werden können. Besonders bei Säuglingen, Kindern und alten Menschen sind Wasser- und Mineralstoffverluste schnell lebensbedrohlich, da sie über weniger Flüssigkeitsreserven im Körper verfügen (s. Kap. 3.2.6).

Folgende Vorgehensweise wird empfohlen:

- Ein- bis zweitägige Nahrungsabstinenz mit ungezuckertem Tee (2–3 Liter pro Tag). Geeignet sind Pfefferminz-, Kamillen-, Fenchel- oder Kümmeltee oder eine Mischung aus diesen Drogen (zu gleichen Teilen) bzw. Matetee. Kamillentee wirkt antibakteriell, Kümmel und Fenchel blähungstreibend und Pfefferminze wirkt krampflösend. Auch schwarzer Tee ist durch seinen hohen Gerbstoffgehalt (Tannine) sehr gut geeignet, wenn man ihn bis zu 20 Minuten ziehen lässt. Die Tannine wirken stopfend.
- Bei starkem Erbrechen und/oder Durchfall muss die Flüssigkeit ggf. parenteral in Form von Elektrolytlösung verabreicht werden.
- Langsamer Kostaufbau mit Schleimsuppen aus Reis oder Hafer oder Möhren, jeweils mit Wasser gekocht. Zusatz von 3 g Kochsalz pro Liter.
- Ergänzend können mit der Schale geriebene Äpfel oder eine zerdrückte Banane zu jeder Mahlzeit gegessen werden. Die darin enthaltenen Pektine binden zusätzlich

Wasser und absorbieren toxische Stoffe im Darm. Anstelle frischer Äpfel kann man auch Rohapfelpräparate aus der Apotheke verwenden: 20–40 g Aplona-Apfelpulver® entsprechen 1–1,5 kg Äpfel.

- Weiterer Kostaufbau mit gekochten Kartoffeln und leicht verdaulichem Protein (z. B. Eier).
- Zuletzt werden wieder Fette in den Ernährungsplan aufgenommen.
- Bei länger andauernden und schweren Durchfällen Gabe spezieller Glucose-Elektrolyt-Lösungen, z. B. Oralpädon® oder Elotrans®.

▶ TIPPS FÜR DIE BERATUNG

Cola und Salzstangen als Hausmittel für unterwegs sind bei Säuglingen und Kleinkindern bei Durchfall nicht sinnvoll. Cola enthält zu viel Zucker und zu wenig Salze und ist wegen des Coffeingehalts nicht empfehlenswert. Besser sind fertige Glucose-Elektrolyt-Lösungen, die nach den Empfehlungen der WHO zusammengesetzt sind (z. B. Oralpädon®). Wenn diese nicht zur Verfügung stehen, kann man auch die Empfehlung zur Selbstherstellung geben: 1–2 Esslöffel Zucker und ein Teelöffel Kochsalz in 1 Liter reinem Orangensaft auflösen.

Anmerkungen

Die Ernährungstherapie bei akuten Durchfallerkrankungen speziell im Säuglingsalter wurde bereits im Kapitel 4.3.2 dargestellt. Chronischer Durchfall kann vielfältige Ursachen haben, die stets vom Arzt abzuklären sind. Je nach Ursache muss dann eine gezielte (Ernährungs)-Therapie stattfinden.

5.4.6 Zöliakie

Ursache

Die Zöliakie wird auch als gluteninduzierte Enteropathie oder, wenn sie bei Erwachsenen auftritt, als Sprue bezeichnet. In Deutschland ist jedes tausendste Kind davon betroffen. Die Ursache ist eine Überempfindlichkeit der Dünndarmschleimhaut gegen das Klebereiweiß (Gluten) aus Weizen und Roggen, Hafer und Gerste. Auch in Grünkern und Dinkel ist das Klebereiweiß enthalten. Die Spaltprodukte der Glutene sind spezielle Eiweiße, die bei Vorhandensein einer genetischen Disposition die Dünndarmschleimhaut schädigen; die Zotten bilden sich zurück und Nährstoffe können nur noch unzureichend resorbiert werden. Je nach Grad der Zottenrückbildung bestehen, durch einen Lactasemangel bedingt, Probleme bei der Verdauung von Milch und Milchprodukten.

Symptome

Die Zöliakie tritt kurz nach der Einführung von Getreidemehlprodukten (Breien) in den Ernährungsplan des Säuglings auf. Den Eltern fällt auf, dass das Kleine nicht mehr so zunimmt wie bisher. Es ist appetitlos und erbricht gelegentlich, besonders nach Breimahlzeiten. Dennoch nimmt die Stuhlmenge zu, die einen deutlich faden, süßsäuerlichen Geruch und eine helle, sandähnliche Farbe annimmt. Die Stuhlkonsistenz variiert von wässrig bis knollig. Die früher vertretene Meinung, dass die Zöliakie mit Durchfällen auf sich aufmerksam macht, ist überholt. Nur die Hälfte aller Säuglinge und Kleinkinder weisen permanente Durchfälle auf.

Ernährungsempfehlung

Die Behandlung dieser Erkrankung erfolgt rein diätetisch durch eine konsequente Eliminierung aller glutenhaltigen Lebensmittel. Da mit der in Mitteleuropa üblichen Kost Getreide und Getreideprodukte regelmäßig und in größeren Mengen gegessen werden, ist eine eingehende Ernährungsberatung notwendig. Die Betroffenen, oder ihre Betreuungspersonen, müssen zu einer lebenslangen Umstellung der Ernährung motiviert werden. Das bedeutet, beim Säugling alle genannten Getreidearten aus der Breikost zu eliminieren. Später muss bei Brot, Teigwaren, Kuchen u. Ä., Fertiggerichten, Suppenpulver, Fleisch- und Fischkonserven der Glutengehalt geprüft werden. Als Ersatz dienen Reis, Mais, Hirse, Buchweizen, Sojabohnen und Esskastanien, aus denen als Getreideersatz Brote, Nudeln, Kuchen und Süßigkeiten hergestellt werden. Zur Selbstherstellung gibt es industrielle Fertigmehlmischungen und auch Bäcker bieten z. T. glutenfreies Brot an. Detaillierte Ernährungsempfehlungen stellt die Deutsche Zöliakiegesellschaft in Stuttgart z. B. in Form von Listen glutenfreier Lebensmittel und Fertigprodukte zur Verfügung. Viele Lebensmittelhersteller deklarieren auch die »Glutenfreiheit« ihrer Produkte. Erkennbar ist dies auch an einer durchgestrichenen Weizenähre auf der Verpackung. Mit einer glutenfreien Ernährung lässt sich der Bedarf an lebenswichtigen Nahrungsstoffen sowohl qualitativ als auch quantitativ lückenlos decken.

Bis zur weitgehenden Regeneration der Darmzotten ist die Fettzufuhr zu verringern, bzw. durch MCT-Fette zu ersetzen (s. Kap. 3.1.2). Auch Milch und Milchprodukte sowie oxalsäurehaltige Obst- und Gemüsesorten wie Rhabarber, Spinat, Mangold sind zu Beginn der Erkrankung zu meiden.

Bei einer konsequent geführten glutenfreien Kost verbessert sich vor allem in der Pubertät die Glutenverträglichkeit oft so, dass die Betroffenen meinen, die Diät nicht mehr streng einhalten zu müssen. Grundsätzlich muss aber davon abgeraten werden, da Zöliakie-/Spruekranke bei Nichteinhalten der Diät häufiger als Gesunde Karzinome (insbesondere im Mund, Rachen und der Speiseröhre) entwickeln.

5.4.7 Lactoseintoleranz

Ursache

Die Lactoseintoleranz beruht auf einem Mangel des Enzyms β-Galactosidase (Lactase) in der Dünndarmschleimhaut. Unterschieden wird zwischen einem **primären Lactasemangel**, der durch einen Gendefekt hervorgerufen wird und sehr selten ist. In diesem Fall kann keine Lactase gebildet werden. Im Falle eines **sekundären**, also erworbenen **Lactasemangels**, nimmt die Aktivität der Lactase mit zunehmendem Lebensalter ab. Der erworbene Lactasemangel kann sich als Folge von gastrointestinalen Erkrankungen manifestieren und bildet sich je nach Erkrankungstyp zurück.

Symptome

Zu den typischen Symptomen gehören Völlegefühl, Blähungen, Druckgefühl, Schmerzen im Bauchbereich und Durchfall, die in einem zeitlichen Zusammenhang mit der Aufnahme von Milch/Milchprodukten stehen. Das Ausmaß der Beschwerden wird zum einen durch die Menge der aufgenommenen Lactose und zum anderen durch die individuelle Lactosesensibilität sowie die vorhandene Darmflora bestimmt.

Ernährungsempfehlung

Betroffene müssen nicht völlig auf Milch und Milchprodukte verzichten. In der Regel werden kleine Mengen Milch sowie insbesondere Joghurt und Käse gut vertragen, da diese lactosearm bzw. praktisch lactosefrei sind. In Sauermilchprodukten wie z. B. Joghurt, Sauermilch und gereiften Käsesorten ist die Lactose weitgehend zu Milchsäure abgebaut. Weniger Unverträglichkeiten gibt es auch, wenn lactosehaltige Lebensmittel im Verbund mit anderen Lebensmitteln oder verteilt über den Tag aufgenommen werden. Einen Überblick über geeignete Nahrungsmittel gibt Tabelle 5.6. Bei ausgeprägter Lactoseintoleranz wird eine vollständige lactosefreie Diät durch den Einsatz von Lactose in industriell hergestellten Fertigprodukten erschwert (Suppen, Saucen, Fertiggerichte, Backwaren). Hier kann auf lactosearme Milch zurückgegriffen oder eine Enzymtherapie erwogen werden. Bei völligem Verzicht auf Milch und Milchprodukte ist Calcium zu supplementieren.

□ **Tab. 5.6:** Lactosegehalt in Milch und verschiedenen Milchprodukten. Hahn, Ströhle, Wolters, 2006

Produkt	Lactosegehalt (g/100 g)
Milch	4,8–5,0
Joghurt (natur)	3,7–5,6
Kefir	3,5–6,0
Buttermilch	3,5–4,0
Sahne (süß, sauer)	2,8–3,6
Butter	0,6–0,7
Eiscreme (Milch-, Frucht- und Joghurteis)	5,1–6,9
Sahneeis	1,9
Magerquark	4,1
Speisequark (10–70 % Fett i. Tr.)	2,0–3,8
Frischkäse (10–70 % Fett i. Tr.)	2,0–3,8
Schmelzkäse (10–70 % Fett i. Tr.)	2,8–6,3
Hart-, Schnitt- und Weichkäse (Bsp. Emmentaler, Parmesan, Camembert, Brie, Edamer, Tilsiter, Chester, Esrom, Gouda, Schafskäse, Sauermilchkäse)	Praktisch lactosefrei

5.4.8 Obstipation

Ursachen

In Deutschland leidet jeder fünfte Erwachsene an Verstopfungsproblemen. Als Ursachen kommen vielfältige Faktoren in Betracht:

- fehlerhafte Ernährungs- und Lebensgewohnheiten (Stress und Unterdrückung des Entleerungsreizes) mit ballaststoffarmer Ernährung, zu geringe Flüssigkeitszufuhr und zu wenig Bewegung,
- Ernährungsumstellung, Ortswechsel (auf Reisen),
- verzögerte Darmpassage, gestörter Entleerungsreflex,
- psychische Probleme (Depressionen, Magersucht),
- Laxanzienmissbrauch (Kaliumverlust),
- Nebenwirkungen von Arzneimitteln,
- Schwangerschaft,
- Hämorrhoiden, Darmpolypen und Tumore.

Obstipation kann auch als Folgeerscheinung verschiedener Krankheiten auftreten, z. B. bei Hypothyreose, Schlaganfall, Darmkrebs und Darmverschluss. Diese Ursachen müssen bei einer Beratung bedacht werden.

Symptome

Bei Obstipation bleibt die Stuhlentleerung – trotz zum Teil vorhandenen Stuhldrangs – über mehr als 2–3 Tage aus. Harter, schwerer Stuhl in geringer Menge verbunden mit Völlegefühl, Krämpfen, Blähungen und z. T. Übelkeit sind typische Symptome.

Ernährungsempfehlung

Sollte Verstopfung öfters auftreten, ist nach Abklärung der Ursachen meist eine Umstellung der Ernährung die wichtigste Maßnahme. Dabei sollten obstipierende Lebensmittel wie Schokolade, Kakao und Bananen vermieden und verstärkt ballaststoffreiche Lebensmittel (Früchte, Gemüse, Vollkornprodukte), verbunden mit reichlicher Flüssigkeitszufuhr, in die Ernährung eingebaut werden. Ballaststoffreiche Nahrung füllt in Verbindung mit Wasser den Darm und wirkt auf den Entleerungsreflex. Das Stuhlgewicht erhöht sich, die Passagezeit verkürzt sich und die Darmflora verbessert sich. Darüber hinaus wirken Butter- und Sauermilch, Joghurt und Sauerkraut durch die enthaltene Milchsäure laxierend. Auch Dörrpflaumen können, über Nacht eingeweicht, morgens nüchtern verzehrt werden.

Am besten ist es, bei Verstopfung reichlich Ballaststoffe über die natürliche Ernährung zuzuführen. Falls dies nicht gelingt, kann die Einnahme von Füll- und Quellstoffen wie Leinsamen, Indischer Flohsamen, Weizenkleie und Pektin in Verbindung mit ausreichender Flüssigkeitsaufnahme empfohlen werden. Immer ist auch der Hinweis zu regelmäßiger körperlicher Bewegung angebracht, wenn dies für die Betroffenen möglich ist.

In Fällen einer schon längeren Einnahme von Laxanzien, sollten Kunden dazu motiviert werden, deren Einnahme schrittweise zu reduzieren und schließlich ganz wegzulassen. Arzneimittel liefern nur kurzfristig Hilfe und sind bis auf wenige Ausnahmefälle keine Dauerlösung.

▶ TIPPS FÜR DIE BERATUNG

Ein Arztbesuch ist bei folgenden Symptomen dringend zu empfehlen:
- Der letzte Stuhlgang ist länger als vier Tage her und die oben beschriebenen Maßnahmen hatten keinen Erfolg.
- Krampfartige Schmerzen und Brechreiz.
- Blut im Stuhl.
- Wechsel von Obstipation und Durchfall.

In der Schwangerschaft zur Therapie der Obstipation möglichst Ballaststoffpräparate empfehlen (Leinsamen, Indischer Flohsamen und Weizenkleie) und dazu reichlich trinken.

5.4.9 Colitis ulcerosa

Ursachen

Colitis ulcerosa ist eine chronisch entzündliche Darmerkrankung. Die Ursachen der Colitis ulcerosa gelten immer noch als weitgehend ungeklärt. Psychische Faktoren können wie erbliche Faktoren eine Rolle spielen.

Symptome

Die Colitis ulcerosa kann schubweise verlaufen und ist von Bauchschmerzen und Fieber begleitet. Typisch sind blutige und schleimige Durchfälle. Ist der gesamte Dickdarm erkrankt, geht viel Blut verloren. Appetitlosigkeit, Gewichtsverlust und Blutarmut sind die Folge. Das Risiko, Dickdarmkrebs zu bekommen, steigt nach zehn Erkrankungsjahren stark an. Hat die Erkrankung zu dramatischen Blut- und Gewichtsverlusten geführt und ist ein großer Teil des Dickdarms befallen, so muss der erkrankte Darmabschnitt operativ entfernt werden. Die Betroffenen erhalten einen künstlichen Dickdarmausgang.

Ernährungsempfehlung

Entzündungserscheinungen werden medikamentös behandelt. Es gibt keine spezielle Diät. Die Erkrankten sollten essen, was ihnen gut tut. Normale, gemischte, faserreiche Kost ist günstig. In schweren Fällen wird parenteral ernährt (s. Kap. 4.3.6).

5.4.10 Morbus Crohn

Ursachen

Morbus Crohn ist eine chronische Entzündung der Darmschleimhaut und der Darmwand, die im Darm Narben erzeugt. Meist erkrankt die letzte Dünndarmschlinge, des öfteren sind abgegrenzte Bereiche von Dünn-, Dick- und Mastdarm und in seltenen Fällen abschnittsweise der gesamte Verdauungstrakt betroffen. Wie bei der Colitis ulcerosa ist die Ursache nicht geklärt. Es ist eine Erkrankung, die jedoch in den Industrieländern häufiger vorkommt, als in den Ländern der Dritten Welt, woraus sich eventuell ein Zusammenhang zu veränderten Ernährungsgewohnheiten (weniger Ballaststoffe, mehr Zucker) herstellen lässt.

Eine generelle Heilung gibt es bislang nicht. Oft sind im Verlauf der Erkrankung mehrere Operationen nötig, weil sich der Darm verengt oder weil sich Fisteln bilden. Die Lebensqualität der Patienten ist damit sehr stark eingeschränkt.

Symptome

Gewichtsabnahme, Krankheitsgefühl durch immer wiederkehrendes Fieber, Erbrechen, wässrige Durchfälle, manchmal auch mit Blut vermischt und Bauchschmerzen können ebenso wie eine Blinddarmentzündung am Beginn des Morbus Crohn stehen. Die Patienten weisen häufig Zeichen einer allgemeinen Mangelernährung auf, oft verbunden mit Unverträglichkeiten gegenüber bestimmten Nahrungsmitteln.

Die Erkrankung entwickelt sich sehr langsam über Jahre hinweg und verläuft in Schüben. Dazwischen liegen Ruhephasen, die Monate oder Jahre dauern können.

Ernährungsempfehlung

Eine Alternative zu einer jahrelangen medikamentösen Behandlung ist die Einleitung einer künstlichen, enteralen oder parenteralen Ernährung in Phasen der akuten Schübe. Die Symptome einer generellen Mangelernährung sind damit rasch behebbar. Damit besitzt die künstliche Ernährung eine therapeutische Bedeutung, da sich die Krankheitserscheinungen vorübergehend zurückbilden können. In den Ruhephasen ist auf die individuelle Bekömmlichkeit von Speisen zu achten.

5.4.11 Irritables Colon

Ursachen

Funktionsstörung des Dickdarms, die auf bestimmte Lebensmittel (vor allem Kaffee, rohes Obst, gebratene Speisen, alkoholische Getränke) oder psychosozialen Stress zurückzuführen sind.

Symptome

Krampfartige Schmerzen im Bauchraum, verbunden mit Völlegefühl und Blähungen; oft verbunden mit verändertem Stuhlverhalten (Diarrhö oder Obstipation, vermehrte Schleimproduktion).

Ernährungsempfehlung

Betroffenen sollte geraten werden, ihre individuellen Unverträglichkeiten herauszufinden und zu meiden. Bei Blähungen können Tees (Fenchel, Kümmel, Kamille) helfen. Bei gleichzeitiger Obstipation ist die Aufnahme von Ballaststoffen, eventuell Ballaststoffpräparaten, verbunden mit ausreichend Flüssigkeitszufuhr zu empfehlen.

5.5 Erkrankungen der Leber und der Gallenwege

Die Leber ist das zentrale Stoffwechselorgan des Körpers. Sie regelt das Gleichgewicht vieler Stoffwechselprodukte, passt den Körper an unterschiedliche Ernährungsbedingungen an und scheidet Endprodukte des Stoffwechsels und Fremdstoffe aus. Die Leber ist an der Aufrechterhaltung des chemischen Milieus beteiligt. In ihrer Rolle als zentrales Stoffwechselorgan ist sie durch nervale und hormonelle Einflüsse in der Lage, Glucose in speicherfähiges Glykogen umzuwandeln und durch Glykogenolyse wieder als Glucose freizusetzen. Im Eiweißstoffwechsel baut die Leber Bluteiweißstoffe auf, führt Aminosäuresynthesen und den -abbau durch und bildet Proteine zur Infektabwehr. Durch Gallebildung ist die Leber an der Fettverdauung beteiligt.

Eine Schädigung der Leber durch Krankheitserreger, z. B. Viren bei akuter Hepatitis (Leberentzündung), Arzneimittel, Gifte oder durch falsche und unangepasste Ernährung führt zu Funktionseinschränkungen der Leber bis zum Funktionsverlust.

5.5.1 Fettleber

Ursachen

Die Fettleber ist das Ergebnis aus jahrelangem ständigen Alkoholmissbrauch. Als weitere Ursache kommen auch Adipositas, hyperkalorische, vor allem kohlenhydratreiche Ernährung und Diabetes mellitus Typ 2 in Frage.

Symptome

Obwohl eine Fettleber vergrößert ist, macht sie meist kaum Beschwerden. Schmerzen unter dem rechten Rippenbogen und Klagen über reduzierte körperliche Belastbarkeit können auftreten.

Ernährungsempfehlung

Im Falle der Fettleber ist die Behandlung nur über eine Ernährungstherapie möglich und kann bei konsequenter Einhaltung das Zurückbilden der vergrößerten Leber bedeuten. Wichtig ist ein völliger Verzicht auf Alkohol und die Reduktion der Kohlenhydrate, vor allem des Zuckers, auf die Hälfte. Die Kost soll eiweißreich (s. Kap. 3.1.3) und reich an essenziellen Fettsäuren sein (s. Kap. 3.1.2).

5.5.2 Leberzirrhose

Ursachen

Häufigste Ursache der Leberzirrhose ist der chronische Alkoholmissbrauch. Jeder zweite bis dritte Mann muss mit einer Erkrankung rechnen, wenn er über 10 Jahre hinweg täglich 40–60 g Alkohol konsumiert. Für Frauen gilt das Gleiche, doch hier liegt das Schädigungsrisiko bei 20 g reinem Alkohol pro Tag. Leberschädigung und Alkoholkonsum laufen parallel.

Symptome

Häufig bemerken Erkrankte anfangs keinerlei Symptome. Sie sehen gut aus und fühlen sich wohl. Durch ihre hohe Reservekapazität ist die Leber in der Lage, noch bis zu einem Verlust von 80 % des Lebergewebes ihre Stoffwechselaufgaben ohne Einschränkung zu erfüllen. Mit dem fortschreitenden Untergang von Leberzellen verliert sich die Funktionsfähigkeit der Leber mehr und mehr. Die Erkrankten berichten nun über Appetitlosigkeit, Übelkeit, Oberbauchbeschwerden und Rückgang der körperlichen Leistungsfähigkeit. Schwerwiegende Folgen der Leberzirrhose sind Wasseransammlungen im Lebergewebe. Bei Stauungen im Bereich der Pfortader bilden sich Krampfadern in der Speiseröhre (Ösophagusvarizen), die bei großem Druck platzen können (hellrotes Erbrechen). Wenn die Leber zur Entgiftung der Endprodukte des Eiweißstoffwechsels nicht mehr fähig ist, kommt es zu Vergiftungserscheinungen (Präkoma), die in das eigentliche Leberkoma übergehen können.

Ernährungsempfehlung

Wie bei der Fettleber ist der völlige Verzicht auf Alkohol notwendig, um die Leber zu schonen. Je nach Schweregrad sind unterschiedliche diätetische Maßnahmen notwendig. Wenn der Schrumpfungsprozess noch nicht weit fortgeschritten ist, kann sich die Leber durch diese Maßnahme selbst regenerieren. Eine fettarme, vitaminreiche und nährstoffreiche Diät unterstützt die Erholung der Leber. Bei Wasseransammlungen ist eine streng kochsalzarme Diät angezeigt. Im Falle des Präkomas und des Leberkomas erfolgt eine weitestgehende Eiweißkarenz, die unter Berücksichtigung der klinischen Symptomatik und der individuellen Verträglichkeit durchgeführt wird.

5.5.3 Gallensteine

Ursachen

Überernährung und Übergewicht, verbunden mit einer ballaststoffarmen, fettreichen und kohlenhydratreichen Ernährung mit viel Zucker, sind die wesentlichsten Ursachen für Gallensteine. Von den verbreiteten Stoffwechselerkrankungen gelten Diabetes mellitus Typ 2 und eine bestimmte Form der Hyperlipoproteinämie (s. Kap. 5.8.2) als begünstigend. Frauen und insgesamt ältere Menschen sind häufiger von Gallensteinen betroffen.

Symptome

Die in der Gallenblase gebildeten Steine aus Cholesterol oder/und Calcium haben unterschiedliche Größen. Sie reichen von der Größe eines Sandkorns (Gallengries) bis zur Kieselsteingröße. Nach einer fettreichen Mahlzeit kann es anfangs zu erheblichen Beschwerden kommen (Spannung, Druckgefühl, Schmerz), die sich bis zur äußerst schmerzhaften Gallenkolik steigern können. Die Gallenblase zieht sich zusammen und verursacht durch die Einklemmung von Gallensteinen in den Gallenwegen die heftigen Schmerzen. Verbunden sind die Koliken häufig mit Erbrechen, Schweißausbruch, Fieber, Schüttelfrost und Schwindel (□ s. Abb. 5.4).

Ernährungsempfehlung

Eine vollwertige Ernährung mit Verzicht auf Beschwerde verursachende Lebensmittel und Getränke ist zu empfehlen. Pauschale Verbote sind unsinnig. Bei Übergewicht ist eine langsame Gewichtsabnahme sinnvoll, um die (bei Cholesterolsteinen) durch reichliche Cholesterolzufuhr aus tierischen Fetten hervorgerufene Steinbildung zu bremsen. Nur im akuten Zustand ist eine strenge Diät mit Breikost, Zwieback und Tee sinnvoll.

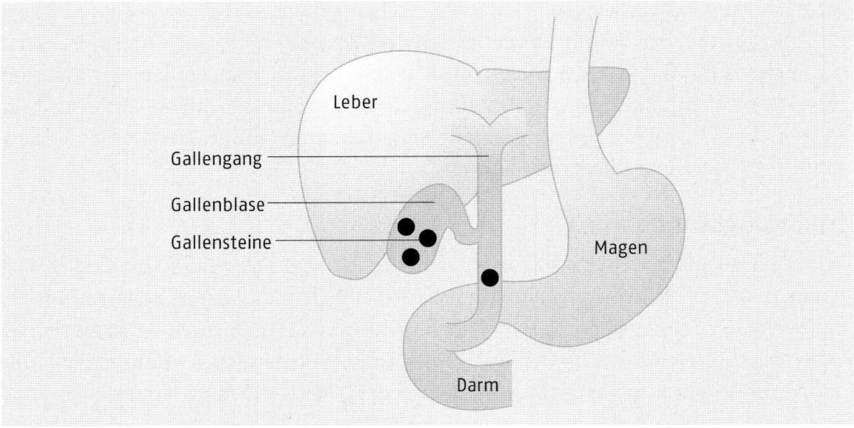

○ **Abb. 5.4:** Gallensteine und deren Transport

5.6 Ernährung bei Erkrankungen der Bauchspeicheldrüse

Die Bauchspeicheldrüse (Pankreas) hat bei der Verdauung und Stoffwechsel in- und exkretorische Funktionen. Ihre inkretorische Funktion betrifft die Bildung von Insulin und Glucagon (s. Kap. 5.8.1) und deren Abgabe ins Blut.

Die exkretorische Funktion der Bauchspeicheldrüse bezieht sich auf die Synthese von täglich etwa 2 Litern Pankreassaft, der in den Zwölffingerdarm abgegeben wird. Diese Flüssigkeit enthält neben Wasser, Proteine (davon ein großer Teil Enzyme) und Elektrolyte.

Die Produktion von Pankreassaft kann nach nervaler und hormoneller Stimulierung durch die Nahrung auf bis zu 4 Liter gesteigert werden. Die Enzyme dienen zur Eiweiß-, Fett- und Kohlenhydratverdauung.

5.6.1 Akute Pankreatitis

Ursache

Bei der akuten Entzündung der Bauchspeicheldrüse (akute Pankreatitis), kommt es zu einer Aktivierung gespeicherter Verdauungsenzyme und damit einer Selbstverdauung des Organs. Dieser Vorgang wird vermutlich verursacht durch Rückfluss von Gallenflüssigkeit und Dünndarminhalt in das Pankreas. Auch Alkohol und Fettstoffwechselstörungen können die Organfunktion nachteilig verändern und eine Entzündung hervorrufen.

Symptome

Akut treten heftigste Schmerzen im Oberbauch mit Ausstrahlung zum Rücken und Unterleib auf. Meist werden große Mengen galligen Magensaftes erbrochen. Die akute Pankreatitis ist lebensbedrohlich.

Ernährungsempfehlung

In den ersten Krankheitstagen steht neben der Schmerzlinderung die Ruhigstellung des Organs durch orale Nahrungs- und Flüssigkeitskarenz im Vordergrund. Es folgt eine parenterale Zufuhr von Elektrolytlösungen.

Danach erfolgt die Ernährung nach einem Stufenplan:
1. Kohlenhydratzufuhr mit gesüßtem Tee, Schleimsuppe, Zwieback.
2. Zufuhr von fettarmen Proteinen (Magermilchprodukte, Weißbrot, Fisch und Fleisch, beides fettarm).
3. Ballaststoffzufuhr mit Kartoffeln, Gemüse (größere Portionen).
4. Fettzulage in kleinen Portionen.
5. Leichte Vollkost mit Vollkornprodukten (keine Rohkost, keine blähenden Gemüse und Hülsenfrüchte).

Wichtig sind häufige kleine Mahlzeiten. Die Zubereitung des Essens sollte schonend sein: Garen und Dünsten, Braten mit wenig Fett. Nach Ausheilen der akuten Pankreatitis ist eine normale Ernährung wieder möglich. Auf Alkohol sollte prinzipiell verzichtet werden.

5.6.2 Chronische Pankreatitis

Ursachen

In den meisten Fällen wird sie durch Alkoholmissbrauch, Entzündungen in den Gallenwegen ausgelöst.

Symptome

Die chronische Form der Pankreatitis kann sich jahrelang hinziehen. Sie verläuft zum Teil ohne Schmerzen, kann aber auch mit den bei der akuten Form beschriebenen Symptomen einhergehen. Es kommt zu Gewichtsverlust, Fettstühlen, Durchfällen und Blähungen. Ein Funktionsverlust tritt aber erst dann auf, wenn bereits 80–90 % des Drüsengewebes zerstört sind.

Ernährungsempfehlung

Schwerverdauliche, ballaststoffreiche pflanzliche Nahrungsmittel müssen gemieden werden. Die Kost soll fettarm und eiweißreich sein (s. Kap. 3.1.2 und 3.1.3). Eine Reihe kleiner Mahlzeiten ist günstig. Bei Steatorrhö (Fettstühlen) muss die Fettzufuhr verringert werden bzw. durch MCT-Fette ersetzt werden. Fettlösliche Vitamine können substituiert werden. Alkohol ist lebenslang konsequent zu meiden.

5.7 Ernährung bei metabolischem Syndrom

Ursachen und Symptome

Liegt eine Kombination von Übergewicht (s. Kap. 5.2), Diabetes (s. Kap. 5.8.1), erhöhten Blutfetten (s. Kap. 5.8.2) und Bluthochdruck (s. Kap. 5.10) vor, spricht man von einem metabolischen Syndrom. Das metabolische Syndrom, manchmal auch als tödliches Quartett bezeichnet, wird heute als der entscheidende Risikofaktor für koronare Herzerkrankungen und Schlaganfall betrachtet. Die Entstehung dieses Krankheitsbildes wird durch Über- und Fehlernährung, Erbanlagen und Bewegungsmangel begünstigt. Bis jetzt wurden bei den Ernährungsfaktoren das Fettsäuremuster der Kost, die Höhe der Ballaststoffzufuhr, das Ausmaß des Alkoholkonsums sowie der glykämische Index von Lebensmitteln (s. Kap. 3.1.1) für das Zustandekommen des metabolischen Syndroms mitverantwortlich gemacht. Ein Vollbild des metabolischen Syndroms besteht, wenn folgende Merkmale vorliegen:

- stammbetonte Adipositas mit erhöhtem Bauchumfang (Männer > 102 cm; Frauen > 88 cm),
- verminderte Glucosetoleranz bis hin zum manifesten Diabetes mellitus Typ 2 (Nüchternglucose > 100 mg/dl oder antidiabetische Medikation),
- arterielle Hypertonie (Blutdruck > 135/85 mmHg),
- Hyperlipidämie mit Erhöhung von Triglyceriden (> 150 mg/dl) und VLDL-Cholesterin sowie erniedrigtem HDL-Cholesterin (Männer < 40 mg/dl, Frauen < 50 mg/dl oder medikamentöse Therapie).

Ernährungsempfehlung

Neben einer konsequent durchgeführten Bewegungstherapie ist eine Umstellung der Ernährung ein zentraler Schwerpunkt in der Vermeidung und Therapie des metabolischen Syndroms. Absolute Priorität hat bei einem BMI von über 25 (s. Kap. 5.2.1) die Verringerung des Körpergewichts. Empfohlen wird eine mäßige Gewichtssenkung von fünf bis zehn Prozent mit einer hypokalorischen Mischkost (s. a. Kap. 5.2.4). Vorrangiges Ziel ist nicht das Streben nach dem Idealgewicht, sondern ein nachhaltiger Therapieerfolg durch das Halten des erreichten Gewichts. Daraus lassen sich praktische Empfehlungen zur Lebensmittel- und Speisenauswahl ableiten:

- Mehrmals täglich Obst und Gemüse; »Fünf-am-Tag«-Regel.
- Vollkornprodukte gegenüber Kohlenhydraten mit einem niedrigem glykämischen Index (s. Kap. 3.1.1) bevorzugen, Letztere nur in kleinen Mengen; Ballaststoffe mehr als 40 g/Tag.
- Weniger fettreiche Lebensmittel wie Sahne, Schokolade, Fastfood, fette Fertigprodukte. Damit soll eine Senkung der gesättigten Fette und Transfettsäuren auf weniger als 10 % der Gesamtenergiezufuhr erreicht werden.
- Pflanzenöle (Rapsöl, Olivenöl, Sonnenblumenöl) bevorzugen; das sind Fette mit einem hohen Anteil von Omega-3-Fettsäure und Linolensäure.
- Fisch: ein- bis zweimal pro Woche; fettreiche Fischsorten (Makrelen, Hering, Lachs) gelten aufgrund des hohen Gehalts an Omega-3-Fettsäuren als besonders günstig.
- Magere Fleischsorten in eher kleinen Portionen, größere Mengen von Wurstwaren und fettreichem Käse meiden; Senkung der Cholesterinzufuhr auf unter 300 mg/Tag.
- Zurückhaltung bei sehr salzhaltigen Fleisch- und Wurstwaren und salzreichen Konserven.
- Begrenzung alkoholischer Getränke (ein bis zwei kleine Gläser Wein oder Bier/Tag).

5.8 Ernährung bei Stoffwechselerkrankungen

5.8.1 Diabetes mellitus

Ursachen und Symptome

Die Volkskrankheit Diabetes mellitus belegt in der Rangliste der größten Gesundheitsbedrohungen des 21. Jahrhunderts einen der vordersten Plätze. Schätzungen zufolge leiden derzeit weltweit knapp 200 Millionen Menschen an dieser Krankheit (□ s. Abb. 5.5). In Deutschland schätzt man derzeit die Zahl der Typ-1-Diabetiker auf etwa 300 000, die der Typ-2-Diabetiker auf etwa 6 Millionen. Die Zahlen schwanken, weil man vermutet, dass gerade bei den Diabetikern vom Typ 2 aufgrund fehlender Beschwerden viele Betroffene ihre Erkrankung gar nicht spüren und sie deshalb nicht diagnostiziert wird.

Diabetes mellitus ist eine chronische Erkrankung des gesamten Stoffwechsels. Er ist durch eine unzureichende Insulinwirkung gekennzeichnet. Insulin ist ein Hormon, das in den B-Zellen der Langerhansschen Inseln der Bauchspeicheldrüse gebildet wird. Die Hormonausschüttung wird durch die Blutglucosekonzentration reguliert, wobei Insulin den Übertritt von Glucose aus dem Blut in die Körperzellen reguliert. Außerdem fördert Insulin die Glykogenspeicherung in der Leber und den Aufbau von Glykogen im Muskelgewebe. Von einem Diabetes mellitus spricht man dann, wenn die Blutzuckerwerte nüchtern über 110 mg/dl oder wenn der Zwei-Stunden-Blutzuckertest beim oralen Glucosetoleranztest (mit 75 g Glucose) über 140 mg/dl liegen. Symptome

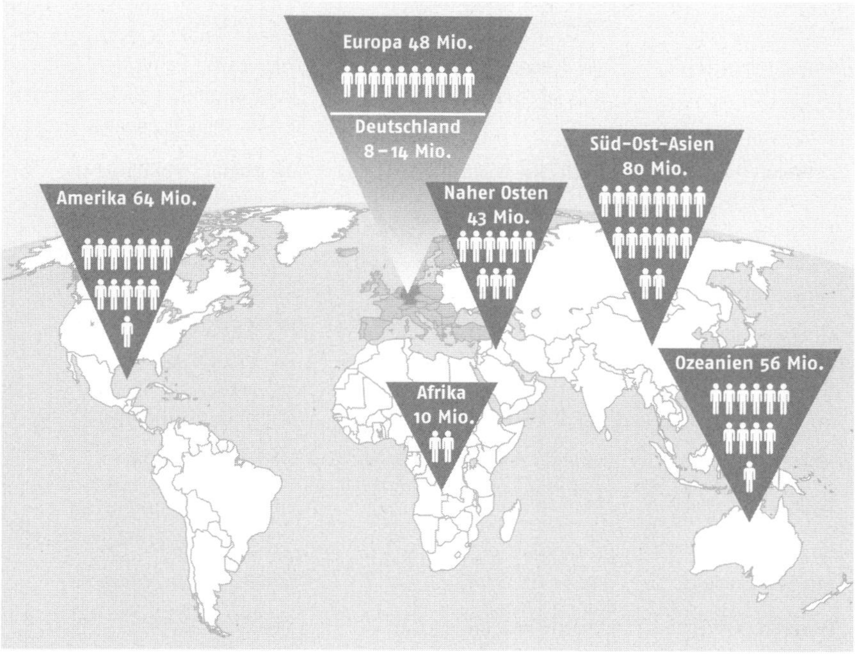

○ **Abb. 5.5:** Diabetes mellitus – Epidemie des 3. Jahrtausends

5

der Erkrankung sind starker Durst, häufiges Wasserlassen, Gewichtsverlust, allgemeine Leistungsschwäche, Muskelkrämpfe, Infektanfälligkeit, verzögerte Wundheilung und komatöse Zustände.

Diabetes-Typen

Typ-1-Diabetes: Das Erkrankungsalter liegt meist unter 40 Jahren, die Erstdiagnose liegt meist zwischen dem 14. und 20. Lebensjahr, sodass man diese Form auch als juvenilen (jugendlichen) Diabetes bezeichnet. Der Diabetes macht sich erst dann bemerkbar, wenn kaum noch funktionierende Inselzellen vorhanden sind; der eigentliche Krankheitsprozess hat jedoch schon längere Zeit vorher begonnen. Die Ursache ist ein Autoimmunprozess des Körpers, in dessen Folge die insulinproduzierenden Zellen in den Langerhansschen Inseln der Bauchspeicheldrüse weitestgehend zerstört werden. Als Faktoren, die diesen Prozess auslösen, vermutet man Viren oder Infektionen. Die Folge ist ein absoluter Insulinmangel, d. h. Insulin muss lebenslang substituiert werden.

Typ-2-Diabetes: Neben der genetischen Veranlagung, die für den Typ-2-Diabetes in der ersten Generation mit einem Vererbungsrisiko von 40 Prozent beschrieben wird, beeinflussen Faktoren wie Übergewicht, falsche Ernährung sowie mangelnde körperli-

□ **Tab. 5.7:** Hauptmerkmale der verschiedenen Diabetestypen

Merkmale	Typ-1-Diabetes	Typ-2-Diabetes
Andere Bezeichnungen	Insulinabhängiger Diabetes, jugendlicher Diabetes	Nicht insulinabhängiger Diabetes, Altersdiabetes
Alter des Auftretens	Vorwiegend im Jugendalter, aber auch im Erwachsenenalter	Vorwiegend im mittleren bis höheren Alter, mitunter sogar im Kindes- und Jugendalter
Auftreten	Rasch und merkbar	Oft langsam und zunächst unbemerkt
Übergewicht	Seltener	Sehr häufig (> 80 %)
Kennzeichen	Verminderte Insulinabgabe	Verzögerte Insulinabgabe, verminderte Insulinwirkung
Blutzucker	Erhöht, oft schwankend	Erhöht, oft stabil
Insulin im Blut	Vermindert, niedrig	Zu Beginn normal oder erhöht
Neigung zu	Ketose (Acetonausscheidung)	Erhöhten Blutfetten
Richtige Ernährung	Erforderlich	Erforderlich, manchmal als alleinige Behandlung ausreichend
Insulinbehandlung	Immer erforderlich	Zu Beginn nicht erforderlich
Blutzuckersenkende Tabletten	Allein unwirksam	Meistens wirksam

che Aktivität und letztlich auch das Alter nachhaltig die Entwicklung und Manifestation dieser Krankheit. Häufig entwickelt sich zwischen dem 30. und 40. Lebensjahr das klinische Bild eines metabolischen Syndroms mit Bluthochdruck, Fettstoffwechselstörungen, Übergewicht und zunehmender Insulinresistenz (s. Kap. 5.7). Zwischen der Ausbildung des metabolischen Syndroms und der Manifestation eines Typ-2-Diabetes liegen durchschnittlich sechs bis sieben Jahre, in denen die Krankheit nicht erkannt und behandelt wird.

Der Typ-2-Diabetes ist durch eine verzögerte Insulinsekretion und eine gestörte Insulinwirkung in der Zelle gekennzeichnet. Die sich daraus entwickelnde Insulinresistenz verursacht einen gesteigerten Insulinbedarf. Der Körper reagiert zuerst mit einer verstärkten Insulinproduktion. Das Ergebnis ist ein so genannter latenter Diabetes, bei dem die Blutzuckerwerte nur nach einer Mahlzeit erhöht sind und noch keine Beschwerden auftreten. Deshalb wissen auch viele Typ-2-Diabetiker (noch) nichts von ihrer Erkrankung. Erst nach einiger Zeit wird von der Bauchspeicheldrüse weniger Insulin produziert als benötigt wird. Zusätzlich nimmt die Wirkung des Insulins weiter ab, der Diabetes wird manifest und damit auch feststellbar (□ **s. Tab. 5.7** und ○ **Abb. 5.6**).

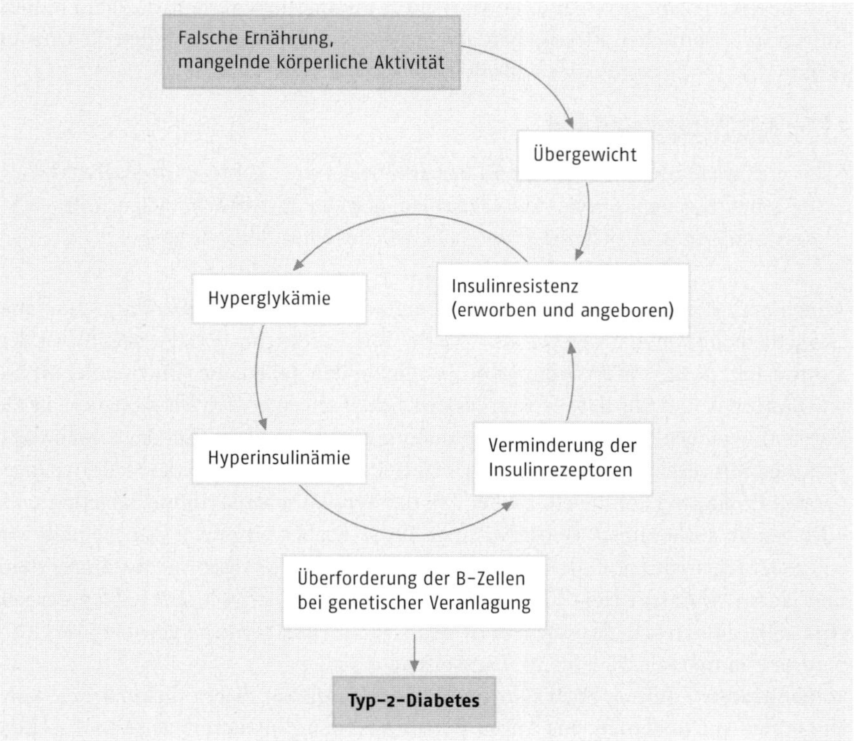

○ **Abb. 5.6:** Typ-2-Diabetes und seine Ursachen

Behandlungsstrategien

Je früher ein Diabetes erkannt und eine Therapie eingeleitet wird, desto besser werden Spätfolgen vermieden. Mit unterschiedlichem Schwerpunkt basieren die Diabetestherapien bei beiden Typen auf einem einheitlichen Ansatz:

- Ernährungstherapie,
- körperliche Aktivität,
- Insulintherapie (Typ-1, ggf. bei Typ-2),
- orale Antidiabetika (ggf. bei Typ-2).

Ernährungstherapie

Bis vor wenigen Jahren galt für Diabetiker noch ein strenges Ernährungsregime. Spezielle Lebensmittel, die die Aufschrift »Für Diabetiker geeignet« trugen, waren Teil davon. Heute haben sich die Richtlinien deutlich gelockert; es wird sogar geraten, dass Diabetiker im Prinzip von allem essen dürfen. Völlig Verbotenes gibt es nicht mehr, lediglich die Mengen bestimmter Nahrungsinhaltsstoffe sind begrenzt. Selbst Haushaltszucker, dessen Verwendung bei Diabetikern völlig verboten war, ist heute in begrenzter Menge erlaubt.

Diabetikern kann im Grunde eine Ernährung empfohlen werden, die den Empfehlungen der Deutschen Gesellschaft für Ernährung zu einer gesunden Ernährung (s. Kap. 4.1) bzw. denen einer Vollwerternährung (s. Kap. 4.2.1) folgt.

MERKE

Da man weiß, dass die Ursachen für Diabetes neben einer höheren Lebenserwartung und einer genetischen Veranlagung vor allem im Übergewicht (Adipositas) bestehen, liegt hier einer der Schwerpunkte in der Behandlungsstrategie.

Abnehmen ist die wichtigste Regel für übergewichtige Typ-2-Diabetiker. Schon eine Gewichtsreduktion, die weniger als 10 % des Körpergewichts beträgt, beeinflusst den Stoffwechsel positiv. Die Wirkung von Insulin an den Zellen, die Glucosetoleranz sowie Blutdruck und Blutfettwerte verbessern sich. Nach einer Gewichtsabnahme ist die Vermeidung einer erneuten Gewichtszunahme ein wesentliches Ziel der Ernährungstherapie. Mit regelmäßiger körperlicher Aktivität und einer gesunden, kalorienangepassten Ernährung könnte ein großer Teil der Typ-2-Diabetiker ohne Tabletten und/oder Insulin auskommen. Übergewichtige Typ-1-Diabetiker profitieren ebenfalls von einer Gewichtsreduktion, denn auch bei ihnen ist Übergewicht mit Insulinresistenz und einem erhöhtem Herz-Kreislauf-Risiko verbunden. Erwachsene sollten deshalb ein Gewicht anstreben, das einem Body-Mass-Index (BMI = Körpergewicht in kg/Körpergröße in m^2) von 18,5 bis 24,9 entspricht.

Kohlenhydrate. Immer noch sind viele Diabetiker darauf fixiert, nicht zu viele Kohlenhydrate aufzunehmen, aus Angst, sie könnten den Blutzuckerspiegel in die Höhe treiben (□ s. Tab. 5.8). Hier kommt es jedoch auf deren richtige Auswahl an. Die Kohlenhydratzufuhr sollte – wie auch bei Nicht-Diabetikern – etwa die Hälfte der täglichen Energiezufuhr betragen. Hinzu kommt eine Ballaststoffaufnahme von mindestens 40 g/Tag. Dies liegt etwas über den Empfehlungen für Nicht-Diabetiker. Ballaststoffe

□ **Tab. 5.8:** Richtwerte für Blutzucker

Richtwerte für die Blutzuckermessung* mit Kapillarblut aus der Fingerbeere			
	Normal	**Diabetesverdächtig**	**Diabetes**
Nüchtern	< 100 mg/dl	100–110 mg/dl	> 110 mg/dl
2 Stunden nach dem Essen	< 140 mg/dl	140–200 mg/dl	> 200 mg/dl

* gemäß Diabetes-Leitlinien der Deutschen Diabetes-Gesellschaft (DDG)

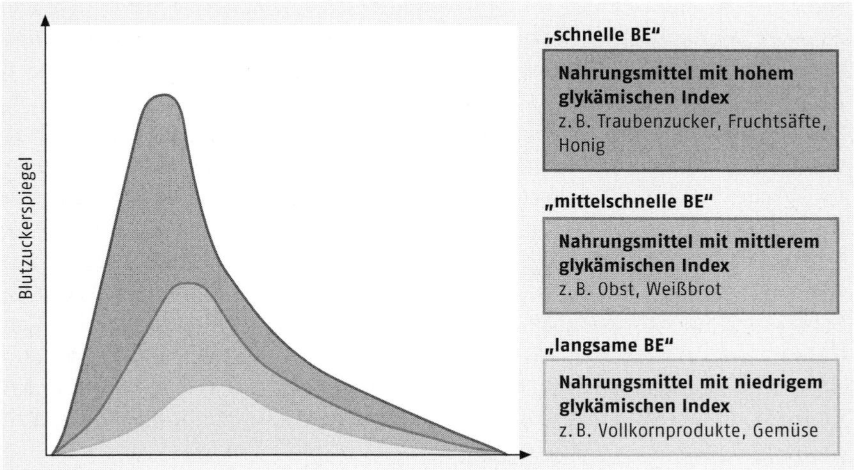

○ **Abb. 5.7:** Glykämischer Index

sind in der Ernährungstherapie des Diabetes von besonderer Bedeutung. Sie verlangsamen durch ihren niedrigen glykämischen Index (s. Kap. 3.1.1 sowie ○ **Abb. 5.7**) im Dünndarm die Aufspaltung der Kohlenhydrate in Glucose, wodurch der Blutzuckerspiegel langsamer ansteigt und Blutzuckerspitzen vermieden werden. Als günstig erweist sich hierbei, die Hälfte der Ballaststoffe als **lösliche Ballaststoffe** aufzunehmen. Dabei hilft der tägliche Verzehr von mindestens fünf Portionen Gemüse und Obst, Vollkornprodukten und mindestens vier Portionen Hülsenfrüchte pro Woche, die Mindestanforderungen für die Menge und Art an Ballaststoffen zu erfüllen. Wenn der Blutzuckerspiegel im Normalbereich liegt, ist eine Aufnahme von bis zu 50 g Haushaltszucker pro Tag möglich. Dazu zählen jedoch auch die Zucker, die natürlicherweise in Honig, Sirup und Fruchtsäften vorkommen. Für Diabetiker ist es wichtig zu wissen, dass die Menge nicht auf einmal, sondern über den Tag verteilt und am besten in Mahlzeiten oder in Lebensmitteln »verpackt« verzehrt werden. Zuckerhaltige Getränke sind, außer zur Behandlung von Unterzuckerungen, zu vermeiden. Bei Diabetikern mit Insulinbehandlung oder der Einnahme oraler Antidiabetika sollte der Zeitpunkt und die Dosierung der Arzneimittel mit der Menge und der Art der Kohlenhydrate abgestimmt werden.

▶ TIPPS FÜR DIE BERATUNG

Versteckte Zucker

Zahlreiche industriell verarbeitete Lebensmittel enthalten aus technischen oder geschmacklichen Gründen Zucker. Dabei ist zu beachten, dass sich die Deklaration »ohne Zucker« ausschließlich auf Saccharose bezieht. Ein derart deklariertes Lebensmittel kann also durchaus Glucosesirup, Maltose oder Fructose als sogenannte Zuckerstoffe enthalten.

Für den Fall einer Hypoglykämie sollen Diabetiker, die Insulin spritzen oder blutzuckersenkende Arzneimittel einnehmen, stets Glucose (Traubenzucker) bei sich führen. Stark zuckerhaltige Getränke wie Obstsäfte oder Cola sind in solch einem Notfall auch geeignet. Das Ziel bei Diabetes mellitus ist, mit der richtigen Ernährung eine optimale Blutzuckereinstellung zu erreichen und Blutzuckerspitzen sowie Hypoglykämien zu vermeiden.

Broteinheiten. Die Broteinheit (BE) ist eine Schätzgröße, die in der Ernährungsberatung für insulinpflichtige Diabetiker eingeführt wurden, um Kohlenhydrate aus unterschiedlichen Nahrungsmitteln entsprechend ihrer Blutzuckerwirksamkeit und der zur Behandlung notwenigen Insulinmenge vergleichen zu können. Die deutsche Diätverordnung definiert eine Broteinheit als die Menge eines Nahrungsmittels, die 12 g an verdaulichen und damit blutzuckerwirksamen Kohlenhydraten in unterschiedlicher Zucker- und Stärkeform enthält. Für die praktische Anwendung empfehlen sich Kohlenhydrataustauschtabellen, deren Angaben sich auf die verwertbaren und damit blutglucosewirksamen Kohlenhydrate beziehen. Die Portionen sind anhand von praktikablen Haushaltmaßen (Scheibe, Löffel, Stück) angegeben und müssen nicht erst abgewogen werden.

■ MERKE

1 Broteinheit (BE) entspricht 12 g Kohlenhydrate
1 Kohlenhydrateinheit (KHE) entspricht 10 g Kohlenhydrate

Früher wurde Menschen mit Diabetes meist ein starres »Broteinheiten-Gerüst« empfohlen. Die Betroffenen sollten Zucker weglassen und zu bestimmten Zeiten nur bestimmte Mengen an Kohlenhydraten zu sich nehmen, z. B.: morgens vier, vormittags zwei, mittags vier, zum Kaffee zwei und abends drei Broteinheiten. Für Menschen mit einer starren blutzuckersenkenden Therapie mit lang wirkenden Sulfonylharnstoff-Tabletten oder mit konventioneller Insulintherapie waren solche Empfehlungen (bis auf das Zuckerverbot) sehr wichtig, weil durch das regelmäßige Essen Unterzuckerungen vermieden werden konnten. Für Menschen, die keine blutzuckersenkenden Medikamente nehmen, sind solche »BE-Gerüste« jedoch unsinnig. Die Erfahrungen der letzten Jahre haben gezeigt, dass das BE-Gerüst vor allem den Nachteil hat, dass die empfohlenen BE-Mengen oft nicht ausreichten, um satt zu werden. Die Betroffenen aßen dann mehr Wurst und Käse, die nicht angerechnet werden mussten, und sie nahmen dadurch noch mehr an Gewicht zu. Darüber hinaus wurde oft noch festgelegt, aus welchen Nahrungsmittelgruppen die Kohlenhydrate stammen sollten. Solche Ernährungseinschränkungen waren für viele Betroffene nicht praktikabel, und sie gelten heute glücklicherweise als überholt. Für übergewichtige Menschen mit Diabetes Typ 2 ist eine Gewichtsreduktion durch Kalorieneinsparung bei den Fetten vorrangiges Ziel zur Verbesserung der Stoffwechsellage. Auch wer nur Metformin zur Blutzuckersenkung nimmt, braucht kein starres BE-Schema. Neue Tabletten (z. B. Glinide) erlauben es, die Kohlenhydratmengen der Mahlzeit zu variieren und die Tablettendosis danach festzulegen.

Zuckeraustauschstoffe. Zuckeraustauschstoffe wie Sorbit und Fruchtzucker (Fructose) müssen zwar von ihrem Kaloriengehalt her bei der Ernährungsberatung berücksichtigt werden. Sie können aber bei der Berechnung der Broteinheiten in kleinen Mengen (weniger als 30 g) wegen der geringen Blutzuckerwirksamkeit vernachlässigt werden. Zuckeraustauschstoffe werden jedoch in der Ernährungsberatung nur noch selten empfohlen.

Zuckeraustauschstoffe

Sorbit	(E 420)	Maltit	(E 965)
Mannit	(E 421)	Lactit	(E 966)
Isomalt	(E 953)	Xylit	(E 967)

Eiweiße. 10–20 % der Gesamtenergie können, wenn keine Anzeichen einer Nierenschädigung vorliegen, in Form von Eiweißen aufgenommen werden. Das ist die Menge, die auch von Nicht-Diabetikern verzehrt wird. Bei einer täglichen Energiezufuhr von 2000 kcal entsprechen 20 % der Energie etwa 95 g Eiweiß. Eine Eiweißaufnahme von mehr als 20 % Prozent der Tagesenergie erhöht das Risiko einer Nierenerkrankung, vor allem dann, wenn Bluthochdruck und schlechte Blutzuckereinstellung hinzukommen.

Fette. Die Gesamtfettzufuhr sollte bei Normalgewichtigen nicht mehr als 35 %, bei übergewichtigen Diabetikern nicht mehr als 30 % betragen. Dies entspricht bei einer täglichen Energiezufuhr von 2000 kcal etwa 70 g Fett. Neben der richtigen Menge kommt es beim Fett auf die Zusammensetzung an. **Ungesättigte,** speziell **trans-ungesättigte** Fettsäuren werden für den Körper als ungesund eingestuft (s. Kap. 3.1.2). Sie erhöhen den Cholesterolspiegel und fördern die Entstehung der Arteriosklerose. Deshalb sollte ihre Aufnahme zusammen unter 10 % der Gesamtenergiezufuhr liegen. Eine geringere Aufnahme unter 8 % der Gesamtenergie kann bei erhöhtem LDL-Cholesterol sinnvoll sein (s. Kap. 5.8.2).

Einfach und mehrfach ungesättigte Fettsäuren verringern hingegen das Risiko für Herz-Kreislauferkrankungen durch ihre günstigen Wirkungen auf Blutfette und Cholesterol. Sie können darüber hinaus die Wirkung des körpereigenen Insulins auf die Zellen verbessern. Zu den Ölen, die reich an **einfach ungesättigten** Fettsäuren sind, gehören Raps- und Olivenöl, Nüsse und Samen. Als günstige Fettlieferanten können sie 10–20 % der Gesamtenergie ausmachen, vorausgesetzt die Gesamtfettaufnahme beträgt nicht mehr als 35 % der Gesamtenergieaufnahme. **Mehrfach ungesättigte** Fettsäuren sollten weniger als 10 % der Gesamtenergie ausmachen. Dazu gehören Pflanzenöle wie Sonnenblumen-, Maiskeim- oder Distelöl. Angeraten werden kann auch der Verzehr von 2–3 Portionen Fisch pro Woche, wodurch eine angemessene Aufnahme von Omega-3-Fettsäuren sichergestellt wird. Mehr als 300 mg Cholesterol pro Tag sollten nicht überschritten werden, wenn das LDL-Cholesterol erhöht ist.

Alkohol. Wenn erwünscht, ist eine moderate Alkoholaufnahme (bis zu 10 g/Tag bei Frauen und bis zu 20 g/Tag bei Männern erlaubt. Zu bedenken ist seine blutzuckersenkende Wirkung, weshalb Alkohol bei medikamentöser Behandlung des Diabetes nur in Verbindung mit einer Mahlzeit getrunken werden sollte. Weitere Einschränkungen sind notwendig bei Übergewicht, Hypertonie, Fettstoffwechselstörungen und Schwangerschaft.

Vitamine, sekundäre Pflanzeninhaltsstoffe und Mineralstoffe. Nahrungsmittel, die reich an Antioxidanzien (Vitamin E, Vitamin C, Flavonoide, Carotinoide, Polyphenole) sind, spielen eine wichtige Rolle bei der Vorbeugung und Therapie diabetischer Folgeerkrankungen. Neben Antioxidanzien sollten Diabetiker vor allem auf eine gute Versorgung mit B-Vitaminen, Magnesium, Zink und Chrom achten. Die Salzaufnahme ist auf unter 6 g pro Tag zu begrenzen. Dieser Rat gilt besonders für diejenigen, die einen erhöhten Blutdruck haben. Weniger salzen, dafür mehr würzen, lautet hier der Ratschlag auch für Diabetiker.

Supplementierung. In den Ernährungsempfehlungen der DGE zur Behandlung und Prävention des Diabetes mellitus werden keine Empfehlungen zur Supplementierung gegeben.

Süßstoffe

Süßstoffe sind keine Kohlenhydrate, sie werden synthetisch hergestellt und führen nicht zur Insulinausschüttung (siehe Kasten).

Die in Tabelle 5.9 aufgeführten Süßstoffe sind in der EU zurzeit zugelassen:

Süßstoffe werden den Speisen nur in geringen Mengen in Form von Tabletten oder Lösungen zugesetzt. Sie werden in den heute verwendeten Dosierungen als gesundheitlich unbedenklich eingestuft.

Süßstoffe können zu erhöhter Energieaufnahme verführen, weil sie das Bedürfnis nach süßer Nahrung nicht vermindern. Besser wäre es, bewusst Süßigkeiten in der Nahrung zu reduzieren (□ s. Tab. 5.9).

□ **Tab. 5.9:** In der EU zugelassene Süßstoffe. DGE, 2008

E-Nr.	Süßstoff	Brennwert [kcal/g]	Süßkraft [als Vielfaches von Haushaltszucker]
E 950	Acesulfam K	0	ca. 200
E 951	Aspartam	4	ca. 200
E 952	Cyclamat	0	ca. 40
E 954	Saccharin	0	ca. 400
E 955	Sucralose	0	ca. 500–600
E 957	Thaumatin	4	ca. 2500
E 959	Neohesperidin DC	~0	ca. 600
E 962	Aspartam-Acesulfamsalz	~0	ca. 350

▶ **TIPPS FÜR DIE BERATUNG**

Süßkraft der Süßstoffe

Jeweils 1 Süßtablette (Süßwürfel) entspricht 1 Teelöffel Zucker (4,4 g)
Jeweils 8 Tropfen flüssiger Süßstoff entsprechen 1 Teelöffel Zucker (4,4 g)

Die Kennzeichnung der mit Süßstoff hergestellten Produkte ist EU-weit geregelt. Auf dem Etikett steht z. B. »mit Süßungsmittel« bzw. beim Einsatz einer Süßstoffkombination »mit Süßungsmitteln«. Enthält ein Produkt sowohl Süßstoff als auch Zucker, lautet die Aufschrift: »mit einer Zuckerart und Süßungsmittel« bzw. »Zuckerarten und Süßungsmitteln«. Die verwendeten Süßstoffe werden im Zutatenverzeichnis aufgelistet. Bei Tafelsüßen gibt bereits die Verkehrsbezeichnung den enthaltenen Süßstoff an, wie »Flüssigsüße auf der Basis von Saccharin«.

Menschen mit Phenylketonurie dürfen Aspartam nicht aufnehmen, da Aspartam die Aminosäure Phenylalanin enthält und diese konsequent zu meiden ist. Produkte und Tafelsüßen mit Aspartam tragen daher zusätzlich den Hinweis »enthält eine Phenylalaninquelle« oder »mit Phenylalanin«.

Folgeerkrankungen des Diabetes mellitus

Folgeerkrankungen der Diabetes mellitus äußern sich durch Schäden an den großen oder kleinen Gefäßen:

- Diabetische Makroangiopathie: Gefäßkrankheiten werden bei Typ-2-Diabetikern häufig noch durch Übergewicht, Hypertonie und Hyperlipoproteinämie gefördert. Das Herzinfarkt- und Schlaganfallrisiko ist dadurch um das 3- bis 4fache erhöht.
- Diabetische Mikroangiopathie: Sie äußert sich durch Schäden an der Niere und an der Netzhaut.

Erkrankungen am Auge. Katarakt: Ein Katarakt ist eine Trübung der Augenlinse durch Veränderungen der Proteinstruktur. Bei Diabetikern ist das Risiko erhöht.

Erkrankungen der Nerven. Diabetische Polyneuropathien: Man schätzt, dass etwa 50 % der Diabetiker von dieser Art der Nervenschädigungen betroffen sind. Hauptursache ist die gesteigerte Verzuckerung von Eiweißen als auch das vermehrte Auftreten freier Radikale, vor allem von Sauerstoffradikalen. Am häufigsten treten dabei sensorische Symptome wie Taubheitsgefühl und Wadenkrämpfe, Muskelschwäche sowie gastrointestinale Störungen auf. Die Nervenschädigungen können im schlimmsten Fall zu einem diabetischen Fuß führen. Das Absterben eines Zehs oder des ganzen Fußes ist bei Diabetikern um bis zu 30-mal höher als bei einem Stoffwechselgesunden (○ s. Abb. 5.8).

Diabetische Folgeschäden in Zahlen pro Jahr in Deutschland (Stand: 2007)

- 35 000 Herzinfarkte,
- 44 000 Schlaganfälle,
- 7 000 Erblindungen,
- 28 000 Fußamputationen.

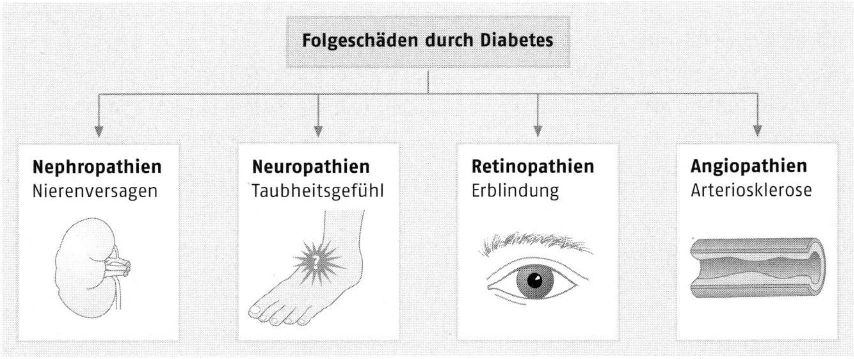

○ **Abb. 5.8:** Folgeschäden durch Diabetes

5.8.2 Fettstoffwechselstörungen

Einteilung und Ursachen

Die Hauptbestandteile des Blutfettes sind Cholesterol, Cholesterolester, Triglyceride und Phospholipide. Bei einer Erhöhung des Triglycerid- bzw. des Cholesterolspiegels spricht man von einer Hyperlipoproteinämie. Ein erhöhter Cholesterolspiegel wird als Risikofaktor für Arteriosklerose, Herzinfarkt und Durchblutungsstörungen angesehen. Auch die Triglyceride stehen im Verdacht, an dieser Erkrankung und ihren Folgen beteiligt zu sein. Die anderen im Blut vorkommenden Bestandteile besitzen keine krankheitsverursachende Bedeutung.

Hyperlipoproteinämien werden unterschieden in primäre und sekundäre Hyperlipoproteinämien.

Primäre Hyperlipoproteinämien: Der Erkrankung liegt eine vererbte Stoffwechselerkrankung zugrunde. Sie äußert sich in einem erhöhten Blutcholesterolspiegel (Hypercholesterolämie).

Sekundäre Hyperlipoproteinämien: Diese Form tritt auf als Folge verschiedener Erkrankungen (z. B. Übergewicht, Diabetes mellitus und chronischem Alkoholkonsum) oder der Einnahme bestimmter Medikamente (z. B. Retinoide, orale Kontrazeptiva) und zeigt sich in einer Erhöhung des Blutfettspiegels (Hypertriglyceridämie). Mit der erfolgreichen Behandlung der Grundkrankheit oder der Beseitigung negativer Einflüsse bilden sich sekundäre Hyperlipoproteinämien meist zurück.

Die meisten Hyperlipoproteinämien sind jedoch eine Kombination aus genetischen Ursachen und Überernährung in Verbindung mit Bewegungsmangel. Bei dieser kombinierten Form der Hyperlipoproteinämie sind die Triglyceride und das Cholesterol erhöht. Für eine Behandlung ist es deshalb wichtig, die jeweilig vorliegende Form durch eine Bestimmung der Blutfette zu diagnostizieren. Zum besseren Verständnis werden im Folgenden die Transportvorgänge der Nahrungsfette im Blut erläutert.

Transport der Nahrungsfette im Blut. Die mit der Nahrung aufgenommenen Fette sind nach ihrer Verdauung und Resorption im Blut nicht löslich. Deshalb müssen die verschiedenen Hauptbestandteile des Blutfettes (Cholesterol, Cholesterolester, Triglyceride und Phospholipide) in eine transportfähige Form überführt werden. Das übernehmen **Lipoproteine,** spezielle Eiweiße, die sich aus den genannten Fettbestandteilen und bestimmten Eiweißen zusammensetzen. Diese umlagern die Fette mit einer polaren Außenschicht und bringen sie so in Lösung (s. Kap. 3.1.2). Durch das qualitativ unterschiedliche Vorhandensein von Lipoproteinen im Blut können Rückschlüsse auf die Art der Hyperlipoproteinämie gezogen werden: Es besteht dann entweder eine Hypercholesterolämie, eine Hypertriglyceridämie oder eine Kombination aus beiden.

Einteilung der Lipoproteine. Lipoproteine können aufgrund ihrer unterschiedlichen physikalischen und chemischen Eigenschaften folgendermaßen eingeteilt werden:

- **Chylomikronen** sind große Lipoproteine. Sie entstehen bei der Fettresorption in der Darmwand, gelangen auf dem Lymphweg ins Blut und dienen dem Transport der mit der Nahrung aufgenommenen Fette (Triglyceride). Auf dem Weg zur Leber werden die Chylomikronen bereits durch Enzyme angegriffen und besitzen dadurch nur eine kurze Halbwertszeit. Die Triglyceride werden gespalten und die freien Fettsäuren zum Zweck der Energiegewinnung bzw. -speicherung den Körperzellen zugeführt.
- **VLDL** (**v**ery **l**ow **d**ensity **l**ipoproteins) besitzen eine sehr geringe Dichte. Ihre Synthese findet in der Leber statt. Sie transportieren die in der Leber gebildeten Triglyceride zum Fettgewebe und anderen Organen. Bei einem hohen VLDL-Wert kommt es zu einer **Hypertriglyceridämie.**
- **LDL** (**l**ow **d**ensity **l**ipoproteins) haben eine geringe Dichte. Sie entstehen beim Abbau von VLDL und enthalten Cholesterol, dessen Transport sie von der Leber zur Zelle übernehmen. Ein hoher LDL-Wert bedeutet das Vorliegen einer **Hypercholesterolämie.**
- **HDL** (**h**igh **d**ensity **l**ipoproteins) weisen eine hohe Dichte auf. Sie können überschüssiges Cholesterol von den Zellen zur Leber transportieren. Von dort aus kann Cholesterol über den Leber-Gallengang zum Darm transportiert und ausgeschieden werden. Hohe HDL-Werte scheinen, vor allem wenn sie im Verhältnis zu niedrigen LDL-Werten stehen, das Arterioskleroserisiko deutlich zu vermindern.

Symptome

Fettstoffwechselstörungen verlaufen oft lange Zeit symptomlos und werden meist zufällig bei einer Blutuntersuchung entdeckt. Jahrelang überhöhte Konzentrationen an Blutfetten können einen arteriosklerotischen Prozess in Gang setzen, bei dem die Innenwände der Blutgefäße durch Ablagerungen von Eiweißen, Fetten und Mineralstoffen geschädigt werden. Dabei geht ihre Elastizität verloren und der Blutdruck steigt. Gefürchtete Folgen sind der vollständige Verschluss eines Gefäßes z. B. beim Herzinfarkt oder Schlaganfall.

Bestimmung der Blutfettwerte. Es gibt keine für alle Menschen gültigen Normwerte. Vielmehr ist die individuelle Situation der Patienten wie Alter, Geschlecht und Gesundheitszustand in die Bewertung des Risikos mit einzubeziehen. Das Risiko erhöht sich durch das Vorliegen von Übergewicht, Adipositas, Diabetes mellitus und Hypertonie. Die Bestimmung der Blutfette umfasst nach zwölfstündiger Nahrungskarenz die Messung des Gesamtcholesterols, des HDL- und LDL-Cholesterols sowie der Triglyceridkonzentration. Die Grenzwerte sind in Tabelle 5.10 dargestellt. Unter Berücksich-

☐ **Tab. 5.10:** Kommentierungen von Blutfettwerten. Nach DGFF, 2001

Parameter	Wert mg/dl (mmol/l)	Kommentar
Gesamtcholesterin	< 200 (< 5,16)	Wünschenswert
	200–239 (5,16–6,16)	Grenzwertig erhöht
	≥ 240 (≥ 6,19)	Hoch
LDL-Cholesterin	< 100 (< 2,58)	Bei KHK und/oder Diabetes mellitus
	< 130 (< 3,35)	Bei zwei oder mehr Risikofaktoren
	< 160 (< 4,13)	0–1 Risikofaktor
HDL-Cholesterin	< 40 (< 1,03)	Niedrig
	≥ 40 (≥ 1,55)	Normal
Triglyceride	< 150 (< 1,69)	Normal
	150–199 (1,69–2,25)	Grenzwertig erhöht
	≥ 200 (≥ 2,26)	Hoch

Zu den Risikofaktoren zählen:

- Alter (Männer älter als 45 Jahre; Frauen älter als 55 Jahre oder vorzeitige Menopause),
- HDL-Cholesterin < 40 mg/dl (1,03 mmol/l),
- Rauchen,
- Hypertonie (= 140/90 mmHg oder antihypertensive Behandlung),
- positive Familienanamnese für koronare Herzkrankheit (Manifestation bei Männern vor dem 60., bei Frauen vor dem 70. Lebensjahr).

tigung aller Risikofaktoren des Patienten gilt grundsätzlich, dass der LDL-/HDL-Quotient bei Erwachsenen den Wert von 3,5 nicht überschreiten sollte.

Ernährungsempfehlung

Jede Behandlung einer Fettstoffwechselstörung geht mit einer Umstellung der Ernährung einher. Sie hat das Ziel, den Stoffwechsel des Patienten zu entlasten. Mit der richtigen Auswahl von Lebensmitteln, der Reduktion des Übergewichts sowie dem weitgehenden bzw. vollständigen Verzicht auf Alkohol, wird der Triglycerid- und Cholesterolspiegel gesenkt. Durch die Aufgabe des Rauchens und der Steigerung der körperlichen Aktivität werden zusätzlich das Ausmaß und die Risiken von Fettstoffwechselstörungen reduziert.

Die Umstellung der Ernährung richtet sich nach der Art der Fettstoffwechselstörung. Alle Ernährungsempfehlungen enthalten jedoch folgende Gemeinsamkeiten:

- Normalisierung des Körpergewichts. Bei einem BMI von > 25 sollten pro Woche 0,5–1 kg Körpergewicht abgebaut werden (s. Kap. 5.2).

- Verminderung der Gesamtfettzufuhr auf 25–30 % der täglichen Energiezufuhr. Davon sind maximal jeweils ein Drittel gesättigte und mehrfach ungesättigte Fettsäuren und mindestens ein Drittel einfach ungesättigte Fettsäuren aufzunehmen. Dies bedeutet eine geringere Zufuhr von gesättigten Fettsäuren, die vermehrt in Lebensmitteln von tierischer Herkunft vorkommen und den Cholesterolspiegel erhöhen. Durch eine höhere Zufuhr von einfach ungesättigten Fettsäuren (z. B. Oliven- und Rapsöl) und mehrfach ungesättigten Fettsäuren (z. B. Sonnenblumenöl, Maiskeimöl, Sojaöl, Distelöl) und daraus hergestellten Streich- und Kochfette wird ein positiver Effekt auf die Blutfettwerte erzielt. Verzicht auf chemisch gehärtete Fette (s. Kap. 3.1.2).
- Erhöhung der Ballaststoffzufuhr auf mehr als 30 g/Tag. Bevorzugt sind Vollkornbrot und Vollkornprodukte, Kartoffeln, Gemüse und Obst zu verzehren. Regelmäßig Hafervollkornerzeugnisse, Hülsenfrüchte und pektinreiche Obstsorten essen. Ballaststoffe senken das Gesamt- und LDL-Cholesterol (s. Kap. 3.2.4).
- Kaffee nur gefiltert trinken. Die lipidlösliche Fraktion des Kaffees enthält Diterpene, die die Konzentration des Gesamtcholesterols und der Triglyceride steigern. Kaffeefilter halten diese Fraktion bis zu 80 Prozent zurück. Auch schwarzer Tee ist eine Alternative zu Kaffee.

5

Ernährung bei Hypercholesterolämie

Verminderung der Cholesterolzufuhr auf weniger als 300 mg/Tag. Cholesterol ist Bestandteil aller tierischen Fette und erhöht das LDL-Cholesterol. Viel Cholesterol enthalten Eier, speziell das Eigelb, Innereien, Krusten- und Schalentiere sowie die versteckten Cholesterollieferanten wie Eiernudeln, Mayonnaise, fette Soßen und Eierspeisen.

Ernährung bei Hypertriglyceridämie

Meiden von Zucker, Süßigkeiten, Honig und Zuckeraustauschstoffen (Fructose, Sorbit, Xylit). Sie führen zu einem Anstieg der Triglyceride im Blutserum.

Mindestens zwei Seefischmahlzeiten pro Woche. Besonders Makrele, Hering und Lachs sind günstig, da sie reichlich Omega-3-Fettsäuren enthalten. Diese können in relativ hoher Dosierung Triglyceride und Cholesterol senken (s. Kap. 3.1.2).

Verzicht auf Alkohol, da Alkohol einen Anstieg der Serumtriglyceride bewirkt.

Bei **kombinierten Formen der Hyperlipoproteinämien** kann das Muster der Lipiderhöhung sehr unterschiedlich sein und sich auch ändern. Demzufolge richtet sich die Ernährung nach den Regeln der Hypercholesterolämie und/oder der Hypertriglyceridämie. Erst wenn eine Ernährungsumstellung (begleitet von einer Veränderung der Lebensweise mit mehr Bewegung) und die Behandlung einer Grunderkrankung (bei sekundärer Hyperlipoproteinämie) nach 3–6 Monaten keinen ausreichenden Erfolg gebracht haben und/oder weitere Risikofaktoren vorliegen, ist eine medikamentöse Therapie notwendig.

5.8.3 Hyperurikämie und Gicht

Ursache

Bei Gicht handelt es sich um eine Störung des Purinstoffwechels, bei der es infolge hoher Harnsäurekonzentrationen im Blut zu Ablagerungen von Harnsäure-Kristallen in Gelenken und Geweben kommt. Beträgt der Anteil der Harnsäure im Blut mehr als 6,5 mg/dl, so spricht man von einer Hyperurikämie. In den meisten Fällen ist die Anlage für diese Stoffwechselkrankheit erblich bedingt. Die Nieren scheiden die im Körper gebildete Harnsäure nicht in ausreichender Menge aus und/oder bilden sie vermehrt im Körper, sodass ihre Konzentration im Blut ansteigt. Neben der erblichen Komponente spielt die Lebensweise eine wichtige Rolle: Alkoholabusus, Fehlernährung, wenig Bewegung und Stress erhöhen den Blutharnsäurespiegel. Betroffen sind vor allem Männer im mittleren bis höheren Lebensalter.

Harnsäure entsteht durch endogene Synthese und exogene Zufuhr über die Nahrung.

Endogene Synthese. Harnsäure stellt im menschlichen Organismus das Endprodukt des Purinstoffwechsels dar. Purine sind Bausteine der in allen Zellen und Zellkernen vorkommenden Nucleinsäuren. Gehen Körperzellen zugrunde, dann werden aus den Nucleinsäuren Purine freigesetzt, die im Körper zu Harnsäure abgebaut werden, im Blut erscheinen und hauptsächlich über die Nieren ausgeschieden werden.

Exogene Zufuhr aus Nahrungspurinen. Jede Nahrung, die Zellen und Zellkerne enthält, führt Purine zu. Die Nahrungspurine werden nach ihrer Aufnahme in die Blutbahn entweder zum Aufbau körpereigener Nucleinsäuren benutzt oder zu Harnsäure angebaut. Normalerweise wird die Harnsäure über die Nieren mit dem Urin ausgeschieden. Diejenigen, bei denen eine genetische Veranlagung für die Gicht besteht, haben zu 99 % aller Fälle eine zu schwache Ausscheidungsrate für Harnsäure (○ s. Abb. 5.9).

In Zeiten der Not ist die Hyperurikämie selten. Hingegen besteht ein Zusammenhang mit der Wohlstandsernährung mit reichlich Fleisch- und Alkoholkonsum. Viele Gichtkranke sind infolge jahrelanger Fehl- und/oder Überernährung übergewichtig, haben einen zu hohen Blutdruck, eine Fettleber und/oder Diabetes mellitus (Typ 2).

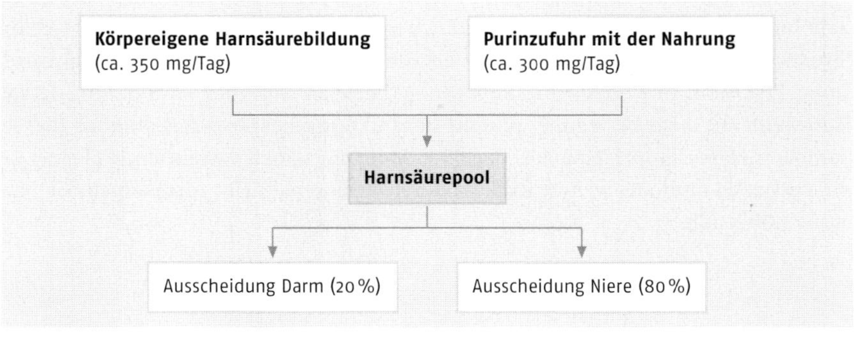

○ **Abb. 5.9:** Harnsäurepool

Symptome

Als Grenzwert für eine Hyperurikämie gilt eine Serumharnkonzentration von über 6,5 mg/dl. Wird dieser Wert überschritten, kann Harnsäure in bestimmten Gelenken – bevorzugt ist das Zehengrundgelenk – ausfallen. Dieser Vorgang ist äußerst schmerzhaft und wird als akuter Gichtanfall bezeichnet. Das befallene Gelenk rötet sich und schwillt an. Wenn es in mehreren Gelenken zu Harnsäureausscheidungen kommt, und Knorpel- und Knochenzerstörungen mit schweren Gelenkdeformationen auftreten, spricht man von chronischer Gicht. Durchbrüche von Uratablagerungen nach außen werden als »Gichtgeschwüre« bezeichnet, Ablagerungen von Uraten in der Niere führen zur »Gichtniere« bzw. zu Uratsteinen.

Ernährungsempfehlung

Mit einer Ernährungstherapie soll erreicht werden, dass alkalischer Harn ausgeschieden, und die Bildung von Uratsteinen und Harnsäureablagerungen vermieden wird.

Die Harnsäurewerte sinken, sobald die Ernährung weniger Purine enthält. In speziellen Lebensmitteltabellen kann man purinarme Lebensmittel finden. Eine Auswahl davon befindet sich in Tabelle 5.11.

5

Folgendes gilt es bei der Ernährung bei Gicht zu beachten:

- Mit reichlich Flüssigkeitszufuhr von mehr als 2,5 Litern täglich lässt sich die Löslichkeit von Uraten erhöhen. Tee und Kaffee sind erlaubt, weil die darin enthaltenen Methylxanthine Coffein und Theophyllin keine Harnsäurebildner sind. Auch lithium-, kalium- und magnesiumhaltige Mineralwässer wirken der Bildung von Uratsteinen entgegen.
- Verzicht auf besonders purinreiche Nahrungsmittel wie Innereien, Sardinen, Heringe, Fleischextrakte und Bier.
- Einschränkung purinreicher Nahrungsmittel wie Fleisch, Wurst, Geflügel, Fisch und Hülsenfrüchte.
- Bevorzugung purinarmer Lebensmittel wie Milch, Milchprodukte, Eier, Kartoffeln, Gemüse und Vollkornprodukte (s. Kap. 4.2.2).
- Verzicht auf Alkohol. Alkohol kann einen Gichtanfall auslösen.
- Insgesamt energiearme Kost und Reduktion von Übergewicht (bei etwa 50 % der Gichtkranken).

Bei einem ständig überhöhten Harnsäurespiegel (chronische Form der Gicht) ist eine dauerhafte Senkung des Harnsäurebestands des Körpers notwendig. Dazu muss ein Harnsäurespiegel angestrebt werden, der unter 5,0–5,5 mg/dl liegt. Trotz der Möglichkeit der medikamentösen Beeinflussung hoher Serumharnsäurewerte (bei mehr als 9,0 mg/dl) ist eine purinarme Diät immer die Grundlage aller therapeutischen Bemühungen (□ s. Tab. 5.11).

Tab. 5.11: Puringehalt in einigen Nahrungsmitteln

Menge	Lebensmittel	Harnsäure in mg
Gruppe 1: Purinarm		
	Trinkmilch, Buttermilch, Dickmilch, Joghurt	0
30 g	Emmentaler	3
60 g	Ei	5
50 g	Weizenbrötchen	20
150 g	Apfel	23
300 g	Grapefruit	30
250 g	Kartoffeln, gekocht	38
150 g	Reis, poliert und gekocht	38
Gruppe 2: Mittlere Purinmenge		
200 g	Weißkohl	40
200 g	Spargel	50
200 g	Lauch	80
200 g	Spinat	100
100 g	Scholle	130
100 g	Fleisch (Huhn, Rind, Schwein, Kalb; Rohgewicht)	140–170
Gruppe 3: Purinreich		
100 g	Makrele, geräuchert	170
100 g	Innereien (Leber, Niere, Darm)	250–360
100 g	Ölsardinen	350
100 g	Sprotten	500
100 g	Kalbsbries	900

5.8.4 Mukoviszidose

Ursache

Die Mukoviszidose, auch Cystische Fibrose genannt, ist eine der häufigsten zum Tode führenden Erbkrankheiten in Europa. Die Erkrankung tritt bei jedem zweitausendsten Neugeborenen auf, wobei die Lebenserwartung dank besserer Diagnose- und Therapieverfahren heute etwa 40 Jahre beträgt. Noch in den 60er Jahren verstarben die meisten Patienten bereits im Vorschulalter. Der Krankheit liegt eine Störung des Stoffwechsels zu Grunde. Dies bewirkt, dass der Transport von Salz, insbesondere der Chloridionen, durch die Zellmembran hindurch gestört ist. Infolgedessen werden verschiedene Körpersekrete verstärkt gebildet, verändern sich in ihrer Zusammensetzung und dicken ein. Hauptsächlich sind die Bronchien betroffen. Der zähe Schleim lässt sich nur schwer abhusten, verstopft die Atemwege und führt zu Atemnot und ständig wiederkehrenden Lungenentzündungen. Auch die Bauchspeicheldrüse kann betroffen sein und zähflüssige Verdauungssäfte beeinträchtigen deren Funktion. Die Patienten leiden unter Appetitlosigkeit und Mangelernährung mit Gewichtsverlust, weil ein Großteil der aufgenommenen Nährstoffe nicht resorbiert werden kann und damit dem Körper verloren geht.

Ernährungsempfehlung

Zurzeit gibt es noch keine kausale, also die Krankheit selbst bekämpfende Therapie. So lassen sich nur bestimmte Symptome verbessern, mildern oder sogar zum Verschwinden bringen. Neben Physiotherapie, bei der die Patienten lernen, mit Hilfe spezieller Atemtechniken ihre Lungen selbst vom Schleim zu reinigen und der medikamentösen Behandlung, spielt eine an das individuelle Krankheitsbild angepasste Ernährung eine wichtige Rolle in der Behandlung der Erkrankung. Mukoviszidose-Patienten haben einen etwa um 30 Prozent erhöhten Energiebedarf als Gesunde. Dies erklärt sich aus der vermehrten Atemarbeit, den Entzündungen und häufigen Infekten. Den Patienten sollte man deshalb eine vitaminreiche, hochkalorische, fettreiche Kost empfehlen, wobei der Fettanteil einen hohen Anteil an mehrfach ungesättigten Fettsäuren aufweisen soll. Dies kann man umsetzen, indem pflanzliche Fette wie Maiskeim- und Sojaöl, Distelöl, ungehärtete Pflanzenmargarine und Nüsse in den Speiseplan bzw. zur Nahrungszubereitung integriert werden. Wegen der Fettverdauungsstörung müssen die fettlöslichen Vitamine A, D und E substituiert werden. Dabei spielt Vitamin E eine besondere Rolle, denn es schützt das Lungengewebe vor oxidativen Schäden. Deshalb sollte in der Apotheke auch ein hochdosiertes Vitamin-E-Präparat empfohlen werden mit fünf bis 15 mg pro kg Körpergewicht. Bei einer ausgewogenen Mischkost müssen Mineralstoffe und Spurenelemente nicht ersetzt werden. Das oberste Ziel der Ernährungstherapie bei Mukoviszidose ist, rechtzeitig einer Mangelernährung vorzubeugen, um so den weiteren Krankheitsverlauf günstig zu beeinflussen.

5.9 Osteoporose

Ursache

Vom Witwenbuckel sprach man früher, wenn der Rücken alter Frauen immer krummer wurde. Heute weiß man, dass nicht die Last der Jahre, sondern eine Strukturschwäche im Skelettinneren, die auf einer Verminderung der Knochenmasse beruht, die Ursache der Osteoporose ist (○ s. Abb. 5.10). Der Name Osteoporose leitet sich von den griechischen Begriffen »osteos« für Knochen und »poros« für Loch ab. Von den

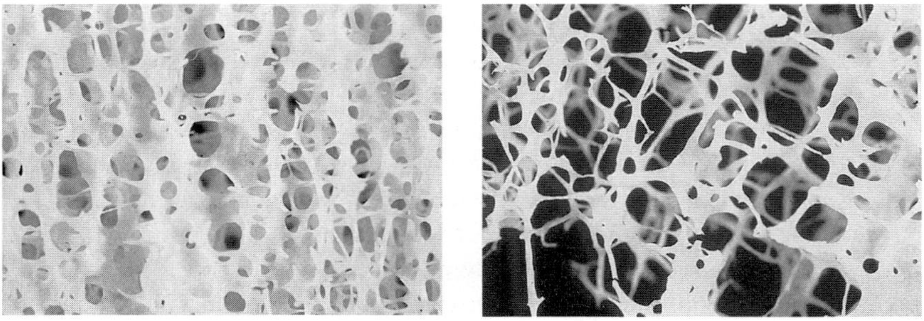

○ **Abb. 5.10:** Mikroskopischer Vergleich eines gesunden mit einem osteoporotischen Wirbelkörper. Aventis Pharma GmbH

6–7 Millionen Osteoporose-Fällen in Deutschland treten 80 % bei Frauen auf. Der Rückgang der Estrogenproduktion in den Eierstöcken beeinflusst den Calcium- bzw. Knochenstoffwechsel negativ. Dadurch verändert sich die Knochengewebsstruktur und in der Folge verlieren die Knochen an Dichte. Wenn Röntgenbilder auf eine Knochenarmut hinweisen, sind schon etwa 30–35 % seines Mineralgehaltes verloren, die Krankheit ist dann schon relativ weit fortgeschritten.

Als Ursache der Osteoporose werden zwei Hauptgründe genannt: ungenügende Calciumzufuhr oder eine Knochen-Stoffwechselstörung in der Jugend, bei der die Knochenmasse unzureichend aufgebaut wird. Die Knochen können dann schon relativ früh instabil werden und brechen unter Umständen leichter. Eine weitere Ursache ist der Knochenabbau, der im späteren Lebensalter den Knochenaufbau überwiegt. Während beim Mann die Knochendichte mit dem Alter nur gering abnimmt, ist deren Abnahme bei Frauen oft erheblich stärker. Bei diesen Frauen können deutlich schneller und häufiger Knochen brechen als bei den anderen.

Wahrscheinlich ist neben nicht beeinflussbaren Risikofaktoren, wie der genetischen Disposition, bei Frauen der verringerte Estrogenspiegel nach der Menopause entscheidend. Zusätzliche Faktoren sind Vitamin-D-Mangel und eine zu niedrige Knochenbelastung durch Bewegungsarmut.

Neben dieser so genannten primären Osteoporose gibt es die sekundäre Form. Zum Beispiel schädigt eine Langzeitbehandlung mit Glucocorticoiden bei Gelenkrheumatismus die Knochen, oder Patienten mit schweren Leber- und Nierenschäden können aktives Vitamin D nicht bilden. Calcium benötigt aber die Unterstützung von aktivem Vitamin D für die Mineralisation des Knochens. Bewegungsmangel, Unterernährung, verminderte Vitamin-D-Bildung in der Haut und erhöhte Phosphataufnahme verstärken das Risiko. Als zusätzlicher Faktor begünstigt auch ein erhöhter Alkoholkonsum und Rauchen die Entstehung einer Osteoporose.

Symptome

Spezifische Symptome für eine Osteoporose gibt es nicht. Diffuse Rückenschmerzen, die nach dem morgendlichen Aufstehen beginnen und sich während des Tages verstärken, werden von Betroffenen beschrieben. Zu einem plötzlichen und heftigen Schmerz kommt es, wenn einzelne Wirbelkörper der Wirbelsäule einbrechen. Dieser Schmerz ist mitunter erst der Grund für einen Arztbesuch.

Prinzipien der Prävention und Therapie der Osteoporose

Die beste Knochenversicherung ist der Aufbau einer möglichst hohen maximalen Knochenmasse (Peak-Bone-Mass) in der Kindheit und Jugend, da die Hauptmasse des Knochens bis zum 30. Lebensjahr gebildet wird (○ s. Abb. 3.3, Kap. 3.2.1).

Ziel jeder Behandlung ist die Zunahme der Knochenmasse. Die Therapie der Osteoporose orientiert sich am Alter und Geschlecht, dem Stadium und der Ursache der Erkrankung sowie dem Knochenumsatz des Betroffenen.

Als wirksamste Maßnahmen zur Prävention der Osteoporose gelten körperliche Aktivität, mäßige Sonnenlichteinwirkung zur Bildung von Vitamin D und eine calciumreiche Ernährung. Wenn das Calciumangebot in der Nahrung nicht ausreicht, beleiht der Organismus sein Knochendepot (s. Kap. 3.2.1, Mengenelement Calcium).

Die Calciumversorgung von Jugendlichen in Deutschland ist alarmierend schlecht: Nach Untersuchungen der DGE sind mindestens 70 % der Kinder zum Zeitpunkt ihrer Einschulung fehlernährt. Nur etwa 580 mg des Minerals stehen täglich durch die Kost auf dem Speiseplan. Empfohlen wird jedoch für Heranwachsende eine Menge von 1000–1200 mg (s. Kap. 3.2.1).

Ernährungsempfehlung

Mindestens 1000 mg Calcium und 800–1000 I.E. Vitamin D sollen Frauen nach der Menopause und ältere Menschen täglich zuführen. Geeignet sind vor allem Milch- und Milchprodukte (□ s. Tab. 5.12). Bei einer Abneigung gegenüber Milch und Milchprodukten können Calciumpräparate eingenommen werden oder alternativ calciumreiche Mineralwässer getrunken werden (z. B. Bad Mergentheimer Albrechtsquelle). Schwieriger, als das Calcium-Soll zu erfüllen, ist es, ausreichend Vitamin D aufzunehmen. Das Vorkommen von Vitamin D ist in Lebensmitteln begrenzt. Reichlich kommt es nur in Lebertran vor, in geringeren Mengen in Seefisch, Butter und Margarine. Der ältere Mensch bewegt sich zudem häufig nicht ausreichend an der frischen Luft und kann deshalb nur wenig Vitamin D in der Haut bilden. Deshalb wird bei älteren Menschen auch eine generelle Vitamin-D-Substitution, am besten in Kombination mit Calcium empfohlen.

Wenn man bedenkt, dass jede dritte Frau jenseits des sechzigsten Lebensjahres an Osteoporose erkrankt, ist die Erkennung und Therapie der Osteoporose außerordentlich wichtig und vermeidet oft einschneidende medizinische, soziale und ökonomische Folgen.

□ **Tab. 5.12:** Calciumlieferanten

Milch/Milchprodukt	Calciumgehalt pro 100 g	Calciumgehalt, ca./Portion
Vollmilch (3,5 %)	120 mg	1 Glas à 250 g: 300 mg
Fettarme Milch (1,5 %)	118 mg	1 Glas à 250 g: 300 mg
Buttermilch	110 mg	1/2 Becher à 250 g: 275 mg
Fruchtjoghurt (fettarm)	114 mg	1 Becher à 125 g: 140 mg
Speisequark (20 % Fett i. Tr.)	90 mg	1 Löffel à 30 g: 30 mg
Frischkäse (50 % Fett i. Tr.)	100 mg	1 Port. à 30 g: 33 mg
Camembert (40 % Fett i. Tr.)	570 mg	1 Port. à 30 g: 170 mg
Butterkäse (50 % Fett i. Tr.)	700 mg	1 Scheibe à 30 g: 210 mg
Emmentaler (45 % Fett i. Tr.)	1020 mg	1 Scheibe à 30 g: 310 mg

▶ **TIPPS FÜR DIE BERATUNG**

Ernährung bei Osteoporose

- Grundlage ist eine ausgewogene, basenreiche Mischkost mit viel frischem Obst, Gemüse und Vollkornprodukten.
- Bereits in der Kindheit auf eine adäquate Calciumzufuhr durch Milchprodukte achten. So genannte »Calciumräuber« (z. B. Cola) meiden.
- Werden Milchprodukte nicht vertragen (z. B. durch eine Lactoseintoleranz oder Kuhmilchallergie) müssen Calciumpräparate mit Vitamin D ergänzt werden.
- Sojaprodukte enthalten neben hochwertigem pflanzlichen Eiweiß so genannte Phytoestrogene, die einen ähnlich günstigen Einfluss auf den Erhalt der Knochenmasse haben wie natürliche Estrogene.
- Ein bis zwei Mal Seefisch pro Woche ist eine wertvolle Eiweiß- und Nährstoffquelle.
- Hoher Alkoholkonsum hemmt den Knochenaufbau und steigert die Ausscheidung von knochenwirksamen Nährstoffen wie Calcium.
- Untergewicht (z. B. durch Ess-Störungen und übertriebenes Schlankheitsbewusstsein) vermeiden, weil dann knochenabbauende Vorgänge verstärkt werden.

5.10 Hypertonie

Ursache

80–90 % der Hypertoniker leiden an einer essenziellen (primären) Form der Hypertonie, deren Ursachen noch weitgehend ungeklärt sind. Bei 10–20 % der Betroffenen liegt eine andere Erkrankung zugrunde (z. B. Nierenschädigung, Arteriosklerose). Diese Form wird als sekundäre Hypertonie bezeichnet. Begünstigt wird hoher Blutdruck durch eine genetische Disposition und Übergewicht. Andere ungünstige äußere Einflüsse sind eine zu hohe Zufuhr an Natrium (durch Kochsalz), Alkohol und Nahrungsenergie sowie eine zu geringe Aufnahme von Kalium, Calcium, Magnesium und Omega-3-Fettsäuren. Auch mangelnde körperliche Bewegung und das Unvermögen, mit Stress umzugehen, verstärken das Risiko. Eine meist unbeachtete Ursache von Hypertonie können auch Nebenwirkungen von Medikamenten sein.

Symptome

Erhöhter Blutdruck verursacht in den meisten Fällen keine Beschwerden. Kopfschmerzen, Herzklopfen und allgemeines Unwohlsein treten nur dann auf, wenn der Blutdruck extrem erhöht ist. Beim routinemäßigen Messen werden hohe Blutdruckwerte meist zufällig festgestellt.

Von einem Bluthochdruck (Hypertonie) spricht man, wenn ein systolischer Wert von mehr als 140 mmHg und ein diastolischer Wert von mehr als 90 mmHg auftreten. Hohe Werte sind ein Risiko für die Entstehung von Herz-Kreislauf-Krankheiten und deren Folgen wie Herzinfarkt, Schlaganfall oder Niereninsuffizienz.

Ernährungsempfehlung

Liegt Übergewicht vor, steht dessen Normalisierung an erster Stelle der Therapie. Allgemein zu empfehlen ist eine ballaststoffreiche und kaliumreiche Kost. Diese Empfehlung wird am besten durch eine vollwertige vegetarische Ernährung bzw. durch das Umsetzen der 10 Regeln der DGE zur gesunden Ernährung erfüllt (s. Kap. 4.1 und 4.2.2).

Inwieweit Kochsalz den Blutdruck in die Höhe treibt oder nicht, ist schon länger Diskussionsgegenstand. Unter den Bedingungen in Deutschland ist für den Erwachsenen eine Speisesalzzufuhr von 6 g/Tag ausreichend. Bei einer ausgewogenen Ernährung (s. Kap. 4.1 und 4.2) liegt die Kochsalzaufnahme im Normbereich. Größere Mengen werden von Personen aufgenommen, die sich mit vielen Fastfood-Produkten ernähren und reichlich Wurst und Backwaren verzehren. In einer Ernährungsberatung sollte bei diesem Personenkreis generell über Alternativen nachgedacht werden.

Abhängig von der genetischen Veranlagung gibt es Menschen, die auf größere Salzmengen mit einer Hypertonie reagieren; sie besitzen eine so genannte »Salzsensitivität«. Bei diesen Personen sinkt der Blutdruck im wünschenswerten Maße, wenn man die Kochsalzzufuhr einschränkt. Bei »Blutdruck-Gesunden« und insbesondere jüngeren Menschen sinkt der Blutdruck selbst bei einer strikten Kochsalzreduktion nur sehr geringfügig bis gar nicht. Trotzdem sollte man zu Beginn einer Hypertonie-Therapie eine Reduktion der Kochsalzzufuhr empfehlen (max. 5 g/Tag), um eine eventuelle Salzempfindlichkeit herauszufinden. Wenn aber hohe Blutdruckwerte trotzdem weiterbestehen, muss eine medikamentöse Therapie eingeleitet werden.

Wiederholungefragen

1. Ein Kunde wiegt bei einer Körpergröße von 170 cm 85 kg. Überprüfen Sie mit Hilfe des BMI, ob bei ihm Übergewicht vorliegt. Welche Empfehlungen würden Sie geben?
2. Welche Gewichtsabnahme sollte bei einer Reduktionsdiät in einer Woche angestrebt werden?
3. Warum nehmen Übergewichtige, die durch »Blitzdiäten« schnell abgenommen haben, nach Beendigung der Diät wieder an Gewicht zu?
4. Untergewichtige sind zwar mager, haben aber nicht unbedingt eine Magersucht. Definieren Sie die Magersucht und stellen Sie Unterschiede zum Untergewicht dar.
5. Welche Wahrnehmungen und Vorstellungen veranlassen Magersüchtige zu ihrem Verhalten?
6. Charakterisieren Sie das Krankheitsbild der Bulimie. Nennen Sie körperliche Symptome dieser Krankheit.
7. Welche prinzipiellen Empfehlungen zur Ernährung können Magenkranken in Abhängigkeit von der Ursache gegeben werden?
8. Überlegen Sie, welche Ernährungsmaßnahmen geeignet sind, einer Obstipation vorzubeugen, bzw. diese zu beseitigen? Welche Produkte aus der Apotheke können dies unterstützen?

9. Auf dem Etikett eines diätetischen Lebensmittels lesen Sie den Hinweis »glutenfrei«. Was bedeutet dies für die Beratung?
10. Welche wichtige Empfehlung ist Leberkranken prinzipiell zu geben?
11. Wodurch kann die Bildung von Gallensteinen ausgelöst werden und welche Ernährung ist geeignet?
12. Bei der chronischen Pankreatitis ist eine Umstellung der Diät notwendig. Worauf sollten Sie in der Beratung hinweisen?
13. Lactoseintoleranz beruht auf einem Mangel eines Enzyms zur Verdauung von Milchzucker. An welchen Symptomen könnten Sie dies in einer Beratung erkennen? Welche Ernährungsempfehlungen geben Sie?
14. Nennen Sie Gründe, die bei einem Diabetiker für eine Verteilung der Mahlzeiten auf 6 bis 7 pro Tag sprechen. Welche Ernährungsempfehlungen können Sie einem übergewichtigen Diabetiker (Typ 2) geben?
15. Welche Rolle spielen Nahrungsmittel mit einem hohen glykämischen Index für Diabetiker?
16. Warum wird Diabetikern empfohlen, wenig tierische Fette aufzunehmen? Welche Alternativen sind möglich?
17. Was sollten Diabetiker hinsichtlich der Alkoholaufnahme sowie von Vitaminen und Mineralstoffen wissen bzw. beachten?
18. Charakterisieren Sie die Eigenschaften der Lipoproteine und erläutern Sie, welche gesundheitlichen Auswirkungen sie aufweisen.
19. Nennen Sie Merkmale einer Ernährung, die den Cholesterolgehalt des Blutes senken kann. Welche Lebensmittel eignen sich? Durch welche Maßnahmen der allgemeinen Lebensführung kann einer Hyperlipoproteinämie vorgebeugt werden?
20. Bei Patienten mit erhöhten Cholesterolwerten konnte durch den täglichen Verzehr von Haferkleie eine Abnahme der Cholesterolwerte erzielt werden. Wie erklären Sie diesen Effekt?
21. Welche Symptomatik charakterisiert die Gicht. Welche Regeln müssen bei der Ernährung beachtet werden?
22. Zählen Sie Nahrungsmittel auf, die ein Gichtkranker meiden sollte. Nennen Sie Nahrungsmittel, die er bevorzugt essen kann.
23. Durch welche Getränke kann die Löslichkeit von Uraten erhöht werden?
24. Wie kann man Ernährungsdefizite bei einer Erkrankung mit Mukoviszidose sinnvoll ausgleichen?
25. Welche Ursachen führen bei Frauen im Alter zu Osteoporose? Welche Lebensumstände begünstigen das Auftreten dieser Erkrankung?
26. Diskutieren Sie in der Gruppe, inwieweit das eigene Ernährungsverhalten »knochenfreundlich« ist, d. h. den Knochenaufbau unterstützt.

27. Geben Sie Tipps, wie man einer Osteoporose entgegenwirken kann. Welche Nahrungsmittel eignen sich? Was könnte den Aufbau von Knochensubstanz wirksam unterstützen?
28. Wie würden Sie ältere Kunden beraten, die eine Abneigung gegenüber Milch und Milchprodukten haben und über ein Calciumdefizit verfügen?
29. Hypertonie ist eine weit verbreitete Krankheit in Deutschland. Welche Faktoren begünstigen sie? Ab welchen Blutdruckwerten spricht man von Hypertonie?
30. Viele Hypertoniker nehmen Diuretika ein. Welche Folgen haben Diuretika für den Elektrolythaushalt, und wie kann ein Mangel über die Ernährung ausgeglichen werden?
31. Wie würden Sie übergewichtige Hypertoniker beraten? Welche Ernährungsweise schlagen Sie vor?

Anhang

Referenzwerte für die Nährstoffzufuhr. Nach D-A-CH 2000*

Alter	Protein g/kg[1]/Tag m	Protein g/kg[1]/Tag w	Protein g/Tag m	Protein g/Tag w	Ess. Fettsäuren % der Energie n-6	Ess. Fettsäuren % der Energie n-3[6]	Vitamin A mg RÄ[7] m	Vitamin A mg RÄ[7] w	Vitamin D[9] µg	Thiamin mg m	Thiamin mg w	Riboflavin mg m	Riboflavin mg w	Niacin mg NÄ[12] m	Niacin mg NÄ[12] w
Säuglinge															
0 bis unter 4 Monate	2,7/2,0/1,5[2]		12/10/10[2]		4,0	0,5	0,5[6]		10[10]	0,2[6]		0,3[6]		2[6]	
4 bis unter 12 Monate	1,3/1,3[3]		10/10[3]		3,5	0,5	0,6		10[10]	0,4		0,4		5	
Kinder															
1 bis unter 4 Jahre	1,0		14	13	3,0	0,5	0,6		5	0,6		0,7		7	
4 bis unter 7 Jahre	0,9		15	17	2,5	0,5	0,7		5	0,8		0,9		10	
7 bis unter 10 Jahre	0,9		24	24	2,5	0,5	0,8		5	1,0		1,1		12	
10 bis unter 13 Jahre	0,9		34	35	2,5	0,5	0,9	0,9	5	1,2	1,0	1,4	1,2	15	13
13 bis unter 15 Jahre	0,9		46	45	2,5	0,5	1,1	1,0	5	1,4[11]	1,1[11]	1,6[11]	1,3[11]	18[11]	15[11]
Jugendliche und Erwachsene															
15 bis unter 19 Jahre	0,9	0,8	60	46	2,5	0,5	1,1	0,9	5	1,3	1,0	1,5	1,2	17	13
19 bis unter 25 Jahre	0,8		59	48	2,5	0,5	1,0	0,8	5	1,3	1,0	1,5	1,2	17	13
25 bis unter 51 Jahre	0,8		59	47	2,5	0,5	1,0	0,8	5	1,2	1,0	1,4	1,2	16	13
51 bis unter 65 Jahre	0,8		58	46	2,5	0,5	1,0	0,8	5	1,1	1,0	1,3	1,2	15	13
65 Jahre und älter	0,8		54	44	2,5	0,5	1,0	0,8	10	1,0	1,0	1,2	1,2	13	13
Schwangere				58[4]	2,5	0,5		1,1[4]	5		1,2[4]		1,5[4]		15[4]
Stillende				63[5]	2,5	0,5		1,5[8]	5		1,4		1,6		17

* Richtwerte für die Zufuhr von Energie, Fett, Cholesterin, Kohlenhydraten, Ballaststoffen (Nahrungsfasern), Alkohol, Wasser und Fluorid sowie Angaben zu Betacarotin, Natrium, Chlorid und Kalium befinden sich in den entsprechenden Kapiteln. [1] Bezogen auf das Referenzgewicht. [2] 0–1/1–2/2–4 Monate. [3] 4–6/6–12 Monate. [4] Ab 4. Monat der Schwangerschaft. [5] Ca. 2 g Protein-Zulage pro 100 g sezernierte Milch. [6] Hierbei handelt es sich um einen Schätzwert. [7] 1 mg Retinol-Äquivalent = 1 mg Retinol = 6 mg all-trans-Betacarotin = 12 mg andere Provitamin-A-Carotinoide = 1,15 mg all-trans-Retinylacetat = 1,83 mg all-trans-Retinylpalmitat; 1 IE = 0,3 µg Retinol. [8] Ca. 70 µg Retinol-Äquivalente-Zulage pro 100 g sezernierte Milch. [9] 1 µg = 40 I. E.; 1 IE = 0,025 µg. [10] Die Deutsche Gesellschaft für Kinderheilkunde empfiehlt unabhängig von der Vitamin-D-Produktion durch UV-Licht in der Haut und der Vitamin-D-Zufuhr durch Frauenmilch bzw. Säuglingsmilchnahrungen (Basisvitaminierung) zur Rachitisprophylaxe bei gestillten und nicht gestillten Säuglingen die tägliche Gabe einer Vitamin-D-Tablette von 10–12,5 µg (400–500 IE) ab dem Ende der 1. Lebenswoche bis zum Ende des 1. Lebensjahres. Die Prophylaxe kann im 2. Lebensjahr in den Wintermonaten fortgeführt werden. [11] Der hohe Wert ergibt sich durch den Bezug zur Energiezufuhr. [12] 1 mg Niacin-Äquivalent = 60 mg Tryptophan. [13] Berechnet nach der Summe folatwirksamer Verbindungen in der üblichen Nahrung = Folat-Äquivalente (gemäß neuer Definition).

Referenzwerte für die Nährstoffzufuhr (Fortsetzung). Nach D-A-CH 2000 (Fortsetzung)

Alter	Vitamin B_6 mg m	Vitamin B_6 mg w	Folsäure (Nahrungs-folat) µg FÄ[13]	Vitamin B_{12} µg	Vitamin C mg	Calcium mg	Phosphor mg	Magnesium mg m	Magnesium mg w	Eisen mg m	Eisen mg w[24]	Iod µg D[28], A	Iod µg WHO, CH	Zink mg m	Zink mg w
Säuglinge															
0 bis unter 4 Monate	0,1[6]		60[6]	0,4[6]	50[6]	220[6]	120[6]	24[6]		0,5[6, 25, 26]		40[6]	50	1,0[6]	
4 bis unter 12 Monate	0,3		80	0,8	55	400[6]	300	60		8[25]		80	50	2,0	
Kinder															
1 bis unter 4 Jahre	0,4		200	1,0	60	600	500	80		8		100	90	3,0	
4 bis unter 7 Jahre	0,5		300	1,5	70	700	600	120		8		120	90	5,0	
7 bis unter 10 Jahre	0,7		300	1,8	80	900	800	170		10		140	120	7,0	
10 bis unter 13 Jahre	1,0		400	2,0	90	1100	1250	230	250	12	15	180	120	9,0	7,0
13 bis unter 15 Jahre	1,4		400	3,0	100	1200	1250	310	310	12	15	200	150	9,5	7,0
Jugendliche und Erwachsene															
15 bis unter 19 Jahre	1,6	1,2	400[14]	3,0	100[17]	1200	1250	400	350	12	15	200	150	10,0	7,0
19 bis unter 25 Jahre	1,5	1,2	400[14]	3,0	100[17]	1000	700	400	310	10	15	200	150	10,0	7,0
25 bis unter 51 Jahre	1,5	1,2	400[14]	3,0	100[17]	1000	700	350	300	10	15	200	150	10,0	7,0
51 bis unter 65 Jahre	1,5	1,2	400	3,0	100[17]	1000	700	350	300	10	10	180	150	10,0	7,0
65 Jahre und älter	1,4	1,2	400	3,0	100[17]	1000	700	350	300	10	10	180	150	10,0	7,0
Schwangere		1,9[4]	600[14]	3,5[15]	110	1000[19]	800[21]		310[23]		30	230	200		10,0[4]
Sillende		1,9	600	4,0[16]	150[18]	1000[20]	900[22]		390		20[27]	260	200		11,0

[14] Frauen, die schwanger werden wollen oder könnten, sollten zusätzlich 400 µg synthetische Folsäure (= Pteroylmonoglutaminsäure/PGA) in Form von Supplementen aufnehmen, um Neuralrohrdefekten vorzubeugen. Diese erhöhte Folsäurezufuhr sollte spätestens 4 Wochen vor Beginn der Schwangerschaft erfolgen und während des ersten Drittels der Schwangerschaft beibehalten werden. [15] Insbesondere zur Erhaltung der Nährstoffdichte. [16] Ca. 0,13 µg Vitamin-B_{12}-Zulage pro 100 g sezernierte Milch. [17] Raucher 150 mg/Tag. [18] Unter Berücksichtigung der mit 750 ml Frauenmilch sezernierten Vitamin-C-Menge. [19] Schwangere < 19 Jahre 1200 mg. [20] Stillende < 19 Jahre 1200 mg. [21] Schwangere < 19 Jahre 1250 mg. [22] Stillende < 19 Jahre 1250 mg. [23] Schwangere < 19 Jahre 350 mg. [24] Nichtmenstruierende Frauen, die nicht schwanger sind oder nicht stillen: 10 mg/Tag. [25] Ausgenommen Unreifgeborene. [26] Ein Eisenbedarf besteht infolge der dem Neugeborenen von der Plazenta als Hb-Eisen mitgegebenen Eisenmenge erst ab dem 4. Monat. [27] Diese Angabe gilt für stillende und nicht stillende Frauen nach der Geburt zum Ausgleich der Verluste während der Schwangerschaft. [28] D = Deutschland, A = Österreich, CH = Schweiz, WHO = Weltgesundheitsorganisation

Schätzwerte für eine angemessene Zufuhr pro Tag. Nach D-A-CH 2000 (Fortsetzung)

Alter	Vitamin E mg TÄ[a,b] m	w	Vitamin K µg	Vitamin K µg	Pantothensäure mg	Biotin µg	Selen µg	Kupfer mg	Mangan mg	Chrom µg	Molybdän µg
Säuglinge											
0 bis unter 4 Monate	3	3	4	4	2	5	5–15	0,2–0,6	---[d]	1–10	7
4 bis unter 12 Monate	4	4	10	10	3	5–10	7–30	0,6–0,7	0,6–1,0	20–40	20–40
Kinder											
1 bis unter 4 Jahre	6	5	15	15	4	10–15	10–40	0,5–1,0	1,0–1,5	20–60	25–50
4 bis unter 7 Jahre	8	8	20	20	4	10–15	15–45	0,5–1,0	1,5–2,0	20–80	30–75
7 bis unter 10 Jahre	10	9	30	30	5	15–20	20–50	1,0–1,5	2,0–3,0	20–100	40–80
10 bis unter 13 Jahre	13	11	40	40	5	20–30	25–60	1,0–1,5	2,0–5,0	20–100	50–100
13 bis unter 15 Jahre	14	12	50	50	6	25–35	25–60	1,0–1,5	2,0–5,0	20–100	50–100
Jugendliche und Erwachsene											
15 bis unter 19 Jahre	15	12	70	60	6	30–60	30–70	1,0–1,5	2,0–5,0	30–100	50–100
19 bis unter 25 Jahre	15	12	70	60	6	30–60	30–70	1,0–1,5	2,0–5,0	30–100	50–100
25 bis unter 51 Jahre	14	12	70	60	6	30–60	30–70	1,0–1,5	2,0–5,0	30–100	50–100
51 bis unter 65 Jahre	13	12	80	65	6	30–60	30–70	1,0–1,5	2,0–5,0	30–100	50–100
65 Jahre und älter	12	11	80	65	6	30–60	30–70	1,0–1,5	2,0–5,0	30–100	50–100
Schwangere	–	13	–	60	6	30–60	30–70	1,0–1,5	2,0–5,0	30–100	50–100
Stillende	–	17[c]	–	60	6	30–60	30–70	1,0–1,5	2,0–5,0	30–100	50–100

1 mg = 1 Milligramm = 0,001 g · 1 µg = 1 Mikrogramm = 0,000001 g · 1 I. E. = 1 Internationale Einheit

a) 1 mg RRR-alpha-Tocopherol-Äquivalent = 1 mg RRR-alpha-Tocopherol = 1,49 I. E.; 1 I. E. = 0,67 mg RRR-alpha-Tocopherol = 1 mg all-rac-alpha-Tocopherol

b) 1 mg RRR-alpha-Tocopherol (D-alpha-Tocopherol)-Äquivalent = 1,1 mg RRR-alpha-Tocopherylacetat (D-alpha-Tocopherylacetat) = 2 mg RRR-beta-Tocopherol (D-beta-Tocopherol) = 4 mg RRR-gamma-Tocopherol (D-gamma-Tocopherol) = 100 mg RRR-delta-Tocopherol (D-delta-Tocopherol) = 3,3 mg RRR-alpha-Tocotrienol (D-alpha-Tocotrienol) = 1,49 mg all-rac-alpha-Tocopherylacetat (D, L-alpha-Tocopherylacetat)

c) Ca. 260 mcg RRR-alpha-Tocopherol-Äquivalente-Zulage pro 100 g sezernierte Milch

d) --- = keine Angabe

Literatur

aid/DGE. Ernährung im hohen Alter. Ratgeber für Angehörige und Pflegende. aid Infodienst, Bonn 2005

Berg A, König D. Optimale Ernährung des Sportlers. 4. Aufl., S. Hirzel Verlag, Stuttgart 2008

Berger R (Hrsg.). PKA 24, Lehrbuch für Pharmazeutisch-kaufmänische Angestellte. 24. Aufl., Deutscher Apotheker Verlag, Stuttgart 2008

Biesalski HK (Hrsg.), Fürst P (Hrsg.), Kasper H (Hrsg.). Ernährungsmedizin. 3. Aufl., Thieme, Stuttgart 2004

DGE-aktuell 08/2007 (www.dge.de)

DGE. Ernährungsbericht. Deutsche Gesellschaft für Ernährung, Bonn 1996

DGE. Ernährungsbericht. Deutsche Gesellschaft für Ernährung, Bonn 2000

DGE. Ernährungsbericht. Deutsche Gesellschaft für Ernährung, Bonn 2004

DGE. Kleine Nährwerttabelle der DGE. Umschau Buchverlag, Neustadt 2005

DGE. Referenzwerte für die Nährstoffzufuhr. Umschau Buchverlag, Neustadt 2000

Donsbach K. Stillen nicht möglich – was tun? Dtsch. Apoth. Ztg., PKAaktiv, Jan. 2007

Fink E. Ernährung und Diätetik für die Kitteltasche. 2. Aufl., Wissenschaftliche Verlagsgesellschaft, Stuttgart 2008

Hahn A, Ströhle A, Wolters M. Ernährung. 2. Aufl., Wissenschaftliche Verlagsgesellschaft, Stuttgart 2006

Hahn A, Ströhle A, Wolters M. Sekundäre Pflanzenstoffe – die neuen Vitamine? In: Dtsch. Apoth. Ztg. 5: 73 f., 2005

Hahn A. Nahrungsergänzungsmittel. 2. Aufl., Wissenschaftliche Verlagsgesellschaft, Stuttgart 2006

Hermanussen M, Gonder U. Der Gefräßig-Macher. Wie uns Glutamat zu Kopfe steigt und warum wir immer dicker werden. S. Hirzel Verlag, Stuttgart 2008

Kasper H. Ernährungsmedizin und Diätetik. 10. Aufl., Urban & Fischer bei Elsevier, München 2004

Konopka P. Krebs, Immunsystem und Ernährung. Ein Ratgeber für Patienten. 2. Aufl., S. Hirzel Verlag, Stuttgart 2008

Leitzmann C, Müller C, Michel P. Ernährung in Prävention und Therapie. 2. Aufl., Hippokrates Verlag, Stuttgart 2003

Pietrzik K, Golly I, Loew D. Handbuch Vitamine. Für Prophylaxe, Therapie und Beratung. Urban & Fischer bei Elsevier, 2008

Remke H. Krankheitsprävention durch Ernährung. Wissenschaftliche Verlagsgesellschaft, Stuttgart 1998

Schlieper CA. Ernährung heute. 12. Aufl., Verlag Handwerk und Technik, Hamburg 2007

Schröder EM. Gesunde Mutter – gesundes Kind. Richtige Ernährung in Schwangerschaft und Stillzeit. S. Hirzel Verlag, Stuttgart 2001

Schröder EM. Kinder, lasst die Pfunde purzeln. S. Hirzel Verlag, Stuttgart 1999

Internetadressen

www.aid.de
Organ für Verbraucherschutz, Ernährung und Landwirtschaft.
Rezepte, Menüpläne, Ernährungsempfehlungen, Adressen, Querverweise, interaktive Beratung, interaktive Nachschlagewerke (in Auszügen)

www.bzga.de
Bundeszentrale für gesundheitliche Aufklärung
Gesundheitsportal mit Links zum Thema Ernährung

www.dge.de
Deutsche Gesellschaft für Ernährung.
Ernährungsempfehlungen, Adressen, Querverweise, Software, Termine

www.diabetesstiftung.de

www.dife.de
Deutsches Institut für Ernährungsforschung, Potsdam.
Interaktives Webtool: Deutscher Diabetes-Risiko-Test

www.fke.de
Forschungsinstitut für Kinderernährung Dortmund
Ernährungsempfehlungen, Ernährungspläne für Säuglinge und Kleinkinder, Querverweise

www.GesundheitPro.de
Internetportal der Apotheken-Umschau mit Schwerpunktthema gesunde Ernährung

www.lebensmittelwelt.de
Portal für Lebensmittel.
Lebensmittelinformationen, Ernährungstipps und Rezepte

www.lipid-liga.de
Lipid-Liga e.V. (DGFF)

www.onmeda.de
Ausführliche Informationen zu Ernährungsthemen

www.verbraucherministerium.de
Verbraucherschutzportal

www.was-wir-essen.de
Verbraucherschutzportal.
Erzeugung, Lagerung und Verarbeitung von Lebensmitteln, gesund essen, Verbraucherschutz, weiterführende Links

Sachregister

E

F

S

T

U

V

W

Z

Autorin

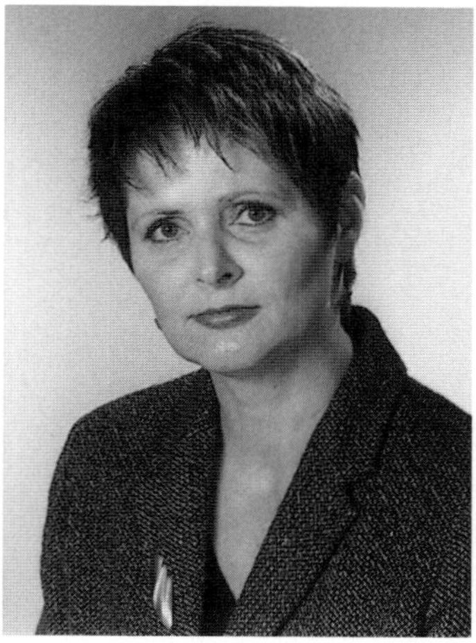

Dorothea Erfurt

ist Pharmazie-Ingenieurin und Diplom-Medizinpädagogin. Am College of New Jersey/USA absolvierte sie eine Fortbildung zu »Health and Nutrition«. Sie unterrichtete PTA am Beruflichen Schulzentrum in Leipzig. Später arbeitete sie an der Louise-Schroeder-Schule in Wiesbaden und unterrichtet seit 2004 an der Julius-Leber-Schule in Frankfurt am Main. Dorothea Erfurt ist Mitglied im Prüfungsausschuss PKA sowie im Berufsbildungsausschuss der Landesapothekerkammer Hessen.